아동과 청소년을 위한

필라테스

지침과 커리큘럼

JN427918

Pilates

for Children and Adolescents

Manual of Guidelines and Curriculum

Celeste Corey-Zopich, RMT, NASM®-YES, PMA-CPT,
Chair, PMA Pilates 4 Youth Committee and Owner/Director of Pilates Staten Island and the Center For Transformational Wellness, New York

Brett Howard, MA in Dance Education from New York University, PMA-CPT,
Director of Education for the United States Pilates Association,
Director of the Pilates Haus, New Jersey

Dawn-Marie Ickes, MPT, CNT, VMP, CST, NASM®-YES, PMA-CPT,
Adjunct DPT faculty CSUN, MSMC, Owner of Evolve Integrative Wellness,
Physical Therapy and Pilates, Orange County, CA

Contributions

Tracy Coe, PMA-CPT, Owner of Body & Mind Coe-Dynamics Inc., Manhattan Beach, CA

Editor

Tracey Mellor, BSc, RYT500, FFT, REP's L3 instructor for Pilates and yoga, Brighton, UK

Foreword by

Lolita San Miguel, Certified by Mr. Joseph Pilates in the Pilates Method of Body Conditioning, through the Division of Vocational Rehabilitation and Training, State University of New York, Certificate from Carola Trier, PMA-CPT

Movement photography by Al Mida, www.almida.com

PMA PILATES METHOD ALLIANCE

영 문 출 판 사

■ **대표 역자**
임규돈 PT, DC. 모던 필라테스 명예회장

■ **감수**
김항진 DC. 모던 필라테스 협회장

■ **역자** (가나다 순)
권혜선 권지원필라테스에스 대표
김효철 원광디지털대학교 한방미용예술학과 교수
문민재 라 필라테스 대표
문지숙 MPilates Academy 대표
샤샤정 정현아 샤샤필라테스 대표
심재희 MPilates Senior Educator
여동구 TAO YOGA 대표
이재선 미쉘리필라테스컴퍼니 대표

Pilates for Children and Adolescents
by Celeste Corey-Zopich, Brett Howard and Dawn-Marie Ickes

The Original English language work has been published by:
Handspring Publishing Limited Pencaitland, EH34 5EY, United Kingdom

아동과 청소년을 위한 필라테스

2015년 4월 20일 초판인쇄
2015년 4월 27일 초판발행

지은이 : Celeste Corey-Zopich 외
옮긴이 : 김항진 외
발행인 : 박 병 조
발행처 : 도서출판 영문출판사
등 록 : 1987년 12월 21일 제2-419호
주 소 : 서울시 강남구 삼성동 69-1
전 화 : (02) 514-5590, 776-5590
팩 스 : (02) 756-8943
홈페이지 : www.ymsbook.net
E-mail : yeongmunsa@empal.com
정 가 : 25,000원
ISBN 978-89-7224-362-5 93510

※ 파본은 교환해 드립니다.

아동과 청소년을 위한 필라테스

Pilates for Children and Adolescents

목차 (Contents)

단원 3: 커리큐럼

서문 (Foreword)

나는 Joseph H. Pilates를 "건강한 정신은 건강한 신체에서 나온다"는 고대 그리스 시대의 전통을 이어받은 훌륭한 계승자라고 인정한다. 고대 시대의 신체 훈련은 위대한 노력을 필요로 했다. 사실, 그 시대 때 사람의 삶과 죽음이 뛰어난 신체 조건에 좌우되었기 때문에, 청소년기 이전의 남자 아동을 집중적으로 훈련시키는다는 것은 국가적으로 꼭 필요한 사항이었다.

우리는 우리 자신을 고대 시대에 비해 많은 관점에서 "상위"에 있다고 생각하고 있지만, 신체 피트니스의 영역에서는 불과 몇 십년 전의 기준보다 "하위"에 있다. 미국의 질병통제예방센터에 따르면, 오늘날 비만은 전체 아동과 청소년의 17%에 영향을 주는데, 이것은 1세대 이전보다 3배 정도 높은 편이다. 우리는 아동(특히 "매직 윈도우" 9-13세)의 효율적인 체육 활동을 위한 국가 위원회의 설립에 대해서 상당히 많은 이야기를 듣고 있다. 그러나 슬프게도 이것은 말로 이루어질 뿐, 결과는 없었다. 국가적으로 부끄러운 일이다.

주요 점검을 받아야 하는 신체 피트니스에 대해 아동을 올바르게 교육시켜야 한다. 우리의 교육 시스템은 대중을 위한 스포츠와 체육으로부터 멀어져야 한다. 우리는 아동에게 복잡한 자신의 몸에 대한 자각을 할 수 있도록 개발해 주어야 한다. 우리는 일정하고 적절한 관리가 필요한 복잡한 기계처럼 아동을 가르치야 하고, 또 심각한 후유증 없이 무사히 신체가 남용될 수 없음을 아동에게 가르쳐 주어야 한다.

우리는 조기의 일관된 훈련과 효율적인 운동이 자세, 유연성, 근력 및 좋은 건강을 유지하는데 도움을 줄 것임을 알고 있다. 이런 노력을 한 사람의 경우는, 필수적인 일과 관리가 중요하고, 우리의 황금시기에서 조차도 재미있고 명백한 요구가 될 것이다.

Joseph Pilates의 꿈이 인류에게 꼭 필요한 곳이면 어디에나 자신의 운동 방법이 전파되길 바라고, 또 학교에서 학생들을 위해 필라테스가 운용되기를 바란다고 나는 항상 말해 왔다. 그는 자신이 만들었던 운동방법이 매우 귀중한 가치를 가졌음을 알았다. 필라테스 방법이 널리 퍼지고 그의 영향력이 점점 커짐에 따라, 우리는 미천하게 태어나서 무일푼으로 죽었던 그 남자(Pilates)가 진짜 천재였음을 점점 더 깨닫고 있다. 그는 인체가 어떻게 움직이는지를 매우 정교하게 분석했을 뿐 만 아니라, 그가 만들었던 대부분의 신체 운동들이 유연성과 근력을 증가시키는데 상당히 큰 도움을 주었다. 부가적으로 그는 이런 목적에 도움을 줄 수 있고, 또 인체를 적절한 수준으로 유지할 수 있는 많은 장비를 만들었다. 많은 사람들은 필라테스 효과의 좋은 예가 바로 "나"라고 말한다. 내가 이 글을 쓰고 있을 때, 내 나이는 80세이고, 필라테스를 56년간 매일 수행해 왔다. 나는 많은 일을 하면서 여전히 건강하고 유연하고 활동적인 삶을 살고 있다. 나의 비밀 중의 하나는, 끊임없이 영적 영향을 받고 있다는 것이다. 즉, 신체-정신-영혼의 3개 기둥이 필라테스의 발달에 중요한 역할을 하고 있다.

나는 아동과 청소년을 위한 필라테스 방법의 티칭을 다룬 이 책을 보고 있다는 것이 매우 즐겁다. 이 책의 목적은 선생님, 부모 및 학생들에게 건강한 삶을 할 수 있는 방법을 알려주는 것이다. 좋은 영양과 결합된 필라테스 방법은 여러분의 삶을 더욱 좋게 만들 것이고, 영원히 여러분께 남아 있을 것이다. 우리는 이 책이 운동에 대한 흥미와 함께, 아동과 청소년의 체육에서 필라테스 운동이 가지는 굉장한 가치와 영향을 준다는 생각해 보자.

아동과 청소년을 위한 필라테스 방법은 내가 알고 있는 필라테스 교육 방법과 상당히 다르다. 무엇보다도 필라테스 강사는 아동들을 즐겁게 만들어야 한다. 또 필라테스 강사는 형성화, 창조성 및 재미에 대한 날카로운 감각을 가져야 한다. 이 책은 적절한 연령대에 맞은 운동을 제공하고 있고, 또 변경된 개요와 많은 조언을 제시하고 있다. 나는 저자들에게 감사드리고, 이 책이 아동 교육에 관심이 없는 사람도 포함하여 많은 사람들에게 영감과 동기를 부여해 주길 바란다. 자 이제, 필라테스를 즐겨 보자!

Lolita San Miguel
Certified by Joseph H. Pilates through the State University of New York
Certificate from Carola Trier, PMA-CPT
Palm Beach Gardens, Florida, USA
February 2014

저자 서문(Preface)

이 책은 아동과 청소년에게 필라테스를 10년 이상 가르쳐 왔던 결과에 대한 영감과 보상을 제시하고 있다. 이런 과정에서의 주된 관심은 아동과 청소년에게 필라테스를 안전하게 가르치는 것이었고, 또 그들이 겪고 있는 생리적 변화와 인지적 발달을 고려하는 것이다.

이 책에 커다란 영향을 준, 학교 프로그램에서의 필라테스와 선행연구는 2002년 내가 Flolida에 참석한 PMA 모임에서 시작되었다. 나는 소아의 발달과 재활을 전문으로 했던 나의 배경이 아동을 도울 수 있는 필라테스의 발판을 마련했다는 것을 깨달았다.

첫 번째 프로그램 선행연구는 2004년 나의 딸이 다니는 학교에서 시작되었고, 그 결과는 매우 놀라웠다. 나는 내가 가르쳐 왔던 많은 성인에 대해서는 필라테스의 효과가 어떠했는지를 알 수 있었지만, 나의 필라테스가 아동들에게 어떤 효과를 주었는지를 알지 못했다.

첫 선행연구에 참가한 사람의 반응은 매우 만족스러웠다. 나는 기억한다: 우리가 카페테리아에서 필라테스를 배운 후 어떻게 달라졌는지를 이야기하던 아동들의 말을 듣고, 나와 다른 세 사람은 깊은 감동을 받았다. 우리는 다음과 같은 말을 무수히 많이 들었다: "필라테스가 나의 공부에 큰 도움이 되었다. 왜냐하면, 내가 더 잘 이완할 수 있었고, 또 내가 호흡하고 있고, 더 이상 긴장되지 않음을 알았기 때문이다." 그리고 "나는 더 많이 집중하고 이완할 수 있었다". 확실히 많은 신체적 변화가 일어났지만, 아동의 비계획적이고 즉흥적인 반응은 전인적 긴장의 하나였고, 스트레스를 감소시키고 문제를 관리할 수 있는 능력을 향상시켰다.

첫 번째 선행연구는 PMA's Pilates 4 Youth Initiative의 시작이었고, 아동과 청소년에게 필라테스가 갖고 있는 고유의 정신적, 신체적, 정서직 건강을 경험할 수 있노록 기회를 제공하였다. 2002년 필라테스에 대한 연구의 부족이 PMA으로 하여금 모든 연령대에 안전하고 적절한 필라테스를 적용하는 기준과 가이드라인을 설정하도록 만들었다.

이 책의 목적은 필라테스를 아동과 청소년에게 가르치는 모든 사람을 위해 권위있는 참고문헌과 메뉴얼을 제공하는 것이다.

Dawn-Mari Ickes, Orange County, CA. February 2014

감사의 글 (Acknowledgments)

나는 아동과 청소년에게 안전하고 효율적으로 필라테스를 가르치기 위해 10년 이상 투자하고, 연구하고, 노력해 왔던 본 책의 저자와 공헌자들에게 깊은 감사를 드리고 싶다. 여기에 이름이 나열되어 있지 않지만 지난 10년 동안 Joseph Pilates의 교육 목표에 맞게 선행연구와 위원회에 참석했던 많은 사람들이 있다. 그들에게도 감사를 드린다. 나는 이 책의 출간에 도움을 준 모든 사람들에게 진심으로 감사를 드린다.

특별히 나는 아래 사람들에게 감사드린다.

Kevin Bowen에게 감사드린다. 그는 PMA 공동 설립자로서, 아동을 위한 필라테스의 장려가 매우 중요하다고 믿었다. 그는 2003년 필라테스 학교 프로그램과 위원회를 만들었고, 성인과 아동을 위한 필라테스 방법의 많은 이점을 촉진하기 위해 Washington DC에서 입법 제정자들에게 많은 로비를 했다.

2003-2009년 PMA에서 학교 프로그램을 담당했던 Dawn-Marie Ickes에게 감사드린다. 그는 아동과 청소년을 위한 필라테스의 적용이 그들의 건강과 웰니스를 향상시켰음을 밝혀냈다. 학교의 필라테스 프로그램은 아동(9-13세)을 위한 일련의 선행연구들의 기틀을 제공했다.

Celeste Corey-Zopich에게 감사드린다. 2009년 5-18세의 아동과 청소년에게 효율적으로 필라테스를 가르칠 수 있는 가이드라인을 만드는데 초점을 맞춘, PMA Pilates 4 Youth Initiative와 위원회를 준비했던 그녀의 리드쉽에 감사드린다. 이 책을 출간할 수 있도록 자극과 원동력을 제공해 주었다.

Brett Howard에게 감사드린다. 아동과 청소년에게 필라테스를 가르칠 때와 교육 분야에 그의 전문 지식을 제공해 주었다.

Kyria Sabin에게 감사드린다. 이 책을 위해 아동과 청소년의 사진을 촬영했다.

Jeremy Wallace에게 감사드린다. 그녀는 학교 필라테스 프로그램에 많은 도움을 주었다: 프로그램 선행연구 DVD, 2005년.

Sherri Betz와 Shelly Power에게 감사드린다. 그들은 귀중한 조언과 격려를 해 주었다.

Elizabeth Anderson, Executive Director, Pilates Method Alliance, 2014

봉헌의 글 (Dedication)

오늘날 우리에게 건강과 웰빙에 대한 명확하고 광대한 비전을 제시해 준 Joseph H. Pilates에게 이 책을 바친다. 아마 이 책은 "아동을 먼저 교육하라"는 그의 목적을 달성하는데 기여할 것이다.

Pilates Method Alliance

Pilates Method Alliance(PMA)는 비영리의 국제 전문가 협회이면서, Joseph H. Pilates과 Clara Pilates를 기념하는 보증된 에이전시이다. PMA는 미국 플로리다 주에 있는 501(c)(3) 조직이다.

"www.pilatesmethodalliance.org"과 "info@pilatesmethodalliance.org"

역자서문

필라테스는 Joseph H. Pilates에 의해 창시되어 전 세계적으로 널리 전파된 자가 운동법으로, 필라테스의 좋은 점은 따로 설명드릴 필요 없을 만큼 많은 사람들에게 알려져 있다. 그러나 필라테스를 수행하는 대부분의 사람들은 성인들이고, 그 중에서도 여성들이 많다. 여러 이유가 있겠지만, 활동적인 스포츠 활동과는 달리, 특정 공간에서 비교적 정적으로 수행되는 운동으로 필라테스가 인식되는 것도 하나의 이유일 것이다. 미래의 필라테스는 이런 상황에 유의할 필요가 있다. 즉, 각종 스포츠 활동과의 연계한 프로그램이 필요할 것이다. 그러나 무엇보다도 중요한 것은 이 책에서 강조되었듯이, 청소년과 아동을 위한 필라테스이다. 필라테스가 그들의 건강한 삶에 좋은 영향을 줄 수 있다는 점이다. 그러나 불행하게도 아동과 청소년을 대상으로 한 필라테스 프로그램이 우리나라에서 소개되지 않았고, 그 필요성 조차 간과하지 않았나 생각된다. 아동들은 성인보다 올바른 운동 습관을 훨씬 빠르게 체화할 뿐 만 아니라, 오랫동안 지속시킬 것이다. 엘리트 운동선수들이 어릴 적부터 운동을 시작하듯이, 일반인들도 아동기 때부터 운동을 시작하는 것이 필요하다. 그리고 운동이 일상생활과 연계되어야 운동의 영속성이 좋아질 것이다. 이런 이유로 이 책의 필라테스 프로그램이 아동과 청소년의 현재 삶과 성인이 된 이후의 미래의 삶에 좋은 영향을 줄 것이라 생각된다.
끝으로 이 책이 번역 출간되는데 많은 도움을 주신 영문출판사 박병조 사장님과 직원분들에게도 감사드립니다.

역자 대표 임 규 돈

서론 (Introduction)

The Pilates 4 Youth initiative(기획)은 아동과 청소년의 피트니스, 건강 및 전반적인 웰빙을 다루기 위해 창안되었다. 이 책과 커리큐럼(10장)은 이 기획의 소산으로서, 아동과 청소년의 신체적, 정신적, 정서적 및 사회적 건강의 향상을 위해 설계되었으며, 필라테스 기법을 사용하고 있는 필라테스 강사, 교육가, 가족 및 지역사회 지도자들이 이용할 수 있도록 만들어졌다. 본 교재는 아동과 청소년의 성장과 발달, 학생의 웰빙과 긍정적 결과를 지지하는 요소, 안전한 실습과 윤리학, 티칭 고려사항, 그리고 연령에 맞는 필라테스 운동 등과 같은 다양한 주제를 다루고 있다. 부가적으로, 학생 교육에 관심이 많은 필라테스 교육가들을 위해, 수정 사용될 수 있는 2개의 샘플 커리큐럼이 본 교재와 연결되어 있다.

왜 아동과 청소년을 위한 필라테스인가? (Why Pilates for Young People?)

필라테스 기법의 창시자인, Joseph Hubertus Pilates는 "아동을 제일 먼저 교육해야 한다"는 신념을 가지고 있었다. 그의 기법은 원래 "조절학(contrology)"으로서, 통합된 신체-정신의 원리를 촉진하고, 어린 아동부터 필라테스의 운동을 권장하였다.

> *"아동기의 습관은 좋은 방향이든 나쁜 방향이든 쉽게 형성된다. 그런데, 왜 우리는 좋은 습관 형성에 집중하지 못하는가? 우리가 좋은 습관의 형성에 집중하면, 나중에 나쁜 습관을 교정하고, 그것을 좋은 습관으로 대체해 주는 시도를 하지 않아도 된다."*
>
> (Pilates, 1934)

오늘날 아동과 청소년의 건강에 나쁜 영향을 주는 요소로는, 스마트폰, 비디오 게임, 컴퓨터 작업 및 TV 시청(CDC, 2003-2006) 등의 좌식 활동 증가로 인한 신체의 비활동뿐만 아니라, 학교의 체육 프로그램에 대한 관심 감소 등이다. 부가적으로, 우리는 건강에 좋지 못한 음식이나 음료(사탕, 아이스크림, 고지방 스낵, 소프트 드링크 및 스포츠 드링크)를 쉽게 구입할 수 있는 학교 환경 뿐 만 아니라, 영양가치가 낮은 음식으로 건강을 해치는 다이어트를 자주 접한다. 이들 요소들은 그들의 부모보다 아동의 수명을 짧게 만들 수 있다.

미국의 경우, 백악관이 아동의 건강을 해결할 기반으로서 "움직이자!"라는 의제를 만들 만큼,

오늘날 아동과 청소년의 건강에 대한 부정적인 경향이 너무 만연되어 있다. 미국의 질병통제센터(CDC), 미국 심장 협회와 스포츠-체육 협회 등이 유치원에서부터 고등학교까지 생활체육을 권장하고 있다. 오늘날, 생활체육이 대부분의 학교 커리큐럼에 포함되어 있지 않아서, 학생들의 신체 활동이 전반적으로 감소되고 있다.

Joseph Pilates가 믿고 있듯이, 만약 신체 피트니스가 행복의 첫째 조건이고, 또 아동의 웰니스가 신체 활동의 부족으로 문제시된다면, 그것을 교정하는 중재가 우선적으로 고려되어야 한다. 어느 장소(학교, 집, 아동센터 혹은 스튜디오 등)에서도 필라테스의 아름다움을 표현할 수 있고, 또 이 책을 제공할 수 있다. 필라테스와 같은 신체 활동은 신경학적 발달 뿐만 아니라, 신체-정신의 통합을 더욱 발전시킨다. 우리 뇌의 구조와 발달은 본질적으로 우리 신체의 움직임 기전과 연결되어 있다(Hannaford 2005).

아동기와 청소년기의 신체 활동이 직접적으로나 간접적으로 성인에게 영향을 준다는 것은 이미 증명되었다(Dumith 2012). 아동에게는 신체 활동을 조절하는 긍정적인 신체 마커들이 존재한다. 이들 신체 마커들은 신체 구성, 심폐와 근육의 피트니스, 뼈 건강 및 대사성 건강 등에서 나타난다. 신체 마커와 더불어, 인지적 데이터에 따르면 아동의 신체 활동은 높은 자존감과 낮은 두려움/스트레스와 관련된다고 한다. 다양한 신체 활동에 참여하는 아동들은 자신의 인지 능력과 운동 능력을 향상시킬 뿐만 아니라, 자신감과 자기 효능감도 향상시킨다.

필라테스를 아동과 청소년에게 가르치자! (Bringing Pilates to Young People)

움직임의 성공적인 경험을 제공하는 신체 활동에 노출되도록 하는 것이 모든 아동에게 있어 중요하다. 연구에 따르면, 일반적으로 중학교 이후에는 남자가 여자보다 더 많은 신체활동을 하게 되고, 여자의 경우는 이 시기 때 신체 활동을 중단하거나 감소시킨다고 한다. 운동 패턴의 이런 변화는 초등학교에서 중학교로 넘어갈 때 일어난다(Liu 등 2012). 이런 변화가 일어나는 시기는 9-13세로서 우리는 "매직 윈도우"라고 정의했다. 매직 윈도우의 개념은 PMA 필라테스에서 학교 프로그램을 담당했던 Dawn-Marie Ickes에 의해 소개되었고, 필라테스와 같은 운동 프로그램을 소개할 가장 적절한 연령대를 의미한다. 매직 윈도우는 사춘기와 함께 뼈대와 근육의 빠른 성장이 일어나기 직전의 시기이다. 이런 연령의 아동에게는 신경학적 발달이 최대로 일어난다. 왕성한 신경 발달 시기에서 이루어질 수 있는 효율적이고 기능적인 움직임의 학습은 인지 능력의 향상을 발전시킬 수 있다(Marcus 2003). 우리는 아동의 성공적인 삶을 위해, 신체-정신을 연결하는 경험을 아동에게 우선적으로 제공하고 싶다.

필라테스는 "문명화가 신체 피트니스를 손상시킨다고 했다". 그는 "신체를 균등하게 발달시키고,

나쁜 자세를 교정하고, 신체 활력을 회복하고, 신체을 활성화하고, 정신을 함양시키는 방법"을 만들었다.

아동의 건강에 대해, 필라테스 운동은 다음을 할 수 있다:

1. 스트레스에 대한 신체 생리적 반응을 좋게 한다.
2. 집중적인 호흡을 통해 이완 반응을 일으키고 신경계를 활성화시킨다.
3. 학생들의 모든 신체 계통을 활력있게 만든다.
4. 적절한 학습을 위해 전체 뇌 기능을 조성시킨다.
5. 행동을 조절하고 배고픔을 억제하는 것으로 알려진 모든 화학 물질의 수준을 높인다.
6. 교차-가쪽 움직임(cross-lateral movement)을 소개함으로써, 우리의 집중과 협응을 강화시킬 수 있는 뇌의 인지 영역과 운동 영역을 통합한다.
7. 집단 동역학과 사회적 기술을 학습하고, 발달시키는 재미있고 조화롭고 안전한 방법을 만든다.
8. 스트레스를 감소시키고, 몸과 신체 피트니스를 향상시킨다. 그리고 아래와 같은 평생 건강의 주요 요소를 발달시킨다.
   a. 자가인식
   b. 자가 관리와 자가 경영

독특한 운동방법으로써, 필라테스는 일련의 특정 운동을 통해 신체와 정신을 통합시키는 한편, 학생들을 환기시키고 자극하는 기본적이고 기능적인 움직임에 초점을 맞춘다. 우리는 이것을 명심하면서, 필라테스를 아동과 청소년에게 재미있게 가르쳐야 하고, 이미 학교에서 전통적인 운동방법으로 필라테스를 교육하고 있다.

이 책이 제시하고 있는 매트 운동들은 10분, 20분, 30분 혹은 45분 정도 소요되는 운동들이다. 전체 필라테스에서 볼 때, 이들 운동은 작은 범위이지만, 아동에게는 매우 중요한 내용이 될 수 있다. 매트 운동 혹은 마루 운동을 이용함으로써, 다양한 교육 환경에 참여하는 아동들은 놀라운 운동 경험을 하게 될 것이다. 이것은 모든 사람들이 어느 장소에서나 수행할 수 있는 운동방법이다.

이 책은 아동들의 신체 능력과 학습 능력에 초점을 맞추고, 또 그들의 성장과 발달을 최적화하기 위해, 여러 연령대의 아동을 위한 장들을 제공하고 있다. 부가적으로 이 책은 안전한 수행을 위해 수정과 진전을 제공하고 있다. 필라테스는 신체와 정신(전인적)을 살펴봄으로써 웰니스에 접근한다. 필라테스 매트 운동을 하는 아동은 올바른 초점, 집중, 협응, 건강한 호흡, 조심스럽고 통제된 움직임을 통해 신체 자각을 발달시키는 한편, 신체적 기술을 학습한다. 한편 필라테스는 근력과 유연성 사이의 연결을 촉진하고, 다른 한편으로는 의식적인 신체 자각을 발달시킨다.

궁극적으로, 필라테스 운동은 정신적 피트니스, 정서적 지적 능력, 신체적 웰빙 및 사회적 경쟁력 등을 발전시킨다.

선행연구 PMA 학교 프로그램의 필라테스는 Dawn-Marie Ickes에 의해 개척되었고, 6년 동안 미국 전역에서 전문 교육자에 의해 수행되어 왔다. 그리고 학생들은 그들의 신체와 신체-정신의 연결을 배우는 기회에 긍정적인 반응을 보였다. 이들 선행연구 프로그램에 따르면, 학생들은 균형, 핵심근 근력 및 유연성의 향상 이외에도, 두려움과 스트레스를 관리하는 능력과 자가조절 능력이 향상되었음을 확인했다. 이런 종류의 장점은 아동의 삶 속으로 전파되고, 학교, 스포츠, 가정 및 사회에서의 참여에 영향을 준다. 이 책의 끝부분에 있는 부록 1은 선행연구 프로그램에 대한 자세한 내용과 그들의 결과를 제공하고 있다.

책의 내용 (Manual Content)

본 단락은 필라테스를 아동과 청소년에게 가르칠 때 고려해야 할 중요한 사항 특히, 생리학적 발달과 심리사회적 발달에 대해 다루고 있다. 아동은 성인의 축소판이 아님을 반드시 기억해야 하고 (AAP 2001), 필라테스 프로그램은 모든 수준에 이런 사실을 반영해야 한다. 이 책은 모든 아동 (2-6세의 초기 아동에서 청소년(12-18세 까지)의 생리학과 발달을 다루고 있다.

1장은 뼈와 성장판의 발달, 체온조절, 호흡, 자세 및 유연성 등 생리적 발달의 정보를 제공하고 있다. 또 1장은 성장판 손상과 뼈 건강에 대해 설명하고 있다. 그리고 각 연령대에 대한 부가적인 발달 사항을 다루고 있다.

2장은 아동의 웰빙 요소와 긍정적인 결과를 다루고 있다. 필라테스를 효율적으로 교육시키려면, 생리학 뿐만 아니라, 다른 요소들을 알아야 한다고 2장은 강조한다. 아동에게 영향을 주는 인지적 요소 및 긍정적 결과와 달성을 위한 아동의 능력을 다루고 있다. 2장은 자존감, 자기효능감 및 자가인지의 개념을 강조하고, 또 티칭 전략과 달성 원리를 필라테스 선생님께 제공하고 있다.

3장은 필라테스를 아동과 청소년에게 소개하기 가장 좋은 연령대인 9-13세 아동에 대해 다루고 있다. 그리고 건강한 습관을 발전시킬 수 있는 경험을 아동에게 제공한다.

4장은 선생님을 위한 단락으로써 교육학(티칭의 예술과 과학)에 대한 내용을 다루고 있고, 또 아동을 가르칠 때 성공적인 티칭을 위한 중요한 사항을 강조한다.

5장은 티칭 환경, 안전 및 전문성 내의 일반적인 절차를 다루고 있고, 또 특정 시설에서 아동을 가르칠 때 필요한 사항들을 개괄적으로 다룬다. 여기에는 책임보험, 행정 서류, 응급처치에 대한 정보 뿐 만 아니라, 실습과 윤리에 대한 전문적 식견과 필라테스 선생님의 자세까지 다루고 있다.

6장에서 9장까지는 운동 실습을 다룬 장들이다.

6장은 사전-필라테스 운동방법으로써, 호흡자각, 골반자각, 목 부위 자각, 가슴우리 자각, 팔이음뼈 자각 및 척추 가동성과 안정성에 대한 기본적인 움직임을 알려주고 있다.

7장에서 9장 까지는 아래 연령대 아동을 위한 운동 프로그램을 자세히 소개하고 있다.

- 5-8세(자격이 있는 유아 교육 프로그램 전문가에 의해)
- 9-13세(중학생과 초기 청소년)
- 12-18세(청소년)

10장은 학교 환경에서 필라테스를 가르치는 강사들을 위해 작성되었다. 10장은 효율적인 필라테스 커리큐럼을 학교 행정가에게 어떻게 제시할 것인지에 대해 다루고 있고, 커리큐럼이 무엇인지, 그것이 왜 필요한지, 최상의 수용 기회를 위해 그것을 어떻게 제시해야 하는지 및 필수 구성 성분과 같은 주제를 다루고 있다. 2개의 샘플 커리큐럼에는 커리큐럼 프리젠테이션이 어떻게 만들어질 수 있는지의 예제가 포함되어 있다. 우리가 희망하는 것은, 이 자료를 통해 학교에서 일하고 싶어하는 필라테스 강사들이 학교 행정가에게 필라테스 프로그램을 어떻게 제시할 것인지에 대한 지식을 갖추도록 하는 것이다.

PMA는 아동과 청소년을 가르치는데 관심이 있는 필라테스 강사를 돕기 위해 이 책을 발간했다. 우리의 아동들은 운동 방법을 배움으로써 많은 것을 얻는다. 자발적인 열정과 즐거움으로 우리의 많은 일상 업무를 자연스럽고 쉽게 그리고 만족스럽게 수행할 수 있는 건강한 정신과 잘 발달된 신체는 운동을 통해 달성할 수 있고 경영할 수 있다(Pilates 1945).

필라테스는 모든 사람을 위한 것이다. 우리의 희망은 Joseph Pilates의 꿈을 실현하는 것이고, 또 오늘의 아동에게 내일의 필라테스 전문가가 되도록 영감을 주는 것이다.

참고문헌 (References)

American Academy of Pediatrics (AAP)., 2001. Strength training by children and adolescents. *Pediatrics*,107(6):1470-1472. [Online] Available at: http://pediatrics.aappublications.org/content/121/4/835

CDC National Center for Health Statistics, Health E-Stat. NHANES. 2003-2006. Data on the prevalence of overweight among children and adolescents: United States. [Online] Available at: http://www.cdc.gov/nchs/products/pubs/pubd/hestats/overweight/overwght_child_03.htm.

Dumith, S. C. et al., 2012. A longitudinal evaluation of physical activity in Brazilian adolescents: tracking, change and predictors. *Pediatric Exercise Science*, 24(1):58-71

Hannaford, Carla., 2005. *Smart moves: why learning is not all in your head*. Salt Lake City, UT: Great River Books

Liu, W. et al., 2012. Tracking of health-related physical fitness for middle school boys and girls. *Pediatric Exercise Science*, 24(4):549-562

Marcus, B. H., Forsyth, L. H., 2003. *Motivating people to be physically active*. Champaign, IL: Human Kinetics

Pilates, J. H. , 1934. *Your health*. Reprinted in: A Pilates' primer: The millennium edition. Incline Village, NV: Presentation Dynamics Inc.

Pilates, J. H., 2005. *Pilates' Return to Life Through Contrology*. Miami, FL: Pilates Method Alliance; Originally published in 1945

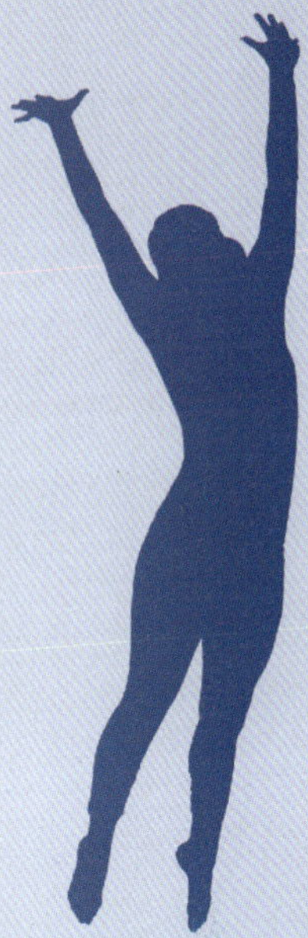

Section One

단원 1
티칭 가이드
(Teaching Guidelines)

1장(Chapter 1)
생리학과 발달(Physiology and Development)

지난 15년 동안, 기하급수적으로 성장한 필라테스 운동은 모든 연령대, 형태 및 체구의 사람에게 건강하고 통합적인 전신 움직임을 경험할 기회를 제공했다. 특별히 아동에게 초점을 맞춘 프로그램에 대한 관심의 증가는 필라테스 강사를 위한 교육 가이드라인을 촉진했고, 이 가이드라인은 아동과 청소년을 대상으로 전체적으로 수용된 발달 기준에 근거된다.

우리가 아동을 성인의 작은 축소판처럼 운동시키지 않는다는 것을 깨닫게 되었을 때, 아동과 청소년에게 필라테스를 가르치는 일은 우리들에게 있어서 경이로운 도전이다. 아동들이 성장하고 성숙할 때, 그들은 많은 변화(신경학적 변화, 뼈대 변화, 근육 변화, 호르몬 변화 및 정서적 변화)를 겪게 된다. 이런 변화를 겪고 있는 아동을 가르친다는 것은 완전히 성숙한 성인을 가르칠 때와 완전히 다르다. 각각의 신체 계통 내에 상당한 변화가 있고 또 아동들 사이에서도 상당한 변화가 있기 때문에, 이들 변화의 페이스를 정확하게 예측하는 것은 매우 어려운 일이다. 많은 변화들은 아동이나 청소년을 간단하게 살펴봄으로써 관찰될 수 있는 것은 아니다.

본 단락은 성인이 되는 과정에서 아동이 겪게 되는 생리적 변화와 발달적 변화를 다루고 있다. 이들 변화에 대한 인지는 아동을 위한 안전하고, 적응적이고, 점진적이고 재미가 있는 필라테스 프로그램의 발달을 위한 견고한 토대를 제공할 것이다.

일반적 생리학적 고려사항(Common Physiological Considerations)

뼈와 성장판의 발달(Bone and growth plate development)

*성장판*은 뼈끝판(골단판)으로 알려진 성장을 담당하는 *연골판*이다. 긴뼈(long bone, 장골)의 성장판은 뼈끝과 뼈몸통 사이에 위치한다(Patton 2009). 성장판은 척추뼈에도 존재한다. 성장판은 아동기와 청소년기 동안 손상(골절)에 취약하다. 성장판이 인체의 다른 뼈에서도 존재하지만, 아동을 가르치는 필라테스 강사에게 있어서는 긴뼈와 척추뼈의 성장판이 주된 관심사이다.

뼈와 성장판의 발달에 대한 지식은 필라테스를 아동과 청소년에게 가르칠 때 매우 중요한 사항이다. 필라테스 강사가 안전하고 적절한 운동 프로그램을 만들어내기 위해, 성인의 뼈가 아동의 뼈와 어떻게 다른지 그리고 성장판에 대한 과도한 스트레스의 결과가 어떠한지를 알아야 한다.

구조적 관점으로부터, 아동의 뼈가 성인의 뼈보다 구멍이 더 많고 유연하여, 골절의 위험이 더 높다(McCance 2010). 특히 성장판은 뼈 영역 중에서 매우 예민한 부분이기 때문에 손상의 위험이 높다. 성인에게는 관절 염좌만 일으킬 정도의 손상도 아동에게는 심각한 손상을 일으킬 수 있다. 아동의 뼈는 지속적으로 성장하며, 대개는 매우 느리게 성장하지만, 사춘기와 같은 시기에는 매우 빠르게 성장하기도 한다. 성장이 급속하게 일어나는 시기에는, 과도한 훈련에 의한 위험이 최대로 일어난다. 뼈가 근육보다 빠르게 성장할 수 있고, 결합조직이 이런 성장에 적응할 수 있기 때문에, 결과적으로 염증이 발생할 수 있는 부위는 뼈와 힘줄이 부착하는 지점이다.

아동의 손상 빈도는 2002년 이후로 기하급수적으로 증가되었고, 이런 경향은 급성장을 고려하지 않는 훈련의 결과로 지속되었다(Hoang, 2012). 근육뼈대 불균형을 가진 아동에게 필라테스 운동을 가르칠 때 특별히 주의해야 할 점은 안전하고 효율적인 운동 프로그램을 확보하도록 보장하는 것이다.

체온조절 (Thermoregulation)

체온조절은 신체 온도의 조절이다.

아동의 신체는 운동하는 동안이나 휴식 동안에 성인과 다르게 자신의 체온을 조절한다(Malina, 2004; Rowland, 2005). 예를 들어, 그들의 신체 크기로 인해 아동의 총 신체 수분과 혈액의 양은 성인보다 작기 때문에, 체액 소실이 일어날 때 아동의 체액 예비용량도 더 작다. 아동의 신체 대사률이 성인보다 더 높은데, 이것은 아동이 성인보다 빠르게 발열한다는 것을 의미한다. 또한 아동의 체표면: 질량의 비율이 높기 때문에, 그들의 핵심 체온도 성인보다 빠르게 올라갈 것이다. 아동은 성인보다 더운 날씨에서 열 발산을 잘 하지 못할 수 있고, 또 추운 날씨에 피부가 노출되었을 때(수영할 때) 빠른 열 소실을 보인다(NASM, 2012). 그래서 필라테스 강사는 운동에 대한 아동의 반응(얼굴이 붉어지는지 혹은 창백해지는지, 호흡률 및 땀)이 적절한지를 관찰하는 것이 중요하다. 필라테스 강사는 운동 시설의 내부와 외부의 온도도 고려해야 한다. 즉, 온도의 급격한 변화와 극한의 온도도 아동은 물론, 운동에 대한 아동의 반응에 영향을 줄 수 있다. 교실 온도를 기준으로 적절한 옷의 착용이 필수적이고, 휴식 시간에 충분한 수분 섭취도 필수적이다.

호흡 (Breathing)

호흡(Breathing)은 폐로 들어가거나 폐에서 나오는 가스의 역학적 움직임과 관련된다.

호흡(Respiration)은 폐 속에 일어나는 가스 교환의 과정이다(Hillegass, 2011).

남성의 폐는 사춘기가 끝날 때쯤 완전하게 발달하고, 여성의 폐는 초경을 할 때쯤 완전하게 발달한다. 폐의 발달은 1분 환기량(분당 공기의 양)과 일회 호흡량(외적 노력없이 안정 상태의 들숨과 날숨 동안에 발생하는 공기의 양)에 영향을 준다(Neve, 2002). 분당 호흡의 횟수는 성인보다 아동과 청소년에서 더 많이 일어나는데, 그 이유는 아동의 폐가 여전히 발달 중에 있고, 산소 요구량도 더 크기 때문이다(Neve, 2002; NASM, 2012).

필라테스 강사들은 자신들과는 많이 다를 수 있는 아동의 호흡 패턴(특히, 운동 시)을 인지해야 한다. 예를 들어, 아동과 청소년의 분당 호흡수는 신체적 어려움이 있는 초기 단계 동안에 성인보다 더 많이 증가할 것이다.

필라테스를 아동과 청소년에게 가르칠 때, 자신들의 호흡 패턴을 익힐 수 있도록, 운동과 호흡의 협응을 깨닫도록, 그리고 호흡을 어떻게 자각하는지를 알 수 있도록 훈련시킨다. 이것은 성장하는 아동들의 신체를 지지하고 호흡의 효율성을 촉진시킬 수 있다.

아동들이 운동과 호흡의 협응을 의도적으로 배우게 된다면, 이런 협응의 능력은 스포츠와 여가 활동에서부터 학술적이고 경쟁적인 인지 능력에 이르기까지 아동들이 성장하는 동안에 긍정적으로 영향을 줄 것이다.

티칭의 고려사항 (Considerations for Teaching)

자세 (Posture)

자세는 전신 건강에 필수 사항이다. 사람이 어떻게 서 있는지를 평가할 때처럼 자세는 정적인 측면에서 평가된다.

자세의 정확한 관점은 정적인것과 동적인것으로 나누어진다. 이런 자세에는 자연스럽게 서 있는 경우와, 움직여서 위치를 이동하는것과, 혹은 포즈를 취하는것들이 있고, 또 자세는 모든 움직임에서 나타난다.

자세는 "직질한 자세" 혹은 "불균형된 자세"로 평가될 수 있다. 적절한 자세는 일반적으로 근육뼈대 구조물의 효율적인 사용의 결과이며, 내부 조직, 장기 및 기관들이 자신들의 위치에서 훌륭하고 균형잡힌 기능을 하도록 만든다. 적절한 자세는 전신의 통합적 이용을 촉진한다. 불균형된 자세는 근육뼈대 구조물의 비효율성을 초래할 수 있고, 이것에 의해 생체역학적 문제, 척추 문제 및 통증이 야기될 수 있다.

아동과 청소년의 자세 평가는 성인의 자세 평가와 많이 다르다. 아동이 성장하고 있기 때문에, 그들의 정적 자세와 동적 자세는 지속적으로 변하고 있다.

아래의 목록은 Florence Kendall이 제시한 아동의 자세 기준을 설명하고 있다. 자세 기준을 앎으로써, 필라테스 강사들은 자세 편위를 인지할 수 있고, 또 특별한 자세 교정에 대해 관심을 가질 수 있다(Kendall, 2005).

아동과 청소년을 위한 자세 기준:

발 (The feet)

- 일반적으로 6-7세가 될 때까지 아동의 발은 평발 모양을 띤다. 6-7세 이후에는 (족궁)의 형성이 보다 뚜렷하게 나타난다.

무릎 (The knees)

- 일반적으로 아동의 무릎은 젖힌 무릎(반장슬)과 밖굽이무릎(외반슬)을 띤다.
- 무릎의 젖힘은 인대가 타이트해짐으로 해결되지만, 종종 습관성 자세의 결과로 계속 나타나기도 한다.
- 밖굽이무릎은 대개 6세나 7세 때쯤 사라진다.

목과 몸통 (The neck and trunk)

- 어린 아동은 목과 몸통의 앞쪽 근육과 뒤쪽 근육 사이의 근력 불균형이 뚜렷하다. 이런 근력 불균형은 유아때부터 시작하여, 나이가 들어감에 따라 사라진다. 예를 들어, "Hundred (헌드레드)"를 위한 머리 자세는 성인 보다 아동이 더 취하기 어려운 자세이다.
- 일반적으로 어린 아동들은 배를 앞으로 내미는 자세를 취한다. 이런 자세는 근육의 발달로 인해 10-12세 되었을 때 감소된다.
- 아동은 다양한 선 자세를 보인다. 초기 학령기 아동은 대개 양쪽 어깨뼈를 내밈하는 자세를 취한다. 9세 쯤 되었을 때, 허리뼈의 앞굽음 증가가 뚜렷하게 나타난다. 이들 자세 편위는 아동이 성장함에 따라 덜 뚜렷해져야 한다.
- 허리뼈의 굽힘과 폄의 정상 가동범위는 아동기 이후에 감소한다.

성장 급등 (Growth spurts)

- 성장 급등기 동안, 아동의 자세는 일정 기간 동안 불균형 될 수 있는데, 그 이유는 뼈, 힘줄 및 근육들이 서로 다른 속도로 성장하기 때문이다.

청소년기 (Adolescence)

- 과가동성(과도한 관절 가동성)과 저가동성(제한된 관절 가동성)의 문제는 청소년기에서도

계속될 수 있다. 각각의 주어진 운동에서 균형된 유연성을 얻기 위해 각각의 학생들을 개별적으로 운동시키는 것은 불균형을 교정하는데 도움을 줄 수 있다.

아동이 겪게 되는 흔한 자세 문제를 몇 가지 예상해 봄으로써, 모든 연령대를 위한 적절한 운동 프로그램을 개발하는데 도움을 받을 수 있다.

유연성 (Flexibility)

유연성은 관절 주위의 가동범위로 정의된다(Magee, 2011). 유연성(혹은 관절의 양쪽이 유연성)은 관절과 근육의 적절한 기능 발달에 중요한 역할을 한다.

유연성은 성장하는 신체의 신경근육 발달에 중요한 기능으로 작용하고, 아동이 신체활동을 할 때 가져야 할 필수 요소이다.

아동이 성장하고 성숙할 때, 아동의 유연성이 변하는 것은 정상적인 현상이다. 예를 들어, 1세에서 10세까지 대부분의 아동들은 다리를 뻗은 후 손가락 끝을 자신의 발가락에 닿을 수 있다. 11세에서 14세 까지의 아동은 성장 등급과 사춘기와 관련된 다른 생리적 변화로 인해 유연성이 감소될 수 있어, 이 시기에는 손가락 끝을 발가락에 닿지 못할 수도 있다. 가동범위의 감소가 뚜렷한 사춘기 동안에는, 과도한 신장이 근육과 힘줄의 손상을 야기시켜, 나중에 관절의 불안정을 초래할 수 있다. 그러므로 성장 등급기 동안에는 유연성을 공격적으로 증가시키는 신장 운동은 추천되지 않아야 한다(Anderson와 Twist, 2005). 균형된 유연성과 근육 발달은 건강한 관절의 기능과 역하에 중요한 요소이고, 이것은 사세에 영향을 준다.

이상적으로, 사춘기 이전의 아동들은 완전한 가동범위의 느리고 통제된 움직임을 배워야 한다. 비록 아동에 대한 적절한 신장 운동의 데이터가 많지 않지만, 사추기 이전 아동과 사춘기 아동을 위한 프로그램의 복표는 균형된 유연성을 얻는 것이다.

성장판 손상 (Growth Plate Injuries)

성상판 손상은 아동과 청소년에서 발생하는 뼈와 관련된 손상의 약 30%에 해당한다(Caine 등, 2006). 성장판 손상은 뼈 성장의 문제를 야기시킬 수 있다.

성장판 손상은 뼈가 성장하는 시기 동안의 과사용이나 외상에 의해 일반적으로 야기된다. 과사용은 휴식을 취하지 않고 과도하게 훈련하는 결과이다. 과사용은 축구, 장거리 달리기, 체조 및 야구 등과 같은 활동 시에 흔하게 일어난다. 성장 과정에서, 근육과 결합조직은 긴뼈보다 느린 속도로 길어지고 적응하는데, 이것은 성장판과 연골을 손상 위험에 빠뜨리게 만든다. 성장판은 손상에 가장 취약한 구조물이다. 성장판 손상이 흔하게 일어나는 부위는 위팔뼈의 몸쪽, 노뼈의 먼쪽,

허리뼈 및 정강뼈와 종아리뼈 등이다.

이러한 생리적 고려사항은 8세-13세 아동에게 과도한 신장을 하지 않는 프로그램의 권장을 지지한다.

다음의 신체 영역은 필라테스를 아동과 청소년에게 가르칠 때 특별한 고려사항을 필요로 한다.

척추 (The Spine)

성장판은 척추뼈몸통의 양쪽 면 가까이에 위치한다.

성장판은 8세-12세 아동에게서 나타나고, 사춘기 이후에 뼈와 융합되기 시작한다. 가장 취약한 손상 시기는 융합이 이루어지기 시작하는 14세와 18세 아동이다.

10대 중반기에는 "잭크-나이프(Jack-Knife)"와 "롤-오버(Roll-over)"와 같은 안쪽번짐(내번) 운동을 피해야 한다. 왜냐하면, 이들 운동은 성장판 융합이 여전히 일어나고 있는 시기에 큰 하중을 척추에 가하기 때문이다.

척추 성장판의 완전한 융합은 20-25세 될 때까지 완전하게 일어나지 않는다 (Marchiori, 2005). 이 시기가 될 때까지는 안쪽번짐(내번) 운동을 피하는 것이 가장 안전하다.

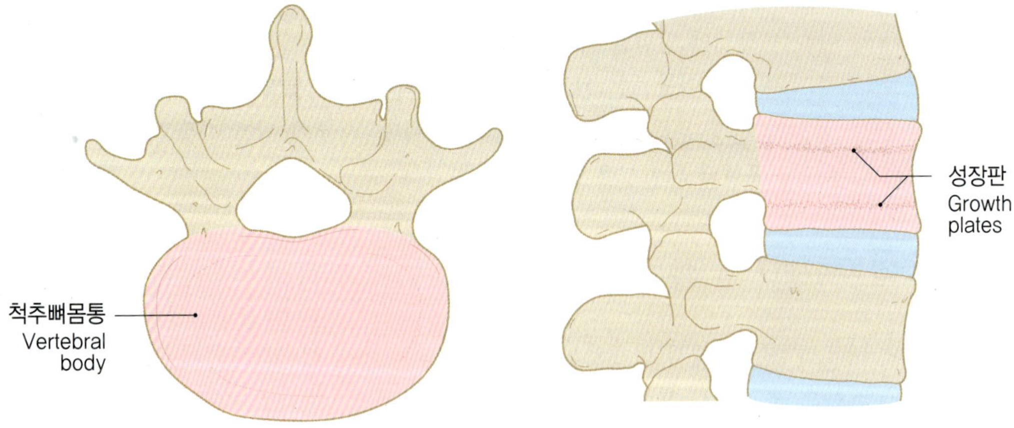

그림 1.1 성장판은 척추뼈몸통의 위쪽 면과 아래쪽 면 근처에 위치한다.

골반 (The Pelvis)

골반 부위의 손상은 축구나 야구에서 갑자기 움직임 방향을 바꿀 때와 같은, 종종 빠르고 갑작스런 근수축에 의해 일어난다. 골반 부위의 손상이 보고되었다면, 아동을 신체 활동에 참여시키기 전에, 소아과 전문의에게 먼저 그 아동을 의뢰해야 한다.

무릎 (The Knee)

무릎힘줄의 부착점이 가장 흔한 성장판 손상 지점이며, 이 부위의 손상은 특히 달리기 활동을 하는 아동에게서 잘 나타난다. Sinding Larsen Johansson 손상과 Osgood-Schlatter 손상은 박리손상(결출손상)이다. 박리손상(avulsion injury)은 힘줄이나 인대가 뼈로부터 당겨졌을 때 일어나고, 이런 박리손상은 뼈가 힘줄보다 빠르게 성장하는 시기나 그 이후에 일어날 수 있다. 박리손상이 진단되면, 아동을 신체 활동에 참여시키기 전에, 그 아동을 소아과 전문의에게 의뢰해야 한다.

발목 (The Ankle)

아킬레스힘줄은 발꿈치뼈(종골)에 붙어 있고, 성장 급등기 때 자주 영향을 받는다. 성장기 동안

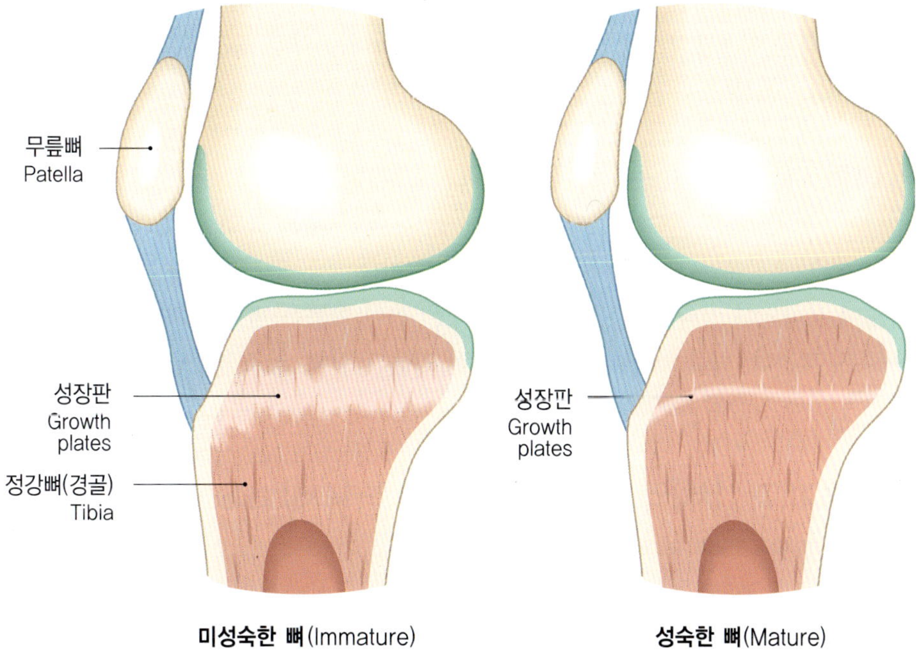

그림 1.2 성장판 손상과 외상은 아동에게 흔하게 일어난다.

이 부위에 염증이 있으면, 발꿈치 통증과 장딴지 긴장이 주된 불편 사항이다. 이런 경우, 운동을 가르칠 때 주의해야 할 점은 장딴지와 발바닥을 조심스럽게 신장하는 것이다.

뼈 건강 (Bone Health)

건강한 뼈밀도는 뼈 강도와 건강의 중요한 요소이고, 체중부하활동에 의해 촉진된다. 뼈는 사춘기 이전의 달리기와 점프와 같은, 체중부하활동을 할 때 가장 잘 반응한다. 뼈와 무기질은 초기 아동기에 비해 사춘기 동안에 빠르게 증가한다.

여성의 경우, 뼈 밀도가 가장 증가하는 시기는 초경 이전에 일어난다(Mitz 등, 2011). 스트레스 골절은 호르몬 불균형으로 초경이 지연되거나 무월경의 여성에게서 흔하게 일어난다. 급성장시기 동안 안전하고 적절한 운동을 권장하고, 여성이 초경에 이르렀을 때, 뼈 밀도가 최적화된다.

연령대별 발달 변화 (Developmental Changes by Age Group)

초기 아동기, 중간 아동기 및 청소년기에서의 발달적 변화를 아는 것은 안전하고 효율적인 필라테스 프로그램을 설계하는데 필수적이다. 아래의 시기에서, 우리는 발달 단계와 연령에 대한 Solomon 정의를 이용했다. 이 책에서 거론되는 연령대는 약간 중첩되고 있음을 인지할 필요가 있다(Solomon, 2011).

초기 아동기(2-6세) [Early Childhood (Ages 2-6)]

몇몇 필라테스 운동은 초기 아동기에 적절하다. 그러나 5세-8세 아동을 위한 적절한 선택은 이 책의 7장에 포함되어 있다. 이들 연령대의 티칭은 놀이 활동을 필요로 하고, 암기에 의한 학습에 근거를 두지 않는다. 이들 연령대를 위한 학급을 만들기 위해, 창조적이고 자연스런 움직임이 필라테스 원리와 결합될 수 있다.

중기 아동기(7-11세)와 초기 청소년기(12-14세) [Middle Childhood (Ages 7-11) and Early Adolescence (Ages 12-14)]

초기 아동기의 빠른 성장 이후, 신체 발달의 속도는 중기 아동기와 초기 청소년기 때 느려진다. 신체 발달이 느려질 때, 아동은 많은 대단위 운동기술을 숙련할 기회를 가진다. 중기 아동기와 초기 청소년기는 필라테스와 같은, 신체-정신의 움직임을 교육시킬 최적의 발달 단계이다.

본 책의 전반에 나타나는 "매직 윈도우" 용어는 9세-13세 사이의 아동을 의미한다. 매직 윈도우는 사춘기 이전에 신경계가 잘 적응할 수 있는 시기이다. 이 시기 때, 필라테스 강사들은 교차 - 가쪽 움직임과 진전된 신경근육 협응을 이용하는 복합 운동을 소개할 수 있다. "매직 윈도우" 시기의 아동을 티칭할 때, 점진적인 단계로 운동을 티칭하는 것은 필라테스 강사로 하여금 수준 높은 협응을 형성하도록 만든다.

청소년기(12-18세) [Adolescence (Ages 12-18)]

청소년기는 아동에서 성인으로 지나가는 과도기이다. 비록 이 책이 청소년을 12세-18세라고 다루고 있지만, 몇몇 아동들에게서는 12세 이전부터 사춘기가 시작된다는 것을 명심해야 한다.

일반적으로 사춘기는 12-18 개월간 지속된다. 이 시기 동안, 성장 등급이 일어나고, 뚜렷한 호르몬 변화가 일어나서 뼈대계, 신경계 및 근육계에 영향을 준다. 호르몬 변화는 무드 변화, 신체 변화와 자가의식의 증가를 일으킬 수 있다. 이 시기 때, 유연성과 전반적인 가동범위의 감소가 일반적으로 일어난다. 유연성과 가동범위의 변화는 근육, 뼈, 힘줄 및 인대의 일정하지 못한 성장 패턴을 발생시키고, 궁극적으로 전체 자세에 영향을 준다. 이런 과정은 움직임, 조절, 균형 및 협응에 대한 불균형된 상태로 아동을 남겨 둘 수 있다. 부가적으로, 이들 변화는 자가 인지(self-perception)에 영향을 줄 수 있다. 청소년들은 새로운 활동과 이미 숙달된 활동에 어려움을 경험할 수 있는데, 그 이유는 그들의 신체가 변화되고 있기 때문이다. 청소년은 이 시기 동안 근육운동 감각(위치 감각과 신체 분절 움직임 감각)의 발달을 경험하고 있다.

학습 과정 동안의 적절한 운동 프로그램과 피드백은 아동이 12-18개월 동안 성공의 느낌을 경험할 수 있도록 만드는 하나의 방법이다. 자세, 신체 자각 및 근육 균형에 대한 강한 관심과 함께 친숙한 움직임의 리-패터닝(re-patterning)을 강조하는 레슨 계획은 이 시기에 격려와 지지를 제공한다(Thompson, 2003).

필라테스는 사춘기에 적합한 운동인데, 그 이유는 필라테스가 조절을 통해 협응과 균형을 강조하기 때문이다. 또한 필라테스는 기능적이고 힘이 들어가지 않는 자연스런 유연성을 제공한다. 사춘기를 겪고 있는 청소년들은 많은 필라테스 운동을 안전하게 수행할 수 있다. 그러나 청소년들은 위험 없이 완전한 성인 레퍼토리를 충분히 운동할 수 있을 만큼 생리적으로 발달되지 못했다.

비록 청소년이 초기와 중기의 아동기보다 생리학적으로 더 잘 발달된다할지라도, 여전히 그들은 완전한 뼈대 성숙에 도달하지 못했다. 청소년은 과도한 훈련으로 손상의 위험이 큰데, 그 이유는 근육과 뼈대의 지속적인 성장이 여전히 일어나기 때문이다. 청소년은 훈련 기술이 근력, 유연성, 지구력, 균형 및 협응 기술을 통합하지 못하는 스포츠 활동으로 손상을 당하기 쉽다. 청소년을 위한 필라테스 운동의 레퍼토리는 초기와 중기의 아동보다 더 많지만, 여전히 완전한 성인의 레퍼토리를 포함하지 못한다.

결론 (Conclusion)

아동의 건강한 생리학과 발달을 근거로 한 필라테스 프로그램은 신체와 정신을 어떻게 통합하는지 배울 수 있는 기회를 아동에게 제공한다.

아동과 성인 사이의 신체적 차이점은 매우 간단하고, 필라테스 프로그램에 쉽게 적용할 수 있다. 이들 차이점에 대한 지식을 얻게 되면, 그 다음 단계로 아동과 청소년의 정신적 요구와 정서적 요소에 맞추는 것이다. 2장에서는 아동의 건강에 영향을 줄 수 있는 아동의 웰빙과 여러 가지 요소를 공부할 것이다.

참고문헌 (References)

Anderson, G., Twist, P., 2005. Trainability of Children. *IDEA Fitness Journal*. March

Caine, D., DiFiori, J., and Maffulli, N., 2005. Physeal injuries in children's and youth sports: reasons for concern? *British Journal of Sports Medicine*. 40(9): 749-760

Hillegass, E., 2011. *Essentials of Cardiopulmonary Physical Therapy*, 3rd ed. Philadelphia: W.B. Saunders Company

Hoang QB, Mortazavi M., 2012. Pediatric overuse injuries in sports. *Advances in Pediatrics.* 2012; 59(1): 359-83

Kendall, F. P. et al., 2005. *Muscles: testing and function with posture and pain*. 5th ed. Philadelphia: Lippincott, Williams and Wilkins

Magee, D.J., 2011. *Athletic and Sport Issues in Musculoskeletal Rehabilitation*. Philadelphia: W.B.Saunders Company

Malina, R. M. et al., 2004. *Growth, maturation, and physical activity*. Champaign, IL: Human Kinetics

Marchiori, D., 2005. *Clinical imaging*. 2nd ed. St Louis, MO: Mosby

McCance, K. L., 2010. *Pathophysiology: the biologic basis for disease in adults and children*. 6th ed. St. Louis, MO: Mosby

Mirtz, T. A. et al., 2011.The effects of physical activity on the epiphyseal growth plates: A review of the literature on normal physiology and clinical implications. *Journal of Clinical Medicine Research*; 3(1):1-7

National Academy of Sports Medicine, 2012. *Youth Exercise Specialist Manual*. Assessment, Technologies Institute, LLC

Ne`ve, V., Girard, F., Flahault, A., Boule, M., 2002. Lung and thorax development during adolescence: relationship with pubertal status. *European Respiratory Journal*, 20: 1292-1298

Patton, Kevin T., 2009. *Anatomy & Physiology* (with Media), 7th ed. St. Louis, MO: Mosby

Rowland, T. W., 2005. *Children's exercise physiology*. Champaign, IL: Human Kinetics

Thompson, Jim., 2003. *The Double Goal Coach: Positive Coaching Tools for Honoring The Game and Developing Winners in Sports and Life*. Harper Collins

Solomon, J., O'Brien, J., 2011. *Pediatric Skills for Occupational Therapy Assistants*, 3rd ed. St. Louis, MO: Mosby

"균형된 신체, 정신 및 영혼의 삼위일체는 오직 조절학을 통해서만 가능하고, 그 다음 자신감이 뒤따른다." (Pilates, 1945).

2장(Chapter 2) 필라테스와 아동의 웰빙

(Pilates and Young People's Well-Being)

성인의 신체와 아동의 신체 사이의 차이점은 생리학으로만 끝나지 않는다. 그래서 필라테스를 아동과 청소년에게 가르칠 때 심리사회적 고려와 정서적 고려를 갖는다.

근본 원리로서, 정신적 웰빙과 정서적 웰빙이 전체 건강에 필수적이다. 그러므로 필라테스를 아동과 청소년에게 티칭할 때, 그들의 웰빙을 고려하여 효율적인 운동을 이끌어낸다. 비록 성인을 위한 필라테스 책자에는 웰빙에 대한 주제를 다루고 있지 않지만, 아동과 청소년에게 필라테스를 티칭할 때는 웰빙이 중요한 요소이다.

아동기의 긍정적인 경험은 조기에 정서적 웰빙을 조성시키는 것과 같다. 그런 긍정적인 경험은 건강과 웰빙에 직접적으로 경험을 줄 수 있고, 또 그들이 어떻게 잠재성을 깨우치고, 삶의 스트레스를 이겨내고, 생산적으로 일을 할 수 있고, 또 지역사회에 의미있는 기여를 할 수 있도록 영향을 준다(National Prevention, Health Promotion and Public Health Council, 2010). 필라테스를 아동과 청소년에게 티칭하는 것은 조기에 긍정적인 움직임을 할 수 있도록 아동에게 제공할 기회를 주며, 집중, 스트레스 관리, 신체에 대한 자신감 등으로 아동을 돕는다(Ickes, 2006).

관련된 요점으로서, 미국 스포츠의학 학회의 "삶의 질"의 정의는 웰빙과 동일하다: "삶의 질은 사회적, 정서적, 심리적, 그리고 신체적 웰빙으로 구성된다"(NASM, 2012). 아동과 청소년의 티칭에 관심이 있는 필라테스 강사들은 그들이 학생들의 웰빙에 대한 영향력을 가지고 있는지를 고려해야 하고 또 티칭을 받는 학생들이 그들의 능력에 영향을 주는 독특한 배경을 가지고 있음을 고려해야 한다.

앞의 내용을 명심함으로써, 성취와 성공을 위한 전략과 함께, 티칭 환경 내에서 아동과 청소년을 위한 웰빙의 다른 요소를 찾아 본다.

다음은 고려해야 할 중요 영역이다.

인지적 요소 (Cognitive Factors)

자가인지(혹은 사람이 어떻게 자기 스스로 인지하는지)는 2가지 주요 요소를 가지고 있다: "자기효능감"과 "자존감"(NASM, 2012). 아동의 자가인지는 성취 결과에 강하게 영향을 줄 뿐만 아니라, 아동들이 어떻게 기대를 관리하고, 어려움을 극복하는지에 영향을 준다.

"자기효능감(self-efficacy)"은 과제를 완수하고 목표에 도달하는 사람의 능력이다. 자기효능감은 편안한 수준, 기대와 사람의 경험 등에 의해 영향을 받는다. 새로운 피트니스 활동을 시도하는 아동들이 높은 자기효능감을 가지고 있지 않다면, 그들은 그 활동을 쉽게 포기하거나 시도할 의지를 가지지 못할 것이다. 특히 그들이 난관이나 장벽을 만나게 되면, 그것을 극복하지 못할 것이다.
만약 아동 자신이 능력이 있고 적합한 사람이라고 믿는다면, 그 아동은 자신감과 의지를 가지고 새로운 활동을 찾을 것이다. 자존감(self-esteem)은 자신에 대한 현실적 측면이나 선호도로 정의된다. 자존감은 "자기존중(self-respect)"과 "가치 느낌(feeling of worth)"과 동일하다.
피트니스와 건강의 영역에서, "신체 능숙도"와 "신체상"은 자존감의 두 부분이다.

신체 능숙도(body competence)는 신체 활동에 참여할 때의 능숙도를 의미한다. 신체상(body image)은 자신의 신체 모습에 대한 주관적인 그림이고, 사람의 자가평가, 신체 매력의 사회적 기준, 그리고 타인의 인지 등을 포함한 여러 요소에 의해 영향을 받는다. 뒤틀리고 부정적인 신체상은 신경성 식욕부진이나 신체 불쾌감과 같은 질병이나 건강하지 못한 행동을 초래할 수 있다. 자가인지, 자기효능감 및 자존감 등 모두는 삶의 질에 직접적인 영향을 준다.

아동에게 필라테스 훈련을 시작할 때, 모든 참여자를 위한 단기간 기대와 장기간 기대를 강조하는 것은 긍정적인 결과를 달성하는데 도움을 줄 수 있다.

예를 들어, 필라테스 강사들은 능동적인 신체 활동의 많은 장점과 비활동 생활양식이나 좌식 생활양식의 부정적 결과에 대해 학생들과 이야기할 수 있다. 필라테스 강사들은 학생에게 제공되는 활동에 대한 지식을 학생에게 확대시킬 수 있고, 또 참여의 결과를 증대시킬 수 있다. 아동이 특정 스포츠를 좋아한다면, 필라테스 강사들은 필라테스가 그들의 스포츠에 어떤 도움을 주는지를 아동에게 설명할 수 있다.

필라테스 강사들은 학생들의 학급 활동에 영향을 줄 수 있고, 또 새로운 운동과 같은, 새로운 것을 만났을 때 겪는 학생들의 어려움에도 영향을 줄 수 있다. 필라테스 강사는 아래 사항을 할 수 있다:

- 아동들이 사회적 압박이나 친구의 압박을 다루는데 혹은 그들의 생리적 변화를 다루는데 도움을 줄 수 있다.
- 어려움을 극복하는 운동방법을 알려줌으로써 아동에게 자신감을 향상시키고 확신을 제공할 수 있다.

- 다른 사람의 동기 부여를 돕기 위해 학급 내의 아동들을 격려하고, 운동의 시범을 보일 수 있도록 그 아동을 격려할 수 있다. 그렇게 한 후, 그들은 그것이 어떻게 느껴지고, 쉬운 것이 무엇인지, 혹은 어려운 것이 무엇인지에 대해 토론을 할 수 있고, 만약 교정이 주어지면, 교정이 어떻게 도움되었는지에 대해서도 토론을 할 수 있다. 이런 접근은 그들의 형태와 기술을 향상 시키기 위해 긍정적으로 다른 사람에게 동기를 부여시킬 수 있고, 동시에 그들의 자가-인지(self-awareness) 능력을 강화시킬 수 있다.

티칭 전략 (Teaching Strategies)

다음은 *Physicla Activity Intervwntions in Children and Adolescents*(Word, Saunders & Pate, 2007)에서 제시된 몇 가지 티칭 방법이다. 이것은 아동과 청소년의 필라테스 티칭을 위해 수정되었다. 이들 방법은 성공적인 경험을 학생들에게 제공하기 위한 것이고, 자기효능감과 자존감을 향상시킨다.

모델링: 아동이 모방을 시도하는 운동의 시범을 제공한다.

목표설정: *특별하고(Specific)*, *측정할 수 있고(Measurable)*, *성취할 수 있고(Achievable)*, *현실적이고(Realistic)*, 그리고 *시간 표적(Time-targeted)*의 목표를 설정한다(SMART 목표). 중요한 것은 아동이 현실적이고, 그들의 기술에 알맞고, 그들의 기술이 향상됨에 따라 재평가 될 수 있는 목표를 설정해야 한다.

운동: 개념이나 기술을 발달시키고 파악할 수 있는 기회를 아동에게 제공하는 활동이다. 그리고 필리데스 강사는 피드백을 제공하고 학생의 진전을 모니터링할 필요가 있다.

형성화: 기술적이고 생생한 언어의 이용. 형성화는 가치 있는 도구이고, 필라테스를 아동과 청소년에게 티칭할 때 유용하다.

강화: 특정 행동의 가능성을 강화하고 증가시키는 것.

성취의 원리 (Principles of Achievement)

NASM(스포츠의학 학회)는 높은 성취를 가지고 있고, 또 생활양식의 변화에 성공한 개인의 특별한 특성을 우리에게 제공한다.

비전: 여러분이 원하는 것이 무엇인지를 파악하라. (Vision: Having a clear sense of what you want)

높은 성취자는 명확한 비전을 가지고 있고, 또 그들이 무엇을 달성할 것인지, 왜 그렇게 해야 하는지를 알고 있다. 연구에 따르면, 이들 개인들은 명확한 목표를 가지지 못한 사람들보다 더 나은 심리적 건강과 신체적 건강을 가지고 있었다(Kraus, 2002; Emmons, 1998). 중요한 것은 선생님으로서 우리는 가장 중요한 부분인 비전을 아동에게 인지시키는 것이다. 대개 아동과 청소년을 위한 비전은 상대적으로 단기적인 관점을 가질 것이다.

전략: 목표 성취를 위한 활동 단계를 결정하라. (Strategy: Determining action steps for the achievement of goals)

아동을 위한 가장 좋은 전략은 그들의 우선순위와 가치를 전략과 일치시키는 것이다. 이런 초점으로서의 전략은 수행과 자신감을 최대화할 것이다. 한편, 목표는 아동이 성취하고자 하는 것이고, 그들이 꼭 성취해야 할 것은 목표가 아니다.

자기-믿음: 자기 자신에 대한 믿음과 자기 능력에 대한 믿음 (Self-belief: Belief in oneself and one's ability to succeed)

자기 자신에 대한 믿음은 동기부여와 성취를 불러일으킨다. 학생이 작은 단계를 선택하여 작은 성취를 인지하도록 격려하는 것은 학생들의 목표가 달성될 수 있음을 보여주는 것이다. 사전 경험으로부터의 성공은 성취가 가능한 내적 감각을 조성한다.

지속력: 활동의 과정을 유지하는 능력 (Persistence: The ability to 'stay the course' in any activity)

새로운 움직임 기술을 티칭할 때 지속력을 강화하는 것은 목표를 달성하고, 성취를 경험할 수 있도록 학생들을 돕는 것이다. 지지, 칭찬 및 적절한 보상의 제공은 학생들에게 그들의 목표로 움직이도록 만들고, 또 동기부여를 유지하는데 도움을 준다.

자가-모니터링: 목표에 대한 진전을 평가하고, 적절한 조정을 만든다. (Self-monitoring: Assessing one's own progress toward goals and making relevant adjustments)

목표에 대한 그들의 진전을 평가하는 것은 조절, 능숙 및 자신감을 학생들에게 제공하는데 도움을 줄 것이다.

열린 학습 환경과 비판단적 학습 환경은 자가모니터링과 함께 성취를 촉진시킨다.

결론 (Conclusion)

학생의 웰빙은 아동과 청소년을 위한 긍정적 학습 경험의 필수 요소이다. 필라테스 강사와 학생의 상호작용은 자기효능감과 자존감을 지지해야 하고, 또 특정 목표 성취의 만족감을 경험할 수 있도록 도와야 한다.

티칭 전략과 성취 원리에 대한 인식은 아동과 청소년의 긍정적인 결과를 조성시키는 프로그램의 발달에 도움을 줄 수 있다.

다음 장(3장)은 아동기과 청소년기의 발달 단계에 대해 설명하고 있고, 또 필라테스의 교육학을 소개하기에 적합한 발달 단계로서 "매직 윈도우(9-13세)"를 확인한다.

참고문헌 (References)

Emmons RA, King LA., 1988. Conflict among personal strivings: immediate and long-term implications for psychological and physical well-being. *Journal of Personality and Social Psychology*. 54(6):1040-8

Ickes, D., 2006. Pilates for Children and Adolescents Workshop

Kraus, S.J., 2002. *Psychological Foundations of Success: A Harvard-Trained Scientist Separates the Science of Success From Self-Help Snake Oil*. San Francisco, Change Planet Press

National Academy of Sports Medicine, 2012. *Youth Exercise Specialist Manual*. Assessment Technologies Institute, LLC

National Prevention, Health Promotion and Public Health Council, 2010. Annual Status Report, July 1, [online] Available at: http://www.surgeongeneral.gov/initiatives/prevention/strategy/mental emotional-well being.pdf

Ward, D. S. et al., 2007. *Physical activity interventions in children and adolescents*. Champaign, IL:Human Kinetics

"여러분이 걷고, 놀이를 하고, 일을 할 때 실수 없이 반영될 유연성, 자연스런 품위와 기술을 여러분께 제공하기 위해 조절학이 설계된다" (Pilates, 1945).

3장(Chapter 3) 매직 윈도우(The Magic Window)

"매직 윈도우"라는 용어는 필라테스를 아동에게 소개하는 PMA의 초창기에서 나왔다. "아동과 청소년"을 5-18세의 연령으로 정의하고 있지만, PMA는 특정 발달 단계를 반영할 때, 이들 범위 내에서 연령대를 살펴보기 시작했다. PMA의 목표는 필라테스 훈련의 신경근육적 특성에 잘 반응하는 연령대를 확인하는 것이었다. 운동 학습, 인지 발달 및 습관 형성등에 대한 연구를 재조명했을 때, 운동에 참여한 여러 연령대 중 하나의 연령대가 정신과 신체의 통합에 있어서, 가장 긍정적인 장기적 성과를 가지고 있었다. 이런 9-13세의 연령대를 "매직 윈도우"라고 명명했다.

PMA는 아동의 필라테스에 관심이 있는 필라테스 교육자를 위한 출발점으로 이 연령대를 목표로 설정하였다. 이들 연령대가 참여에 선택되었는데, 그 이유는 그들의 운동 발달과 인지 발달의 수준이 구조화 된 운동 프로그램의 참여에 가장 적절한 것으로 고려되었기 때문이다. (1) 신체 활동과 관련된 긍정적 결과를 보여주는 데이터를 설정했던 연구와 (2) 신체 활동 수준과 미래의 건강 상태 사이의 상관관계를 보여줬던 연구에서 연령대를 선택한다는 것은, 필라테스 프로그램의 연구 결과와 신체 및 인지의 발달에 대한 연구의 결과를 더 많이 비교할 수 있게 만들었다.

정신-신체의 통합 (Mind-body Integration)

매직 윈도우 기간 동안에, 아동과 청소년을 위한 장기적 장점을 가지는 정신-신체 통합 운동을 강조하기 위해 최선의 노력을 다하고 있다. 필라테스의 주요 특징인 정신-신체의 통합은 단일체로서 효율적이고 효능적으로 신체를 사용할 수 있도록 집중, 협응 및 정신적 자각을 필요로 한다. 이들 통합이 모든 연령대와 발달 단계에 적용될 수 있지만, 그것은 초기 아동기, 중기 아동기 및 청소년기 동안 다르게 나타난다. 이들 성장 단계 동안에 일어나는 발달 변화의 자각은 학급의 준비와 구성에 귀중한 자료가 된다.

초기 아동기(2-6세) [Early Childhood (Ages 2-6)]

초기 아동기 활동은 자발적 신체 표현과 놀이의 특징을 가진다. 이 시기에는 신체와 정신 사이의 인지된 구분이 없고, 신체와 정신이 하나의 단일체로 작용한다(Reilly, 1974). 초기 아동기의 아동들은 자기 스스로 결정을 내릴 수 있고 또 독립적이기 때문에, 이 시기 동안에 아동의 심리사회적 발달이 자동적으로 우선시 될 필요가 있다. Erik Erikson의 심리사회적 발달 단계에 따르면(http://pschology.about.com/liberary/bl_pschosocial_summary_htm), 아동은 신체 기술에 대한 통제 감각과 독립 감각을 발달시킬 필요가 있다. 성공은 자율 감정을 이끌어낸다. 이 시기 동안, 아동은 간단한 규칙을 따를 수 있고, 행동과 감정 사이의 관계를 이해할 수 있다(Solomon과 O'Brien, 2011).

중기 아동기(7-11세)와 초기 청소년기(12-14세) [Middle Childhood (Ages 7-11) and Early Adolescence (Ages 12-14)]

중기 아동기로 넘어가면, 아동들은 보다 구조적이고 조직적인 놀이를 시작할 수 있고, 균형과 협응의 기능이 보다 발달한다. 이 시기의 아동은 추론적인 생각을 시작할 수 있다. 예를 들어, 이 시기의 아동들은 활동을 실제로 수행하지 않고도, 그 활동의 결과를 상상할 수 있다.

중기 아동기는 아동이 신체적, 정서적으로 큰 변화를 경험하는 시기이고(Conger과 Galambos, 1997), 뿐만 아니라, 새로운 사회적 요구와 학술적 요구를 접하게 된다. 성공은 능숙함을 이끌어낸다. 이 시기의 아동들은 다른 사람을 기쁘게 해 주고 싶어 하고, 규칙을 자신에게 적용함으로써 그 규칙을 자기 것으로 만들기 시작한다. 또 행동의 기준을 설정하여 자신의 행동을 판단하기 시작한다.

발달심리학자는 중기 아동기의 아동에게서 아래와 같은 특징을 확인할 수 있다:

- 보다 덜 자기 중심적으로 된다.
- 자기 자신과 다른 생각이나 관점을 인지할 수 있다.
- 사물을 비교할 때 차이점과 유사점을 확인할 수 있다.
- 결론에 도달하기 위해, 간단한 논리적 사고를 이용할 수 있다.
- 주어진 상황의 여러 측면을 고려할 수 있다.
- 사물이나 조각을 전체의 일부로서 인지할 수 있다(Santrock, 2008)

청소년기(12-18세) [Adolescence (Ages 12-18)]

청소년은 자신의 감정을 표출하는 경향이 있다. 예를 들어, 자신을 괴롭히거나 걱정하는 것이 다른 사람에 대해 동일한 효과를 가진다고 생각한다. 이런 경향은 자의식(self-consciousness)과 자기중심(egocentrism)을 초래할 수 있다. 이들 연령대의 청소년을 티칭할 때 긍정적인 언어 사용은 그들의 발달을 지지해 주는 수단으로서 매우 중요하다.

Erikson은 이 발달 단계를 청소년이 자신의 정체성을 정립하기 위해 노력하고 있는 단계로 설명했다. 청소년을 위한 주요 발달은 미래의 기대와 과거의 경험을 통해 만족스럽고 일관성 있는 정체성으로 발달시키는 것이다. 청소년은 자신이 누구인지 그리고 자신이 원하는 사람이 누구인지를 근거로 자신을 이해하기 시작한다.

그들의 신체와 정신이 조화롭게 작용할 수 있는 자각은 스트레스를 관리하고 성인의 삶에서 나타날 수 있는 난관을 직면할 수 있는 토대를 형성한다. 만약 청소년이 이런 정신-신체의 조화를 배우고 경험했다면, 그들은 신중하고, 현실적이고 의식적인 사람으로 성장할 수 있다.

자연스런 운동 (Natural Exercises)

Joseph Pilates는 학생들에게 좋은 습관만 형성하는데 집중하도록 하고, 정신 집중이 필요 없는 표재적인 역학적 운동을 피하도록 권고했는데, 그 이유는 그런 역학적 운동이 성인의 생활에서 좋지 못한 개념과 결론을 일으킬 수 있기 때문이다(Pilates, 1934). 적절한 건강을 촉진하기 위해, Pilates는 학생들에게 올바른 호흡 방법을 배우고, 신체의 올바른 자세를 이해하고, "자연스런 운동(기능적 움직임)"을 수행하도록 권장했다. Pilates는 자연스런 운동을 걷기, 달리기, 점프하기, 재주넘기, 등산하기, 레슬링하기 등과 같이, 아동을 정상적으로 발달시키려고 하는 엄마의 본능에 의해 계산된 운동으로서 정의했다. 그는 산업화 세계 속에 살고 있는 아동을 인공 환경에서 살고 있는 것으로 간주했고, 또 좋은 습관이 무의식적인 일상 행동에서 나타날 수 있도록 그들의 신체를 의식적으로 조절하려면, "정신-신체의 통합을 위한 특별한 훈련 과정"이 필요로 한다고 믿었다.

필라테스는 롤-백(Rolling Back, 혹은 가끔 "Rolling Like a Ball"로 불림)이나 "더 실(The Seal)"과 같은 자연스런 운동의 수행을 제공하며, 신체 자각과 움직임을 통합시켜 즐거운 활동을 할 수 있도록 만든다.

저항운동에 대한 적응 (Adaptations to Resistance Training)

저항훈련은 힘을 발휘하거나 그 힘에 저항하는 환자의 능력을 증가시키는 점진적인 운동 방법으로 정의되며, 다양한 훈련 방법을 통해 근육을 과부하시킨다(Faigenbaum, 1998; Boyce, 2006).

매직 윈도우 동안, 신체는 신경학적 기전(운동단위의 동원 증가)과 생화학적 기전(근육 비대)을 통해, 저항 훈련에 적용한다. 근력 획득은 근조직의 크기 변화보다는 신경성 적응으로부터 우세하게 일어난다. 이것 뒤에 숨어 있는 이론은 호르몬의 증가가 신체 내의 신경회로를 활성화한다는 것이다(Romeo, 2003). 매직 윈도우 이전에는, 신경 기전과 운동 기술이 완전히 발달하지 못한다. 결과적으로, 균형, 협응 및 전신 움직임이 영향을 받을 수 있다. 매직 윈도우는 일상 활동, 스포츠 및 운동을 위한 움직임 능력을 강화하기 위해 정신-신체 연결의 자각을 이용할 수 있는 이상적인 시기이다.

사춘기 이후, 근육비대(근육 크기의 증가)는 테스토스테론 수준의 변화 때문에 일어난다(Rowland, 2005). 그림 3.1은 신경 발달이 출생에서부터 12세까지 빠르게 증가하는 것을 보여주고 있다. 그리고 신경은 8-12세 사이에서 성숙에 도달하는데, 이것은 9-13세까지의 매직 윈도우와 대략 상관관계를 보인다. 뼈대 성장은 점진적으로 일어나며, 8-16세 사이에서 뚜렷하게 증가한다. 그리고 근육의 발달은 14-20세가 되기 전까지는 거의 일정하고 매우 느리게 발달한다(Anderson과 Twist, 2005).

매직 윈도우는 8-12세 사이의 아동에서 파란색으로 강조되어 있으며, 이 시기에는 신경이 거의 성숙 단계에 도달하지만, 뚜렷한 생리적 변화는 여전히 일어나고 있다.

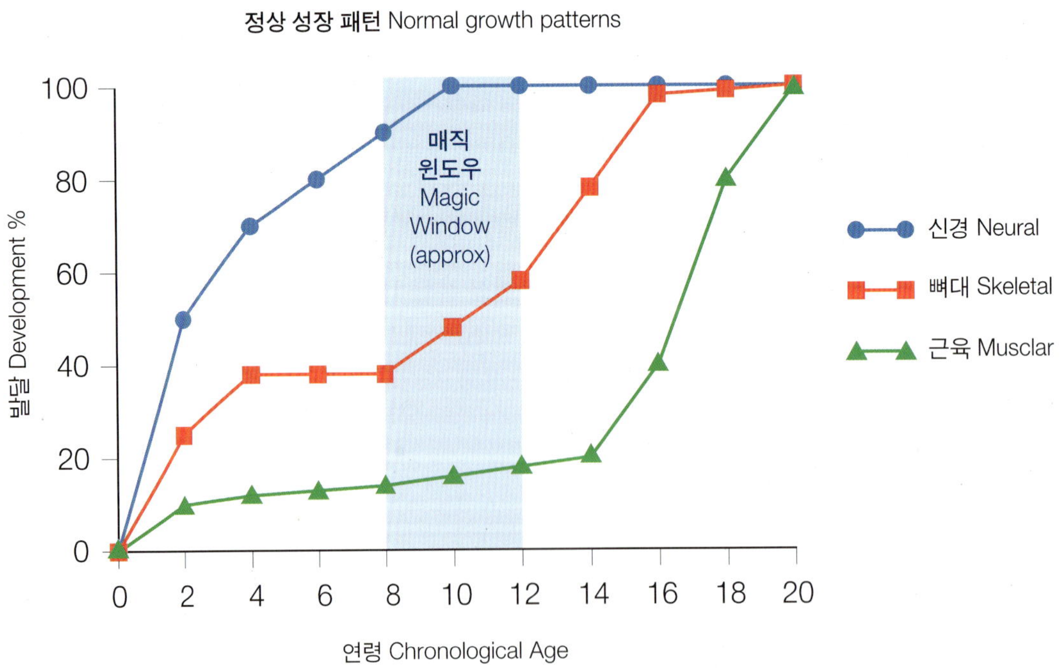

그림 3.1 Anderson과 Twist, 2005에 제시한 아동의 훈련가능성으로 나온 그래프 데이터.

장기 결과 (Long-term Outcomes)

잘 적용된 신체 운동은 아동의 신체와 정신을 발달시키고, 자가인지에 긍정적으로 영향을 준다. 매직 윈도우 단계의 아동에게 필라테스를 티칭하는 것은 장기적인 건강과 성취를 촉진하기 위한 커다란 약속이다. 이 시기에 있어서, 좋은 움직임 교육과 신체 자각의 제공은 사춘기로 가는 중요한 기술을 조성한다.

결론 (Conclusion)

매직 윈도우(9-13세)는 아동에게 필라테스를 소개할 수 있는 이상적인 시기로 확인되었다. 아동에게 필라테스를 티칭하기 위해서는, 초기 아동기, 중기 아동기 및 청소년기에서 아동이 겪게 되는 발달 변화를 아는 것이 유용하다. 매직 윈도우 시기의 아동은 거의 완전한 신경계 성숙에 도달했기 때문에, 이 연령대는 움직임 능력이 완성되는 발달 단계이다. 그리고 긍정적 습관이 성인기로 전달될 수 있다. 이 시기 때, 아동의 운동 능력과 인지 능력은 필라테스 운동을 따라할 만큼 성숙해지고, 또 전신 건강을 지지함에 있어 그것들의 중요성을 알 수 있을 것이다.

4장은 필라테스 프로그램을 제시함에 있어, 필라테스 강사의 생각과 전략을 지지하는 고려사항은 물론, 기본적인 필라테스 티칭을 다룰 것이다.

참고문헌 (References)

Anderson, G. S., Twist, P., 2005. Trainability of children. *IDEA Fitness Journal*, March

Boyce, P., 2006. *Orthopaedic Physical Therapy Secrets,* 2nd ed. St Louis: Mosby

Conger J. J., Galambos N. L., 1997. *Adolescence and youth: psychological development in a changing world.* 5th ed. New York: Longman

Erikson, Erik H., 1959. *Identity and the Life Cycle.* New York: International Universities Press

Erikson, Erik H., 1968. *Identity, Youth and Crisis.* New York: Norton

Faigenbaum, A.D., Bradley D.F., 1998. Strength training for the young athlete. *Orthopedic Physical Therapy Clin N Am.* 7, 67-90.

Pilates, J. H., 1934. *Your Health.* Reprinted in: A Pilates' primer: The millennium edition. Incline Village, NV: Presentation Dynamics Inc.

Reilly, M., 1974. *Play as exploratory learning.* London: Sage Publications

Romeo, R.D., 2003. Puberty: a period of both organizational and activational effects of steroid hormones on neurobehavioural development. *Journal of Neuroendocrinology.* 15(12):1185-92. Laboratory of Neuroendocrinology, Rockefeller University

Rowland, T. W., 2005. *Children's exercise physiology.* Champaign, IL: Human Kinetics

Santrock, J.W., 2008. *Life-Span Development,* 12th ed. New York: McGraw-Hill Humanities

Solomon, J., O'Brien, J., 2011. *Pediatric Skills for Occupational Therapy Assistants,* 3rd ed. St Louis: Mosby

"조절학은 신체를 균등하게 발달시키고, 나쁜 자세를 교정하고, 신체 활력을 회복하고, 정신을 북돋우고, 정신을 함양한다." (Pilates, 1945).

4장(Chapter 4) 티칭 실습과 고려사항

(Teaching Practice and Considerations)

본 장은 실제적인 사안과 교육적 전략을 소개하고, 필라테스 강사의 생각과 계획을 알려준다. 이들 주제에 대한 철저한 고려사항을 통해 필라테스 강사는 아동과 청소년의 티칭에 대한 통찰력과 폭넓은 관점을 갖게 되고, 또 아동을 교육시킬 수 있는 능력도 갖게 된다.

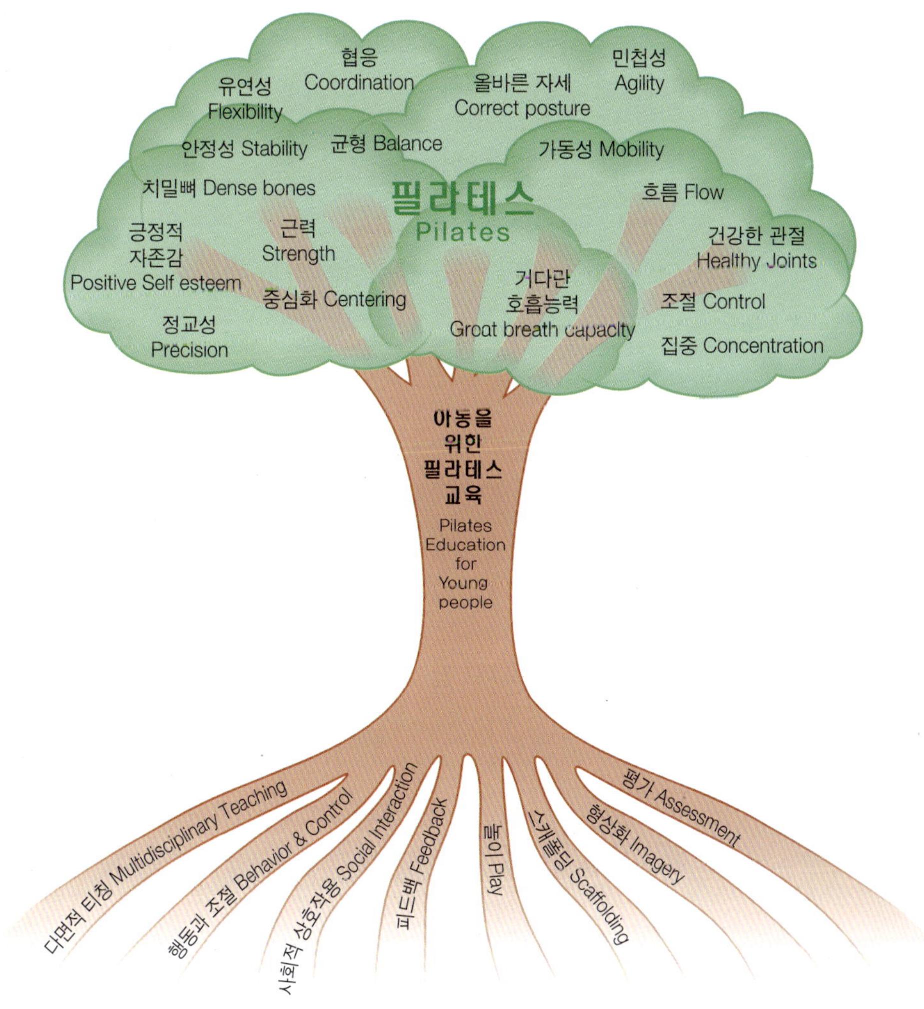

학습자에게 접근하기 (Approaching Your Learners)

학습자로서의 아동 (Young People as Learners)

아동과 청소년에게 필라테스를 가르친다는 것은 필라테스 운동의 지식 보다 더 많은 것이 필요하다. 특정 연령대에게 필라테스를 성공적으로 가르치기 위해서는, 필라테스 강사는 교육해야 할 필라테스의 내용과 그 내용을 어떻게 가르쳐야 할지에 대한 내용을 효율적으로 결정해야 한다. 중요한 것은 아동과 청소년이 성인이 아님을 기억하는 것이다. 그들의 과거 경험은 인지적으로나 생리적으로 성인의 경험과 달라서, 다른 학습 경험을 가질 것이다.

예 (Example):
성인의 경우에서 볼 때, 좌식 생활(과거에 운동 경험이 없는)을 해 왔던 클라이언트 보다 활동적인 생활(과거에 운동 경험이 많은)을 해 왔던 클라이언트가 일반적으로 필라테스 운동을 더 잘 수행할 수 있을 것이다. 클라이언트의 과거와 현재의 경험이 클라이언트들 마다 달라서, 그들의 학습 경험도 다를 것이다. 경험의 이런 불일치는 아동과 청소년 사이의 차이점과 유사하다.

> *"어린 아동의 선생님은 아동의 신체 성장 제한, 운동학습의 능력 부족, 그리고 스킬 습득에 대한 미성숙한 지각과 인지의 능력이 있는지를 알아야 하고, 또 외적 가이드, 지시사항과 평가를 제공하면서, 아동이 움직이고 탐구하는 경험을 즐기도록 허용해야 한다."*
> *(Kimmerle과 Cote-Laurence, 2003). 3장의 매직 윈도우에 있는 "정신-신체 통합" 단락을 참고하기 바란다.*

아동과 청소년의 신체와 뇌는 빠르게 성장하고 발달한다. 그들의 지각, 고유수용성 감각 및 인지가 진화하고 있다. 필라테스 강사는 운동 내용을 재미있고 창조적이고 적절하게 발달적인 방법으로 아동이나 청소년에게 전달해야 한다. 그렇게 수행할 때, 필라테스 강사는 아동들이 성취할 수 있을 것 같은 학습 목적에 대한 명확한 의도를 가지고 있어야 한다.

움직임에 대한 학생의 관심 – 스펙트럼 (Students' Involvement with Movement – A Spectrum)

아동과 청소년을 티칭하는 필라테스 강사들은 대개 운동에 대한 관심이 낮거나 중등도 수준의 아동들을 가르치는 경우도 있다. 예를 들어, 그런 학생들은 지적 추구와 학술적 추구에 강한 흥미를 가지고 있지만, 스포츠나 댄스와 같은, 신체 스킬을 요하는 활동에는 덜 흥미를 느끼지 못한다. 움직임과의 연대 부족은 기회의 부족을 반영하는 것일 수도 있다. 어떤 경우에서는 필라테스 강사들도 스포츠나 댄스, 체조에서 높은 수준의 운동 스킬을 원하는 아동이나 청소년을 만날 수도 있다. 결과적으로, 티칭의 초점은 아동과 청소년의 운동 능력이 다양할 수 있음을 고려하여, 그들에게 맞은 운동을 적용해야 한다. 필라테스 강사는 "과정(process)", "결과물(product)", 혹은 "복합(과정+결과물)"에 초점을 맞춰 학급을 배정할 필요가 있다.

"과정"(경험과 발달)에 초점을 맞추라 [Focus on "process" (experience and development)]
움직임 활동에 관심이 중등도보다 낮은 학생들을 위해, 필라테스 강사는 신체 자각, 정신-신체 통합, 그리고 호흡 운동(이완, 초점 및 집중을 하는) 등의 필라테스 운동 경험을 학생들에게 제공하는데 초점을 맞춘다. 필라테스 운동으로 인한 근력, 균형 및 유연성의 전반적인 향상은 운동에 관심이 적은 아동들에게 확실히 유익할 것이다. 그런 아동들은 필라테스에서 배웠던 운동을 일상의 활동에 어떻게 적용할 것인지를 고려할 수 있을 것이다.

"결과물"(기술과 수행)에 초점을 맞추라 [Focus on "product" (skill and execution)]
체조, 아이스케이팅 혹은 발레 등과 같은 높은 운동 능력을 가진 학생을 위해, 필라테스 강사는 위에서 언급된 "과정"에 덧붙여 "결과물"에 초점을 맞춘다: 즉, 이들 아동들이 필라테스 운동을 얼마나 잘 수행할 수 있는지에 초점을 맞춘다. 이들 학생들은 필라테스 운동을 이용하여 스포츠나 댄스 활동에 요구되는 정교하고 세련된 신체 능력을 매우 높은 수준(pre-professional level)으로 발달시킬 수 있다.

"복합(과정과 결과물)"에 초점을 맞추라 (Combining focuses on "process" and "product")
필라테스 학급의 구성에 따라, 필라테스 강사들은 "과정"이나 "결과물" 쪽으로 활동의 초점을 맞출 수 있다. 궁극적으로 그들은 협력하여 신행한다.

필라테스 강사들은 학생들의 그룹 형성을 고려해야 하고, 가장 적절하고 도움을 줄 수 있는 티칭 방향을 결정해야 한다.

[위의 분석은 Jacqueline Smith Autard's discussion(The Art of Dance Education, 1994)에서 출처된 것이다].

여러분의 학습자를 알자 (Know Your Learner)

사람들은 다양한 방법으로 정보를 배우고 처리한다. Fleming과 Mills의 VARK 모델에 따르면, 학습 정보에 이용되는 주요 감각 모달리티는 다음과 같다: 시각(Visual), 청각(Aural), 읽기/쓰기

(Read/Write) 및 근운동감각(Kinesthetic). 사람의 삶은 다양한 모형으로 이루어져 있으며, 이들 모달리티들은 중첩되기도 한다. 일반적으로 학생들은 시각적 학습(정보를 눈으로 확인하는 학습), 청각적 학습(듣고 말하기를 통한 학습), 읽기/쓰기 학습(단어를 나열된 정보를 선호함) 혹은 근운동감각 학습(개인의 경험이나 연습을 통한 학습)을 한다.

필라테스 강사들은 학생들의 학습 스타일을 평가하여, 그들의 티칭 방법이 학생들에게 최상의 방법이 되도록 적용시켜야 한다. 필라테스 강사들은 시각적 학습을 선호하는 학생을 위해 운동을 시범해 보이거나 피드백을 위해 거울을 사용하기도 하고, 청각적 학습을 선호하는 학생을 위해 리듬을 통한 묘사적 실마리를 제공하기도 하고, 근운동감각 학습을 선호하는 학생을 위해 자세를 조절해 주기도 한다. 근운동감각 학습을 선호하는 아동과 청소년을 대상으로 필라테스를 가르칠 때, 필라테스 강사들은 티칭 환경의 정책 때문에, 학생들과의 접촉이 허용되지 않는 환경이 존재할 수 있음을 기억해야 한다. 이들 조건에서, 근운동감각 학습을 선호하는 학생에게 피드백을 제공할 때 필라테스 강사들은 독창성을 발휘해야 된다.

예(Example): ***헌드레드*** *(The Hundred)*

(프로프로서 벽을 이용한다)

필라테스 강사는 학생에게 벽으로부터 양 발을 1인치 정도 떨어지게 만들고, 그 다리를 일정 높이(지면으로부터 12인치의 높이)로 유지하도록 주문한다. 학생의 다리가 12인치 밑으로 떨어지면, 그의 양 발이 벽에 닿게 되어서, 학생은 자신의 다리가 제대로 유지되지 못함을 알게 될 것이다.

예(Example): ***원 렉 킥*** *(The One Leg Kick)*

(학생은 피드백을 위해 자신의 터치를 이용한다)

학생이 운동을 수행하는 동안 골반 안정성을 제대로 유지하고 있는지를 알게 하는 방법으로써, 필라테스 강사는 그 학생에게 각각의 손을 양쪽 엉덩뼈 밑(ASIS)에 배치하도록 하고, 다리를 교대로 찰 때 골반의 돌림이 일어나는지를 느끼도록 주문한다.

티칭 절차 (Teaching Procedures)

강의실 환경과 장비 (Classroom Environment and Equipment)

필라테스, 발레 혹은 운동 등의 스튜디오에서부터 교육 시설에 이르기 까지 다양한 환경에서 필라테스를 교육할 수 있다. 학교에서 교육하는 필라테스 강사들은 교실, 체육관, 운동장, 기타 장소 등에서 필라테스를 가르친다. 이런 경우, 필라테스 강사들은 학교 시설이 제공하는 제한점이 무엇인지를 고려해야 하고, 또 필라테스를 위한 적절한 학습 환경을 만들기 위해 그 시설에서 이용될 수 있거나 변화될 수 있는 것이 무엇인지를 고려해야 한다.

강의실 세팅하기 (Setup)

교육을 시작하기 전에, 필라테스 강의실은 모든 장비와 프로프(prop)를 갖추고, 미리 세팅되어 있어야 한다. 강의실을 세팅함에 있어, 특정 학생들을 도우미로 두는 것도 좋은 방법이다. 만약 그렇다면, 필라테스 강사는 모든 학생들에게 기회를 주기 위해, 학생들을 교대로 도우미로 둘 수 있다.

매트의 위치를 설정할 때, 필라테스 강사는 레슨이 수행되는 방법에 맞게 다양한 방법으로 매트의 위치를 배열할 수 있다. 예를 들어, 매트는 행렬의 형태, 지그재그 형태, 거울 형태, 혹은 원형의 형태로 배열될 수 있다. 매트의 두께는 척추와 무릎을 보호할 수 있도록 최소 3/4 인치는 되어야 한다. 매트를 이용할 수 없거나 예산이 부족하다면, 필라테스 강사는 매트 제조사나 필라테스 협회의 도움으로 매트를 이용할 수도 있다. 타월이나 카펫을 매트 대신에 이용할 수도 있지만, 그것들의 두께도 최소 3/4 인치는 되어야 한다. 타월이나 카펫을 사용할 때는, 적절한 두께로 만들기 위해, 그들을 접거나 여러 장을 겹쳐 사용할 수 있다.

거울을 이용할 수 있다면, 필라테스 강사는 도구로써 거울을 사용할 것인지를 고려해야 한다. 필라테스 강사는 운동 수행에 대한 피드백으로서 학생들이 거울을 제대로 이용하고 있는지를 평가해야 하고, 또 거울이 주의를 산만하게 만드는지를 평가해야 한다. 후자의 경우라면, 학생들은 거울을 등지고 교육을 받아야 한다.

아동과 청소년을 티칭할 때, 간단한 프로프도 여러 가지 운동에 도움을 줄 수 있다. 프로프를 이용할 수 없다면, 필라테스 강사는 값이 싼 프로프를 제공하거나 자신만의 프로프를 만들 수도 있다.

값이 싼 프로프의 예 (Examples of inexpensive props):

- 핀휠(pinwheel): 필라테스 호흡운동을 위해
- 큰 고무밴드: 필라테스 발가락 운동장치로서 사용됨.

교실 관리 (Classroom Management)

강사와 학생의 비율 (Ratio of adults to students)

운동을 계획할 때, 필라테스 강사는 학생을 몇 명으로 한정할 것인지, 그리고 보조강사가 더 필요한지도 결정해야 한다. 일반적으로 보조강사 1명에 학생을 최대로 10명까지 배당하는 것을 권장한다. 학급의 크기가 작다면, 교실에 다른 1 명을 더 배당하는 것을 권장한다. 이런 보조강사의 배당은 교실 관리와 응급상황 시에 도움을 줄 것이고, 필라테스 강의에도 도움을 줄 것이다. 보조강사는 교실에서 일어날 수 있는 일과 일어나지 않는 일도 고려해야 한다. 보조강사로서 일할 수 있는 사람은 전문 필라테스 강사, 강사를 도와주는 사람 혹은 부모님 등이다.

교실의 입장과 퇴장(Entering and leaving the classroom)

필라테스 강사는 교실 안팎에서 학생들에게 해 줄 수 있는 안전하고 효율적인 방법을 설정할 필요가 있다. 질서와 안전을 유지하기 위해, 모든 학생들을 한꺼번에 교실로 들어가게 하거나 나오게 하는 것은 좋지 않다. 입장과 퇴장의 전략도 계획해야 한다. 필라테스 강사는 한꺼번에 학생들을 교실로 입장시킬 것인지, 한 줄로 서서 입장시킬 것인지, 아니면 소규모 단위로 입장시킬 것인지를 고려해야 한다. 후자의 경우는 생년월일을 기준으로 입장시킬 수 있고, 또 성명의 첫 글자를 따라 입장시킬 수 있다.

또 필라테스 강사는 학생들을 선 자세로 운동을 시작할 것인지, 아니면 앉은 자세로 운동을 시작할 지를 결정해야 한다. 초기 아동기와 매직 윈도우의 아동을 대상으로 필라테스를 가르칠 때는, 불필요한 움직임을 막기 위해 앉은 자세에서 운동을 시작하는 것을 권장한다.

집중 훈련(Focus Exercise)

학생의 집중에 도움을 주는 집중 훈련은 필라테스 수업을 시작할 때, 실시하는 것이 좋다. 집중 훈련의 좋은 예는 "공을 패싱하는 것(Passing the Imaginary Ball)"이다. 이 훈련은 학생들을 원형으로 배열한 후, 순서를 정하지 않고 무작위로 다른 사람에게 공을 패싱하는 방법이다(초기 아동기나 매직 윈도우기의 아동에게는 앉은 자세에서 이런 훈련을 먼저 실시하도록 권장한다).
필라테스 강사는 창의적인 방법으로 가상의 공을 학생에게 패싱하고, 그 학생은 또 다른 학생에게 공을 패싱한다 (예를 들어, 매우 무거운 공인 것처럼 패싱하거나, 공을 저글링하면서 패싱하거나, 공이 뜨거운 감자라고 생각하면서 패싱한다). 필라테스 강사는 그 공이 자신에게 다시 오기 전까지 어떤 학생에서 다른 학생으로 창의적으로 방법으로 패싱되도록 지도한다. 공이 패싱되고 있는 동안, 필라테스 강사는 마치 스포츠 아나운서처럼, 공이 움직이는 모든 동작을 묘사한다(Clara가 한 손에서 팔을 따라 어깨쪽으로 천천히 공을 굴리고 있습니다. 그 공은 빠르게 다른 팔로 넘어가고 있습니다).

이런 집중 훈련은 훈련 내내 학생들로 하여금 공에 집중하도록 만들면서, 학생들의 창의성을 개발하고, 신체의 해부학적 표식점을 정의하고, 움직임을 설정하는데 유용한다. 집중 훈련을 시작하기 전에, 필라테스 강사는 학생의 상상력을 유발시키기 위해, 공이 어떻게 패싱되는지에 대한 몇 가지를 시범으로 보여주는 것도 도움이 된다.

호흡 자각 운동도 학생들의 초점과 집중을 발달시키는데 많은 도움이 될 수 있다.

레슨을 계획하기 (Planning the Lesson)

필라테스 강사는 각 레슨(수업)이 끝날 때나 혹은 전체 레슨이 끝날 때 달성될 수 있는 명확한 목표와 함께, 보다 나은 레슨을 계획하고 구조화하는 것이 중요하다. 아래는 개별 학급의 구성요소 목록이다.

- 교실로 들어가기
- 집중 훈련
- 준비 운동
- 레슨
- 마무리 운동
- 교실에서 나가기

(레슨 계획에 대한 더 많은 정보를 얻으려면, *학교 커리큐럼*을 다룬 10장을 참고한다.)

티칭 실습 (Teaching Practice)

본 단락은 교실 업무 자체에 대한 중요한 전략과 고려사항을 다루고 있다.
이들 주제는 과거에 아동을 가르쳐 본 적이 없는 필라테스 강사에게 도움이 될 수 있다.

형상화 (Imagery)

여기에서 거론되는 것처럼, 형상화(imagery)는 정신적 그림이나 이미지이다. 티칭 도구로써, 형상화는 물체, 행동 혹은 생각을 표현하기 위해 생생한 언어나 비유적인 언어의 사용을 포함하고 있다. "이미지는 움직임을 적절하게 준비하고, 시작하고, 실행하는데 도움을 주는 티칭 실마리이다. 형상화는 동작의 효율성과 신체 과세를 쉽게 달성하기 위한 정신적 그림의 사용이다"(Barnett, 2010).

예 (Example): ***스파인 스트레치*** *(The Spine Stretch)*
학생들에게 그들의 척추를 한 번에 하나씩 감아 올리도록 했을 때(roll up), 필라테스 강사는 다음과 같이 말할 수 있다: "진주 목걸이를 꿰고 있다고 생각해 보라. 여러분이 여러분의 척추를 말아올릴 때처럼, 하나의 진주를 다른 진주 위에 꿴다." 어린 아동을 위해, 필라테스 강사는 하나의 블록을 다른 블록 위에 쌓고 있는 상상을 하도록 주문할 수도 있다.

"이미지는 클라이언트의 이미지 표현 형식에 어울려야 한다. 그렇게 되면, 클라이언트는 그 이미지를 연관시킬 수 있고, 의미를 추론할 수 있다."(Isacowitz, 2006)

아동을 티칭할 때는, 생생하고 파악하기 쉬운 이미지를 선택하고, 그 이미지를 실증해 보이는 것이 아동의 레슨에 도움을 준다. 효율적인 형상화를 이용하기 위해서는, 명확하고 묘사적이고 신중한 단어를 선택하는 것이 중요하고, 또 선택된 단어와 이미지를 테마 안에 엮는 것이 중요하다.

예(Example): ***스네이크 레슨****(Snake Lesson)*

(학교 커리큐럼을 다룬 10장의 "샘플 레슨 계획"을 참고하기 바란다)

필라테스 강사는 나무로 만든 장난감 뱀을 보여주고, 학생들에게 뱀이 어떻게 움직이고 어떤 소리를 내는지를 표현하는 단어를 제시하도록 주문한다. 그리고 그 단어들이 내포하고 있는 뱀의 움직임을 학생들의 신체로 표현하도록 하고, 움직임 표현 형식을 만들도록 주문한다. 뱀의 소리와 움직임을 레슨의 다양한 구성 안에 넣어서 뱀을 흉내낸다.

- 입문 전략 – 학생들은 하나의 파일 라인을 만들어, 뱀이 미끄러지듯이 그 라인을 교실 안으로 배당한다.
- 준비운동(뱀 호흡) – 들숨과 날숨으로 하고, 날숨 때 "스~"와 같은 긴 치찰음을 낸다.
- 필라테스 동안, "감기", "파도치기", "잔물결"과 같은 단어와 이미지의 사용.
- 마무리 운동 – 신체의 여러 해부학적 표식점을 움질움질 움직여, 뱀의 꿈틀거림을 모방한다.

스캐폴딩 (Scaffolding)

"스캐폴딩"은 필라테스 강사가 개념과 스킬을 학생에게 소개할 때, 특별한 지지를 제공하거나 학습에 도움을 주는 학습 과정의 용어이다. 학생이 새로운 재료를 소화함에 따라, 그런 지지들은 점진적으로 필요 없게 된다. 티칭 때 스캐폴딩 개념의 비유로서, 새로운 건물의 구축 시 이용되는 스캐폴딩의 개념을 이용한다. 건물을 구축할 때, 건축 과정 동안 스캐폴딩이 사람과 재료를 위한 지지로서 이용된다.

필라테스를 가르칠 때, 스캐폴딩의 좋은 예는 운동을 재해석하는 것이다. 학생들이 운동을 실행하는데 어려움을 갖는다면, 필라테스 강사는 전체 운동을 분해하여, 각각의 개별 스킬을 학생들이 완전히 익힐 수 있도록 만든다. 나중에, 이들 스킬을 다시 결합시킴으로써, 학생들은 원래 전체 운동을 성공적으로 수행할 수 있을 것이다.

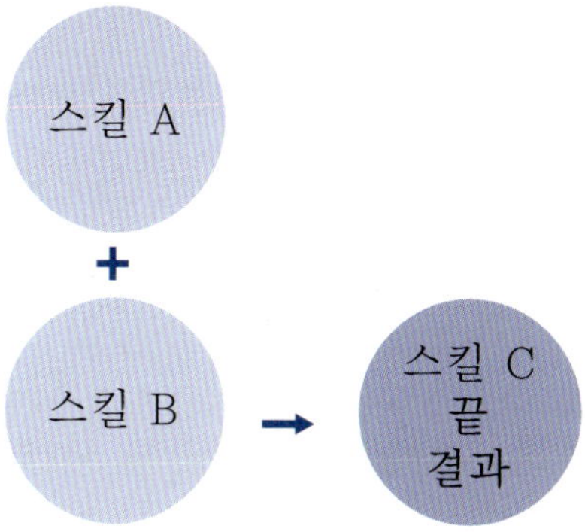

예(Example): ***원 레그 스트레치*** *(The One Leg Stretch)*
A. 학생들은 팔의 동작을 배우고 완전히 숙달시킨다.
B. 학생들은 다리의 동작을 배우고 완전히 숙달시킨다.
C. 학생들은 팔의 동작과 다리의 동작을 결합시킨다.

프로프 (Props)

필라테스에서 프로프의 사용은 스캐폴딩의 다른 예이다.
프로프는 운동이나 개념에 도움을 주기 위해 사용되고, 학생에게 피드백을 제공할 수 있다.

예 1(Example 1): ***롤-업*** *(The Roll-Up)*
티월이나 매드를 프로포로 이용하라. 학생이 롤링-업에 두려움을 가지고 있다면, 필라테스 강사는 움직임에 도움을 주기 위해 타월이나 매트의 사용을 제시할 수 있다. 학생은 타월이나 매트 위에 누운 후, 몸을 뒤로 젖히고 타월이나 매트의 모서리 끝을 잡는다. 그리고, 롤링-업을 돕기 위해 타월이나 매트의 끝을 당긴다.

예 2(Example 2): ***롤링 백*** *(Rolling Back)*
공을 프로프로 사용하라. 학생은 공을 몸통과 다리 사이에 배치하고, 상체와 하체로 공을 압박한다. 학생들이 앞뒤로 구르기를 때,

예 3(Example 3): ***헌드레드, 원 레그 스트레치, 혹은 더블 레그 스트레치*** *(The Hundred, The One Leg Stretch, or The Double Leg Stretch)*
공이나 고무오리(rubber ducky)를 사용하라. 학생은 이들 운동을 수행하는 동안, 배꼽 위에 공이나 고무오리를 올려놓고 배가로근을 수축하여 배꼽 위에 공이나 고무오리를 유지시킨다.

학생이 적절하게 이들 근육을 수축하지 못하면, 공이 굴러 떨어지거나 고무오리가 떠오를 것이다.

필라테스의 예산으로 위에 기술된 프로프를 살 수 없으면, 교실에 있던 기존 물건을 스캐폴딩으로 이용할 수 있다.

예 4(Example 4)**: *헌드레드 혹은 티저*** *(The Hundred or The Teaser)*

움직임을 돕기 위해 벽을 사용하라.

학생은 헌드레드와 티저와 같은 운동을 할 때, 지지를 하기 위해 발을 벽에 붙일 수 있다.

다면적 티칭 (Multidisciplinary Teaching)

아동을 티칭하는 필라테스 강사는 필라테스 수업을 과학, 국어 및 수학과 같은 다른 과목과 연결하여 다면적인 방법으로 가르칠 기회를 갖는다. 이런 방법은 학교 행정가에게 필라테스 교육이 다른 과목과의 연계에 있어 매우 가치있는 것으로 인식시킬 수 있다.

주의점

아래의 예를 더 자세히 설명하기 위해서는, 학교 커리큐럼을 다룬 10장의 "샘플 레슨 계획" 단락을 참고하기 바란다.

예(Example)**: 초기 아동기 – *스네이크 레슨*** (Early Childhood – *The Snake Lesson*)

(표현 방식)

뱀이 움직이는 방법을 연구함으로써, 아동들은 뱀의 행동을 나타내는 "움틀거림", "미끄러지듯이 움직임" 혹은 "스~"과 같은 어휘를 배울 것이다.

예(Example)**: 중기 아동기 – *3가지 움직임*** (Middle Childhood – *The Three-Movement Circus*)

(인체 생리학)

3차원 공간(시상면, 관상면 및 횡단면)에서 일어나는 움직임을 연구함으로써, 학생들은 3차원을 확인할 수 있을 것이고, 각 차원에서 일어나는 움직임의 예를 제시할 수 있을 것이다.

예(Example)**: 청소년기 – *자기 중심에서 벗어남*** (Adolescence – *Moving from the Center Out*)

(천문학)

레슨 계획은 태양계 행성들이 어떻게 태양 주위를 평행을 이루면서 돌고 있는지를 그리고, 또 신체 말단 부위가 신체 중심과 어떻게 연결되고, 어떤 관계를 갖고 있는지를 그린다.

행동과 통제 (Behavior and Control)

행동 (Behavior)

학생들의 적절한 행동은 안전하고 건강하고 효율적인 학습 환경을 유지하는데 매우 중요하다. 적절한 행동은 학생과 선생님과의 관계 뿐만아니라, 학생들간의 관계에 있어 상호 믿음과 존경의 반영이다. 그것은 교실 문화의 규칙에 대한 협응과 존경을 포함하고 있다. 새로운 아동과 청소년 그룹을 가르칠 때, 중요한 것은 교실의 규칙을 설정하는 것이다. 학생들은 규칙의 파괴를 포함한 그들의 행동에 대한 결과가 있음을 배워야 하고, 또 적절한 행동에 대한 이득이 있음을 배워야 한다.

통제 (Control)

필라테스 강사는 운동을 하고 있는 학생들을 얼마 만큼 통제해야 하는지를 결정해야 하고, 또 학생들에게 얼마 만큼의 독립을 허용해야 하는지를 결정해야 한다. 통제는 높은 통제, 중등도 통제 및 낮은 통제로 분류될 수 있다.

높은 통제 환경의 경우, 필라테스 강사는 명령의 형태로 교실 활동을 지도한다. 필라테스 강사는 학생들을 보호해야 하고, 학생들은 선생님의 지시를 따라야 한다. 학생들은 의사결정에 거의 관여하지 못한다.

중등도 통제의 경우, 필라테스 강사는 과제를 학생에게 할당하고, 가능하면 혼자 힘으로 그 과제를 수행하도록 지시한다. 학생들은 어느정도 의사 결정에 관여하지만, 최종 결정은 필라테스 강사가 내린다.

낮은 통제의 경우는 학생들에게 많은 독립을 제공한다. 필라테스 강사는 상호 학습 방법을 이용하기 위해 선택할 수 있다. 상호 학습은 학생들이 다른 학생들에게 그들의 학습을 설명해 주는 것이고, 교대로 선생님의 역할을 한다. 학생들은 그들의 과제 수행을 평가해야 한다. 필라테스 강사는 촉진자로서 작용하고, 학생들은 의사결정에서 보다 직접적인 역할을 수행한다.

필라테스 강사는 어떤 통제의 유형이 티칭하고 있는 학생 집단에게 가장 적합할 것인지를 결정해야 한다. 교육 규정을 가진 티칭 환경에 들어갔을 때는, 그것이 좋아하지 않는 것이라 할지라도, 필라테스 강사는 그 환경에 적응할 필요가 있다. 어떤 티칭 환경내에서는, 학생들이 집중하지 못하고 무질서한 경우도 있는데, 만약 그렇다면 필라테스 강사는 학생들이 수업에 집중할 수 있도록 만드는 자신만의 방법을 가지고 있어야 한다. 수업에 집중시킬 수 있는 빠르고 효과적인 방법은 일명 행동 따라하기 활동인 "콜-리스펀스(call and response)"을 이용하는 것이다.

예 (Example)

필라테스 강사는 "콜-리스펀스" 게임을 만든다. 강사는 먼저 학생에게 "특정 형태의 박수"를 가르친다. 학생들은 그 박수 형태를 그대로 따라한다. 방법은 아래와 같다:

콜(선생님): 박수, 박수 - 박수, 박수, 박수 - 박수, 박수, 박수
리스펀스(학생): 박수, 박수 - 박수, 박수, 박수 - 박수, 박수, 박수
"콜-리스펀스"는 비집중된 활동과 소란을 멈추게 만든다. 박수치기는 손으로도 할 수 있고, 발을 이용할 수도 있다(걷기, 달리기, 점핑하기). 박수 대신에 강사는 소리를 내고, 학생들은 소리 대신에 박수로 강사의 소리에 맞게 박자를 맞춘다. 이 기법은 강사가 목소리를 높이지 않고도, 교실을 통제할 수 있다.

이동 수업을 유지하라 (Keep it moving)

학생들의 집중 시간이 성인의 집중 시간보다 짧다는 것을 기억하는 것이 중요하다. 그러므로 이동 수업의 페이스를 유지하고, 활동을 변화시키는 것이 좋다. 이동 수업의 유지는 학생들에게 지루함을 느끼지 않도록 만들고 학생들의 집중을 유지시킨다.

평가와 피드백 (Assessment and Feedback)

평가 (Assessment)

이 책에서 이용되듯이, 필라테스 강사는 학생들의 필라테스 수업 진전과 성공을 다양한 방법으로 조치하고 평가할 수 있다. 평가는 학생과 필라테스 강사 모두에게 유익하고, 평가를 통해 원하는 학습목표에 도달했는지를 추정할 수 있다. 평가는 학생과 필라테스 강사 모두에게 책임과 의무를 제공하고, 필라테스 강사로 하여금 개별 학생들을 보다 면밀하게 관찰하여 그들의 진전을 평가하도록 만든다. 또 평가는 미래의 발전과 프로그램을 계획할 때 필요한 데이터를 제공한다.

평가의 형식(Forms of Assessment)		
관찰	저널	시범
수업 토론	에세이	퀴즈나 시험
숙제	수행 과제	지침서
이그지트 슬립(exit slip)	전시	자가 평가 혹은 동료 평가

다음은 위에서 기술된 평가 형식이 필라테스 수업에서 어떻게 이용될 수 있는지를 보여주는 예제들이다.

예 (Example): 수업 토론 (Class Discussion)

"필라테스는 무엇인가" 그리고 "필라테스는 무엇에 좋고 누구에게 좋은가?"

예(Example): **에세이** (Essay)
학생들에게 Joseph Pilates와 그의 업적에 대해 글을 짓도록 주문한다.

예(Example): **이그지트 슬립** (Exit Slip)
교실을 나가기 전에, 학생들에게 다음과 같은 질문을 주고, 이에 대한 해답을 적어 제출하도록 주문한다:

- "오늘 수업 중에서 가장 좋았던 것이나 순간은 무엇인가?"
- "오늘 수업 중에서 어느 누가(강사나 참여자) 취했던 어떤 행동이 가장 도움이 되었는가?
- "자신"을 주어로서 오늘 수업에 대해 한 문장을 만들어 보시오(예, "나는 ______ 을 배웠다." "나는 ______ 가 좋게 느껴졌다."

피드백 (Feedback)
피드백은 티칭에 있어서 지속적이고 필수적인 구성 성분이다. 필라테스 강사는 학생들의 발전과 진전을 위해 그들에게 적절한 피드백을 제공해 줄 책임이 있다. 필라테스 강사의 피드백은 학생들의 실수를 교정해 줄 수 있고, 그들이 계속 운동할 수 있도록 동기부여를 해 줄 수 있다. 피드백에는 긍정적인 피드백과 교정적인 피드백이 있다. 긍정적인 피드백은 학생들의 동기부여에 도움을 주고, 올바른 수행을 강화시킨다. 교정적인 피드백은 특정의 실수를 학생들이 확인하고 교정할 수 있도록 돕는다. 피드백을 제공할 때, 중요한 것은 교정으로 학생을 억누르지 말아야 한다. 학생들의 기억력과 집중력에는 한계가 있다. 학생들이 경험에 익숙하지 않을 때, 일반적으로 한 번의 교정으로도 충분하고, 그 교정은 학생들이 연습하고 있는 활동의 가장 중요한 우선순위에 맞추어져야 한다. 그 동작을 익히려고 할 때는 이런 한 번의 교정을 여러 번 반복할 수도 있다. 이상적인 것은 필라테스 강사가 학생들에게 자가-인지력(self-awareness)을 강화시켜, 그들 스스로 교정하는 방법을 배울 수 있도록 만드는 것이다.

교육의 환경과 기준 (Educational Environments and Standards)

교육 환경 (Educational Environments)

필라테스 프로그램을 수행할 수 있는 환경은 다음과 같다:

지자체나 국가에서 운영하는 공공시설이나 학교
공적 자금으로 운영되는 대부분의 학교들은 새로운 프로그램을 수행하려 할 때, 커리큐럼의 제시를

요구하고, 학교 행정가의 승인을 필요로 한다. 커리큐럼에는 교육 내용, 재료 및 자원 등과 학생들의 계획된 상호작용이 포함되고, 또 교육 목표에 충족되었는지에 대한 평가의 과정이 포함되어 있다 (학교 커리큐럼을 다룬 10장을 참고하기 바란다).

학교가 필라테스 커리큐럼을 정규 프로그램으로 수용하는데 어려움이 있다면, 필라테스 강사는 방과후 프로그램이나 봉사활동 프로그램으로 전환하는 방법도 간구해 볼 수 있다.

사용료를 지불해야 하는 사립 학교나 시설

사용료 지불을 요구하는 대부분의 학교들은 지자체 및 국가에서 운영하는 학교의 규칙이나 조례를 요구하지 않고, 필라테스와 같은 새로운 프로그램을 보다 쉽게 받아들인다. 사립 학교는 일반적으로 제한이 적을 뿐만 아니라, 펀드 자원에 더 쉽게 접근할 수 있고, 필라테스 프로그램의 이행에 더 많은 기회를 제공할 수 있다.

기타 시설

필라테스 센터, 댄스 센터, 마샬아트 센터, 레크레이션 센터, 하계 캠프 장소 및 스포츠 시설 등이 아동과 청소년을 위한 필라테스 장소로서 적합하다. 이들 장소는 보다 유연한 의사결정을 내릴 수 있기 때문에, 학교 시설보다 아동을 위한 필라테스 프로그램이 더 잘 허용될 수 있는 장소이다.

남성과 여성을 분리시켜야 하는 환경

필라테스를 가르침에 있어, 남녀 공동 학급이나 남녀 분리 학급의 운영은 필라테스에 의해 결정되지 않는다. 필라테스 강사는 성별을 분리해야 하는 시설들도 있음을 인지해야 한다.
이런 성별의 분리는 연령과 성숙도, 종교적 믿음, 그리고 티칭 환경의 문화적 및 규칙적 요소 등과 같은 다양한 요소에 의해 이루어진다.

교육 기준 (Educational Standards)

필라테스 강사는 티칭시 체육을 위한 설정 기준을 고려해야 한다. 설정 기준은 학생들이 알아야 할 것이 무엇이고, 무엇을 할 수 있는지에 대한 가이드라인을 교육자들에게 제공한다. 필라테스 강사는 커리큐럼을 개발하고 설정된 학습 목표를 학생들이 달성했는지를 평가할 때 설정 기준을 참고해야 한다.

미국 스포츠와 체육 협회(NASPE)의 기준은 학교에서 필라테스를 가르칠 때 유용한 지침서이다. 댄서 교육 협회를 대상으로 필라테스를 티칭할 때는, 미국 댄서교육 조직위(NDEO)의 기준이 유용하다. 필라테스 강사가 제안하는 커리큐럼에는 체육 기준과 댄서 교육 기준에 대한 정보가 포함되어야 하고, 이들 기준을 필라테스 수업이 어떻게 준수하고 있는지를 보여주어야 한다.

참고: 미국 스포츠와 체육협회(NASPE)의 웹사이트
- www.aahperd.org/naspe/standards/nationalstandard/pestandards.cfm.
미국 댄서교육조직위(NDEO) - www.ndeo.org.

결론 (Conclusion)

필라테스 강사는 교육 전략에 대한 명확한 지식과 아동의 요구를 인지하여 아동과 청소년에게 필라테스를 가르칠 때, Joseph Pilates가 말했던 아동에 대한 비전을 가질 수 있다.

5장은 본 책의 티칭 가이드라인 단락을 포함하고 있고, 행정 절차, 안전성 및 윤리학과 전문성을 다루고 있다.

참고문헌 (References)

Isacowitz, R., 2006. *Pilates.* Champaign, IL: Human Kinetics

Kimmerle, M., Cote-Laurence, P., 2003. *Teaching dance skills: A motor learning and development approach.* Andover, NJ: J. Michael Ryan Publishing

Smith-Autard, J. M., 1994. *The art of dance in education.* London, UK: Bloomsbury Publishing Plc.

The Vark Categories. (n.d.), [online] Available at: http://www.vark-learn.com/english/page.asp?p=categories

Wiggins, G., McTighe, J., 2006. *Understanding by design: Expanded 2nd ed.* Upper Saddle River, NJ: Pearson Merrill Prentice Hall

"신체, 정신 및 영혼이 조화로운 단일체로서 완벽하게 작동하면, 활동적이고, 집중적인, 잘 훈련된 사람을 제외하고 더 이상 무엇을 합리적으로 바랄 수 있을까?" (Pilates, 1945).

5장(Chapter 5)
일반적인 절차, 안전 및 직업 의식
(General Procedures, Safety, and Professionalism)

본 장은 필라테스를 아동과 청소년에게 가르칠 때 적용할 수 있는 티칭 시설 내의 중요한 절차, 안전 및 직업 의식 등을 다룬다.

첫 단락은 필라테스 강사가 알아야 하고, 또 티칭 환경에 따라 제 위치에 있어야 하는 절차의 범위, 행정 양식 및 승인 등을 설명하고 있다.

일반적인 절차 (General Procedures)

1. 책임보험 (Liability insurance)

a. **일반 책임보험과 전문 책임보험**. 이것은 모든 필라테스 강사에게 필수 사항이다.

b. **성폭력과 성희롱의 보상범위**. 필라테스 강사는 성폭력과 성희롱을 보상범위에 넣을 것인지를 고려해야 한다. 필라테스 강사가 성폭력과 성희롱을 보상범위에서 빼면, 그들은 자신의 방어를 위한 기금을 조성함으로써 자신의 혐의와 보상 문제를 책임져야 할 것이나(심지어 사실무근이라 할지라도). 필라테스 강사가 성폭력과 성희롱을 보상 범위에 넣는 것으로 선택하면, 그들은 보험규정의 혜택으로서 이미지 회복을 포함한 보험 규정을 선택해야 할 것인지를 고려해야 한다. PMA는 이들 주제에 관한 질문을 위해 법률 자문을 구하도록 권장한다.

2. 행정 양식 (Administrative forms)

학교나 다른 교육 시설의 경우, 필라테스 강사들은 행정 양식과 같은 교육의 절차와 정책에 친숙해질 책임이 있다.

필라테스 강사가 개인적으로 일할 때는, 아래에 목록된 행정 양식이 필수적이다.

궁극적으로, 필라테스 강사는 적용 가능한 양식과 그들의 내용에 대해 법률자문가와 상담할 필요가 있다.

a. **책임 면제와 동의 양도.**
18세 이하의 아동과 청소년을 가르칠 때는, 각 학생들의 부모나 보호자로부터 책임 면제와 동의 양도를 승인받아야 한다. 그러나 이것도 책임으로부터 완전한 자유를 보장받지 못한다. 양식의 내용은 시설에 따라 다양하다. 필라테스 강사와 시설 주인은 그들의 법률자문가나 보험회사를 통해 포함물과 제한이 적용될 수 있는지를 입증할 책임이 있다.

b. **건강과 병력의 수집.**
각 학생에 대한 건강과 병력의 수집 양식을 가지는 것이 표준 절차이다. 18세 이하의 학생일 경우, 그들의 부모나 보호자들이 이들 양식을 작성해야 한다.

c. **미디어/사진 양도.**
아동이 사진촬영 될 경우, 양도 양식은 그들의 부모나 보호자에 의해 작성되어야 한다.
책임으로부터 필라테스 강사와 시설 주인을 보호하기 위해, 이들 양식은 사진을 촬영하기 전에 작성되어야 한다.

d. **사고 보고서.**
사고 보고서 양식은 필라테스 강사의 걱정을 불러일으키는 사고를 기록하기 위해 이용되어야 한다. 이들 양식에는 아래 사항이 포함되어야 한다:

- 필라테스 강사에 의한 사고의 설명
- 목격자 진술 뿐만 아니라 그들의 접촉 정보

3. 지문채취, 안전 학급, 배경 조사 (Fingerprinting, safety classes and background check)

학교나 지역사회 센터는 규정 배경 조사를 충족하고 특별한 안전 학급을 얻기 위해 필라테스 강사에게 종종 지문 채취를 요구한다. 개인 시설의 경우는 이들 절차에 대한 그들의 규정을 명시할 것이다.

4. 응급처치 (First aid)

a. 대부분의 경우, 교육 시설과 티칭 시설은 응급처치와 관련된 설정 프로토콜을 가지고 있다.

b. 현장 내에 간호사가 있다면, 의사소통과 절차에 대한 가이드라인의 설정은 응급사고나 손상이 있을 때 필라테스 강사가 자신의 역할을 이해하는데 도움을 줄 것이다.

c. 응급처치 장비는 현장내에 있어야 한다. 특정 환경이나 티칭 환경에 따라, 응급처치 장비의 공급이 필라테스 강사에게 있을 수 있다.

d. 개인 교육기관이나 시설은 필라테스 강사에게 심폐소생술(CPR)이나 자동제세동기(AED) 훈련을 개인적으로 받도록 요구한다. 아동의 응급처치 과정을 이용할 수 있고, 미국의 많은 주에서는 필라테스 강사에게 심폐소생술 자격증을 갖도록 요구하고 있다.

e. 응급 상황일 때, 필라테스 강사는 아동의 부모님이나 보호자의 연락처를 가지고 있어야 하고, 또 아동의 알러지나 의학적 상태(일반적으로, 이들 정보는 건강 정보 양식에 있을 것이다)에 대한 정보를 가지고 있어야 한다.

5. 재난 준비 (Disaster preparedness)

지진, 회오리 바람, 태풍 등과 같은 자연 재난을 위한 프로토콜이 배치되어야 한다.

6. 사고와 관련된 절차 (Procedure with regard to incidents)

사고가 발생했을 때, 위의 2번 d항에 있는 사고 보고서가 작성되어야 하고, 나머지 학생들을 위한 관리 프로토콜이 그 자리에 배치되어야 한다.

안전 (Safety)

필라테스 강사는 티칭 환경 내에서 안전을 책임져야 하고, 기본적인 안전 절차를 설정하고 따라야 한다. 티칭 시설이 이미 안전 절차를 가지고 있다면, 필라테스 강사는 그 절차를 알아야 하고 준수해야 한다. 티칭 시설이 안전 절차를 가지고 있지 않거나 혹은 그 절차가 부적절하다면, 필라테스 강사는 충분한 안전 프로토콜을 설정하고 수행할 책임이 있다.

다음은 안전 절차의 기본 목록이다:

- 얼마나 많은 학생을 학급에 넣을 것인지를 결정하고, 또 보조강사가 필요한지를 결정한다. 일반적으로 보조강사는 학생 10명당 1명으로 하는 것을 권장한다. 심지어 학급의 크기가 작더라도, 가능하면 보조강사를 배치하도록 권장한다. 보조강사는 교실 관리와 응급상황에 도움이 되고, 책임도 갖는다. 보조강사는 교실에서 일어날 수 있는 일이 무엇이고 그렇지 않는 일이 무엇인지를 증명할 수 있다. 학급 선생님이나, 수업 도우미 혹은 부모님이 보조강사의 역할을 할 수도 있다.
- 특별한 언급이 없다면, 수업 동안의 학생 안전은 필라테스 강사의 책임이다. 수업이 끝나도, 학생을 부모님이나 보호자에게 인도하기 전까지는 학생 안전도 필라테스 강사의 책임이다.
- 모든 운동은 매트 위에서 수행되어야 하고, 그 매트의 두께는 머리와 척추를 보호하기 위해 최소 3/4 인치는 되어야 한다. 매트의 두께가 적절하지 않으면 손상을 당할 수 있다.
- 각 학생을 위한 적절한 바닥 공간이 제공되어야 한다. 각 학생들은 5-6 피트제곱의 바닥 공간 면적을 가져야 한다. 학생이 적절한 바닥 공간을 가지고 있는지를 검사하는 하나의 방법은 매트 위에 "X"로 눕도록 하는 것이다. 운동하다가 다른 사람과 부딪히면, 바닥공간이 너무 좁은 것이다.

- 피로가 안전과 적절한 운동수행에 있어서 중요한 고려사항이다. 만약 그 학생이 피로해 보이거나, 아픈 것처럼 보이거나, 얼굴이 붉어지거나 창백해 보이면, 아래와 같은 몇 가지 선택을 한다:
  - 운동을 수정한다.
  - 학생에게 휴식을 취하도록 한다.
    - 누워서, 무릎을 가슴에 붙인다.
    - 차일드 포즈(child's pose)를 취하게 한다.
- 어린 아동에게는 적절한 수분 섭취도 중요하다. 더운 날씨나 추운 날씨에서 아동은 성인과 다른 방법으로 체온조절을 하고, 아동은 성인보다 더 많은 수분을 필요로 하고, 자주 휴식을 취해야 한다.
- 필라테스 강사는 학생들의 얼굴색, 증가된 심박동수, 발한 및 운동에 대한 역반응과 같은 증상의 변화에 신경쓰고 집중해야 한다. 만약 이런 상황이 관찰되면, 필라테스 강사는 운동을 즉시 중단하고, 아동에게 집중해야 한다.
- 통증이 발생하면 바로 활동을 중단한다. 통증이 있는지를 학생에게 물어야 하고, 통증이 있다면, 즉시 운동을 중단하고 필라테스 강사에게 알려 주어야 한다.
  - 간호사가 있다면, 학생은 적절한 의학적 평가를 위해 간호사의 도움을 받아야 한다.
  - 통증이나 불편의 발생에 대한 사고 보고서가 작성되어야 한다. 필라테스 강사는 운동을 중단하거나 의학적 조치할 것인지를 결정해야 한다.
  - 간호사가 없다면, 학생들은 안정을 취해야 하고, 필라테스 강사는 보고서를 작성해야 한다. 필라테스 강사는 그 학생을 더 운동시킬 것인지를 결정해야 한다.
- 학생들은 필라테스가 서로 경쟁하는 경기가 아님을 알아야 한다. 학생들은 자신의 수준에 맞는 운동을 배워야 하고, 피로와 친숙해야 하고, 또 어떤 자세로 휴식을 취해야 하는지를 배워야 한다.
- 참가를 위해 적절한 옷을 입어야 한다. 너무 큰 옷이나 너무 작은 옷은 피해야 한다.
  너무 큰 옷은 필라테스 강사가 학생 동작을 관찰하는데 방해를 하고, 또 학생의 움직임을 방해한다. 옷이 너무 타이트하면 호흡을 방해한다. 보석이나 시계가 끊어질 수 있고, 또 손상을 입힐 수 있기 때문에 보석과 시계를 제거하도록 권장한다.
- 롤링 운동은 항상 어깨나 윗몸통에서 멈추어야 한다.
  학생은 목이나 머리로 롤링하는 것을 배우지 않아야 한다.
- 1장에서 언급되었듯이, 십대 중반에는 잭크 나이프와 롤-오버와 같은 안쪽번짐이 있는 운동 프로그램을 피해야 한다. 왜냐하면 이 운동은 성장판이 여전히 융합되고 있는 시기이므로 척추에 큰 하중을 주기 때문이다. 아동과 청소년에 대한 모든 금기 운동은 이 책에서 배제되었다.
- 사고 발생에 대한 프로토콜 안에 안전 절차가 포함되어야 한다.

다음은 사고에 대한 간단한 기본 절차이다.

1) 문제를 확인한다.
2) 사고를 당한 학생에게 활동을 중단하도록 지도한다.
3) 2명의 학생을 짝 지워 서로 돕도록 한다.
4) 학생의 의식이 있고 논리적이라면, 그 학생을 응급실로 운송(응급의료 서비스를 요청할 것인지)할 것인지를 결정하고, 또 학생의 부모나 보호자에게 연락한다.
5) 필요하다면, CPR를 실시한다.
6) 사고 보고서 양식에는, 사고를 상세하게 기록한다.

윤리 규정 (Code of Ethics)

아동과 청소년을 가르칠 때, 필라테스 강사는 가장 높은 도덕적 기준을 보여주어야 한다. PMA의 윤리 규정은 이 책의 부록 단락에 첨부되어 있고, 필라테스 강사의 좋은 예도 첨부되어 있다. 그러나 이들 윤리 규정은 성인을 대상으로 가르칠 때 작용된 것이다. 그래서 아동과 청소년을 가르칠 때, 아래 사항을 관찰해야 한다:

- 아동과 청소년은 존중으로 다루어져야 하고, 항상 적절한 필라테스 강사/학생의 관계가 준수되어야 한다.
- 필라테스 강사는 다른 사람에 대한 인내와 존중을 보여주어야 하고, 그들 자신의 믿음과 의견이 아동과 그들 가족의 의견과 다를 수 있음을 명심해야 한다.

행동 범위 (Scope of Practice)

PMA는 필라테스 전문가를 위한 공식적인 행동 기록의 범위를 가지고 있다. 이들 기록은 필라테스 강사의 전문 역할에 해당하는 행동과, 그의 역할을 벗어나는 행동도 나열하고 있다. 행동 기록의 범위는 이 책의 부록 난락에서 점부되어 있다.

직업 행위 (Professional Conduct)

필라테스 강사의 직업 행위는 그들의 작업 환경 내에서 이루어지는 행동으로 정의될 수 있다. 필라테스 강사의 행동은 윤리 규정과 직업의 행동 범위를 바탕으로 이루어져야 한다.

아동에게 필라테스를 가르치는 주요 원칙은 필라테스가 아동에게 유해하지 않다는 것이다. 직업 태도는 친절하게 아동을 가르쳐야 하고, 영감과 열정으로 필라테스를 수행해야 한다.

중요한 것은 필라테스 강사가 수업에서의 그들 직업 행위가 일의 성과와 효율적으로 배울 수 있는 학생들의 능력에 영향을 준다는 것을 기억하는 것이다.

아래 사항은 아동과 청소년에게 필라테스를 가르칠 때의 직업 행위에 대해 고려해야 하는 몇 가지 주요 사항이다.

- 적절하게 옷을 입는다.
- 적절하고 긍정적인 언어를 사용한다.
- 모든 필요한 양식이 현장에 있게 하고, 그들에 접근할 수 있도록 한다.
- 학생 프라이버시에 대한 존중을 보여준다.

롤 모델로서의 필라테스 강사 (The Pilates Teacher as a Role Model)

아동과 청소년을 가르치는 필라테스 강사는 학생을 위한 긍정적인 모델이 될 수 있는 특별한 기회를 갖는다. 필라테스의 교육론과 가치를 가르침으로서, 아동과 청소년에게 영감을 주는 기회를 자신의 신체 건강과 웰빙에 대한 관리를 가져다 주고, 또 이들 요소가 어떻게 그들의 삶 경험을 향상시킬 수 있는지를 배우는데도 영향을 준다.

아동과 청소년의 경우, 이들 종류의 신체 훈련은 달성하는 그들의 능력에 자신감을 향상시키고, 학생들의 집중과 자존감의 형성에 큰 도움을 준다. 필라테스 강사의 역할과 영향은 이들 모든 것의 필수 요소이다.

그들 학생의 예로써, 필라테스 강사는 좋은 영양과 적절한 휴식처럼, 그들 자신의 좋은 차림새와 신체 피트니스가 필라테스의 가치에 중요한 요소임을 깨달아야 한다.

부가적으로, 필라테스 강사는 긍정적인 롤 모델의 속성을 구현함으로써 의미있고 가치있게 그들 학생의 삶에 기여할 수 있다.

- 롤 모델은 그들 자신의 가치로 한다.
- 롤 모델은 다른 사람을 돕고, 다른 사람에게 권능을 부여한다.
- 롤 모델은 개인의 효율성과 장애물을 극복하는 가능성을 보여준다.
- 무엇보다 중요하게, 롤 모델은 그들의 직업에 대한 열정과 다른 사람에게 영감을 불러넣어 주는 능력을 보여준다.

결론 (Conclusion)

아동에게 필라테스를 가르치는 것은 책임보험, 적절한 승인, 의료 양식, 응급처치와 심폐소생술, 그리고 사고에 대해 어떻게 반응할 것인지 등을 포함한, 특별한 법적 책임과 관리 책임에 순응할 것을 요구한다. 부가적으로, 안전의 고려사항에는 운동에 대한 학생 반응을 모니터링하는 것과 안쪽번짐 운동을 피하는 것 뿐만 아니라, 적절한 학급의 크기, 매트 및 옷 등이다. 끝으로, 성인이 아동과 청소년을 가르칠 때처럼, 필라테스 강사는 아동과 청소년이 자신들의 행동을 형성할 수 있음을 깨닫도록 할 책임이 있고, 학생들로 하여금 그들 자신에게 보여주고, 다른 사람과 상호작용하고 소통하는 높은 기준을 보여주어야 할 책임이 있다.

이들 구성 요소들이 제자리에 있다면, 필라테스 강사는 필라테스를 가르칠 때 자신감 있게 초점을 맞출 수 있다.

참고문헌 (Reference)

Price-Mitchell, M., 2013. *What is a role model, five qualities that matter to teens.* [Online] Available at: www.rootsofaction.com

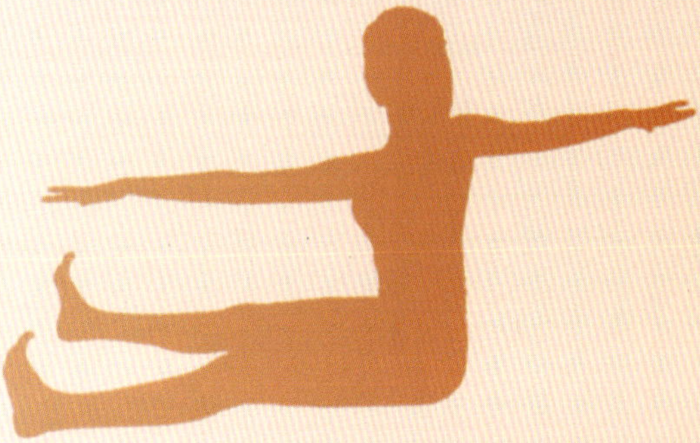

Section Two

단원 2

운동(The Exercise Chapters)

노트 1: 초기 아동기, 중기 아동기 및 청소년기의 발달 변화를 안다는 것은 아동과 청소년을 위한 안전하고 효율적인 필라테스 프로그램을 설계하는데 필수적이다. 이 책은 발달의 단계와 연령에 대한 Solomon 정의를 참고하고 있다. 이 책의 후속 장들에서 확인되는 연령대에서 연령의 중첩이 있음을 체크하기 바란다(Solomon, 2011).

노트 2: 다음 장들은 아동과 청소년을 위한 적절한 필라테스 운동을 포함하고 있다. 이 책은 금기시되는 모든 운동을 배제하였다.

	아동기	아동기와 청소년기	청소년기
	5-8세	9-13세	12-18세
		매직 윈도우	
6장. 사전 필라테스 운동			
호흡의 자각 (Breathing Awareness)	✓	✓	✓
골반의 자각 (Pelvic Awareness)	✓	✓	✓
목의 자각 (Cervical Awareness)	✓	✓	✓
갈비우리의 자각 (Rib Cage Awareness)	✓	✓	✓
팔이음뼈의 자각 (Shoulder Girdle Awareness) - 누운 자세	✓	✓	✓
팔이음뼈의 자각 (Shoulder Girdle Awareness) - 엎드린 자세	✓	✓	✓
비행기 자세 (airplane arms)	✓	✓	✓
앉은 자세 - 어깨 올리기 (shrugs)	✓	✓	✓
앉은 자세 - 허그 어 트리 (Hug a Tree)	✓	✓	✓
선 자세 - 어깨 올리기 (shrugs)	✓	✓	✓
선 자세 - 허그 어 트리 (Hug a Tree)	✓	✓	✓
척추 가동성 (Spinal Mobility)	✓	✓	✓
고양이 운동 (The Cat)	✓	✓	✓
브릿지 (The Bridge)	✓	✓	✓
호버 (Hover)	✓	✓	✓
리브 컬 (Rib Curl)	✓	✓	✓
힙 폴드 (Hip Folds)	✓	✓	✓
토우 탭스 (Toe Taps)	✓	✓	✓
더블 니 드롭 사이드 (Double Knee Drop Side)	✓	✓	✓

7장. 초기 아동기(5-8세)를 위한 필라테스 운동			
가상 줄넘기 준비 운동 (Imaginary Jump Rope Warm-up)	✓	✓	✓
스탠딩 시퀀스 (Standing Sequence)	✓	✓	✓
서기에서 앉기 (이동 과정)	✓	✓	✓
헌드레드 (The Hundred): 수정 - 무릎꿇기	✓	✓	✓
헌드레드 (The Hundred): 수정 - 90° 자세(Supine Table Top)	✓	✓	✓
롤-업 (The Roll Up)	✓	✓	✓
롤링 백 (Rolling Back)	✓	✓	✓
원 레그 스트레칭 (The One Leg Stretch)	✓	✓	✓
스파인 스트레치 (The Spine Stretch)	✓	✓	✓
스완-다이브 (Swan-Dive): 준비 단계	✓	✓	✓
스완-다이브 (Swan-Dive)	✓	✓	✓
원 레그 킥 (The One Leg Kick)	✓	✓	✓
스위밍 (swimming): 수정 - 네발자세	✓	✓	✓
물개 (The Seal)	✓	✓	✓
앉기에서 서기 (이동 과정)	✓	✓	✓

	아동기 5-8세	아동기와 청소년기 9-13세 매직 윈도우	청소년기 12-18세
8장. "매직 윈도우"(9-13세)를 위한 필라테스 운동			
헌드레드 (The Hundred): 수정 – 스트레이트 레그스 다운		✓	✓
헌드레드 (The Hundred)		✓	✓
원 레그 서클 (One Leg Circle): 수정–양쪽 다리 혹은 위쪽 다리 굽힘		✓	✓
원 레그 서클 (One Leg Circle)		✓	✓
더블 레그스 스트레치 (The Double Leg Stretch)		✓	✓
싱글 스트레이트 레그 스트레치 (Single Straight Leg Stretch)		✓	✓
크리스-크로스 (Criss Cross): 수정 – 피트 다운 (Feet Down)		✓	✓
크리스-크로스 (Criss Cross): 수정 – 90° 자세 (Table Top)		✓	✓
넥크 롤 (The Neck Roll)		✓	✓
더블 킥 (The Double Kick)		✓	✓
스파인 트위스트 (The Spine Twist)		✓	✓
티저 (The Teaser) – 수정: 원 레그 (One Leg)		✓	✓
스위밍 (Swimming): 수정 – 매트 위의 반대 다리		✓	✓
스위밍 (Swimming)		✓	✓

9장. 청소년기(12-18세)를 위한 필라테스 운동			
헌드레드 (The Hundred)			✓
더블 스트레이트 레그 스트레치 (Double Straight Leg Stretch)			✓
로커 위드 오픈 레그스 (Rocker with Open Legs)			✓
코크스크루 (Corkscrew): 수정 – 매트에 몸통을 댐			✓
소우 (The Saw)			✓
넥크 풀 (The Neck Pull)			✓
사이드 킥 (The Side Kick)			✓
크리스 크로스 (Criss Cross)			✓
티저 (The Teaser)			✓
티저 (진전: 몸통을 움직이면서)			✓

6장(Chapter 6)
사전 필라테스 운동 (Pre-Pilates Exercises)

서론 (Introduction)

사전-필라테스 운동은 학생들을 위한 필라테스의 시작점이다. 사전 운동들은 다음 장들에서 소개되는 운동들의 기반이 되고, 또 그 운동으로 넘어가기 전에 경험되고 연습되어야 할 운동이다. 이들 운동을 더 잘 알고 있으면 있을수록, 후속 운동의 효과를 더 많이 볼 수 있다. 사전 운동은 후속 장들의 운동을 위한 준비 운동으로 이용될 수 있다.

본 장의 운동들 (Exercises included in this Chapter)

필라테스에 기반된 운동 프로그램을 준비할 때, 아래 사항을 확인하고 발달시키는 것이 중요하다:

- 호흡의 자각
- 골반의 자각과 정렬
- 목의 자각과 정렬
- 갈비우리의 자각과 정렬
- 팔이음뼈의 자각과 정렬
- 척추 가동성과 핵심 안정성

호흡의 자각 (Breathing Awareness)

호흡자각을 발달시키기 위해서는, 학생들은 아래와 같은 다양한 호흡 운동을 경험하는 것이 좋다:

- **복식호흡**: 들숨 때 복벽이 팽창하고, 날숨 때 안정 자세로 되돌아간다. 복식호흡은 이완을 촉진하고, 흥분되어 있거나 예민해진 학생들을 진정시키는데 이용될 수 있다.
- **흉식호흡**: 들숨 때 갈비우리가 3차원으로 팽창하고, 날숨 때 안정 자세로 되돌아간다. 흉식호흡도 역동적일 수 있는데, 이런 경우에는 강제 날숨 시 갈비뼈가 신체의 중심 쪽으로 움직일 것이다. 들숨은 코나 입을 통해 일어날 수 있고, 강제 날숨은 입을 통해 일어난다.

구조적 호흡 기법이 그룹을 위한 선택이 아니라면, 가장 중요한 고려사항은 어떻게 하면 학생들이 편안하게 숨을 쉴 수 있는가이다. 신체의 균형을 잡기 위해서는, 호흡 패턴의 인지 능력을 발달시키는 것이 도움이 된다. 호흡은 생각 없이, 자연스럽게 일어난다. 명상을 호흡과 연결하고, 호흡을 운동과 연결하면, 스트레스 감소, 집중, 척추 안정성 및 핵심근 조절 등과 같은 놀라운 일이 이루어질 수 있다.

여러분은 코를 통해 들숨할 수 있는가? 여러분은 5, 10, 15를 세는 동안 들숨을 할 수 있는가? 들숨을 하는 동안, 여러분의 갈비우리와 복부에서는 무슨 일이 일어나는가? 호흡이 여러분의 뒤쪽 갈비우리의 바닥을 채우고 갈비뼈의 측면을 팽창시키는가? 혹은 호흡의 움직임은 가슴의 위쪽, 목, 코 혹은 기타 부위 등 어떤 곳에서 멈추는가?
이제 여러분은 코를 통해 날숨해 보자. 여러분은 5, 10, 15를 세는 동안 날숨을 할 수 있는가? 만약 할 수 없다면, 천천히 날숨을 하기 위해 여러분의 입술을 오므려서 빨대를 불거나 혹은 탄식하는 것을 생각해 보자. 날숨을 하는 동안, 여러분의 갈비우리와 복부에서는 무슨 일이 일어나는가?
여러분은 1를 세는 동안 날숨을 하고, 다시 들숨을 하는가? 날숨의 과정 동안 호흡이 어느 부위에서 멈추는가? 여러분의 복부는 팽창되는가 혹은 안으로 쏙 들어가는가?

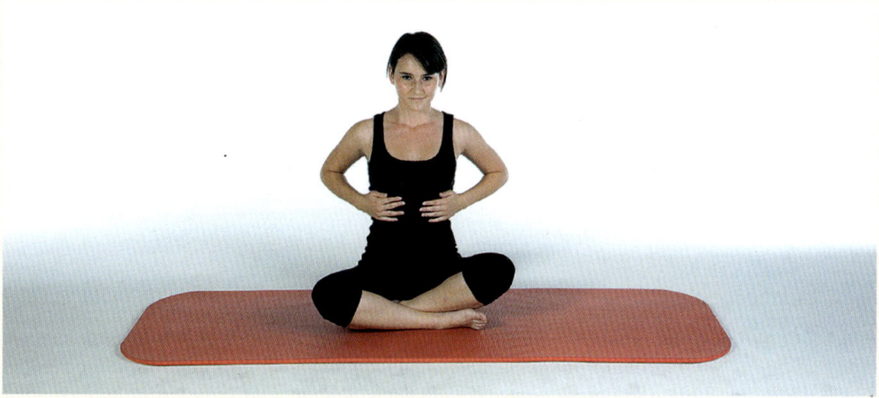

양 손을 갈비우리의 양쪽 측면에 배치한다.

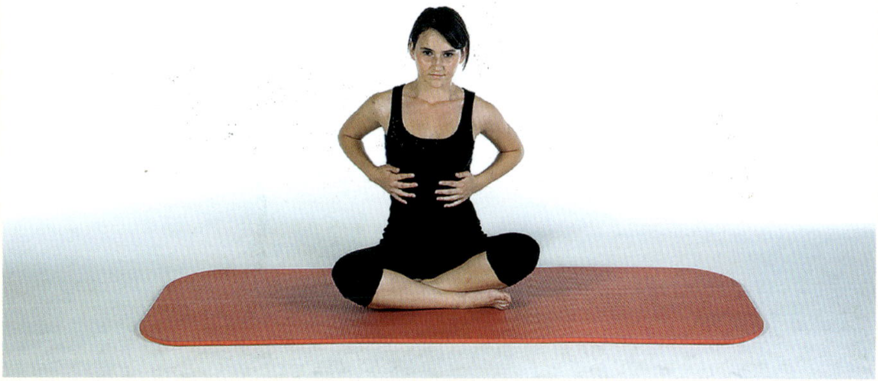

여러분은 오른쪽 갈비우리로 들숨과 날숨할 수 있는가?

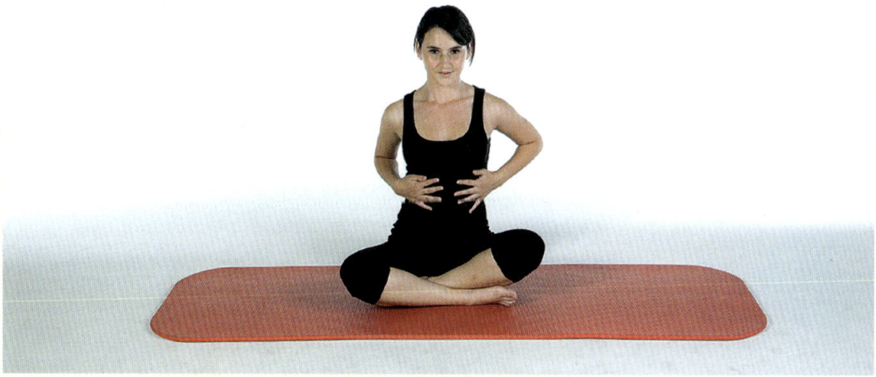

여러분은 왼쪽 갈비우리로 들숨과 날숨할 수 있는가?

필라테스 호흡 (Pilates Breath)

필라테스 호흡은 복벽을 조절하면서 들숨과 날숨을 하는 것이다. 들숨하는 동안 복부 근육의 통제는 갈비우리의 움직임을 촉진하여, 폐의 확장을 허용한다. 강제 날숨 시, 더 많은 공기가 폐로부터 빠져나간다. "올바르게 호흡하기 위해, 여러분은 들숨과 날숨을 완벽하게 해야 하고, 젖은 옷의 물기를 제거하기 위해 옷을 짜듯이 폐 속에 있는 더러운 공기를 밖으로 배출하도록 노력해 본다(Pilates, 1945)." 자! 이제 실습해 보자.

누운 자세에서의 호흡 (Supine Breathing)

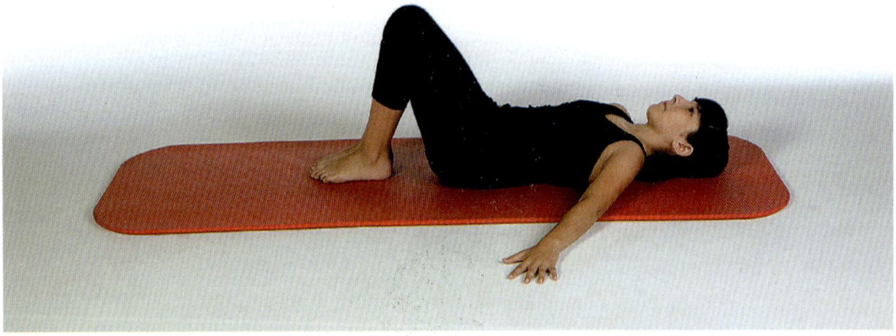

누운 자세에서 무릎을 세우고(발바닥을 마루바닥에 대고), 양 팔을 약간 벌려 손바닥을 마루바닥에 댄다. 여러분의 등이 어깨뼈에서 허리까지 매트 위에 붙어 있는지를 확인해 본다.

5를 세는 동안 코를 통해 들숨한다. 그리고 들숨을 할 때, 여러분의 신체가 매트 안으로 녹아들도록 한다. 여러분의 갈비우리 뒤쪽 바닥과 중간 등뼈가 매트 쪽으로 부드럽게 움직이는 것을 느껴 보자. 매트와 여러분의 연결을 깊게 하고 척추가 넓어지고 길어진다고 생각하면서 6-8를 세는 동안 코를 통해 부드럽게 날숨해 본다.

이 운동을 5회 실시하고, 1회와 5회 사이의 차이점을 확인해 본다.

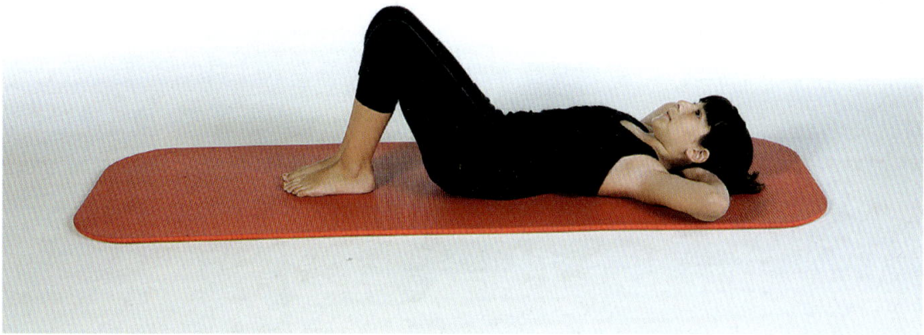

이제 똑같은 운동을 머리 뒤에 손을 배치하고 실시해 본다.

여러분의 팔꿈치를 벌렸을 때, 갈비우리가 매트에서 떨어지는지를 확인해 본다. 어깨가 타이트하면 팔을 강제로 벌리지 않도록 조심해야 한다. 여러분은 자신이 할 수 있는 범위 내에서 운동을 하고, 갈비우리가 매트 안으로 이완되는지에 초점을 맞춘다. 중간 등뼈, 가슴 및 어깨가 이완될 때, 힘의 작용 없이도 양 팔은 점진적으로 벌림될 것이다.

누운 자세에서의 호흡(Seated Breathing)

여러분은 매트 위에 양반다리 자세로 앉아서, 똑같은 호흡운동을 실시할 수 있다.
양 손을 갈비우리의 바닥에 배치한다.

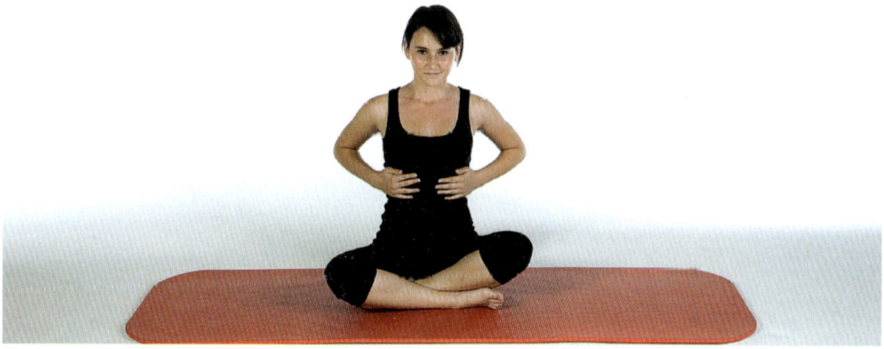

필라테스를 실습할 때, 여러분은 갈비우리를 움직이기 위해, 그리고 척추와 팔다리의 움직임을 통제하고 촉진하기 위해 호흡을 이용할 수 있다. 실습하는 동안, 각 운동 마다 신중하게 들숨하는 것을 기억해야 한다.

골반의 자각과 정렬 (Pelvic Awareness and Alignment)

골반의 정렬을 인지하기 위해, 누운 자세를 취하고 양쪽 무릎을 세운다(발바닥을 매트 위에 대고 무릎을 굽힘한다). 척추의 만곡을 확인한다. 여러분이 들숨과 날숨을 할 때, 골반을 앞쪽과 뒤쪽으로 흔들기 시작한다(허리는 매트 쪽으로 움직이고, 그 다음 허리를 매트로부터 떨어지게 만든다). 이때 머리, 어깨, 가슴 및 발을 움직여서는 안 된다. 그런 다음, 골반이 움직일 때, 머리, 어깨 및 갈비우리가 움직이도록 허용한다. 척추에서 만곡의 변화가 있는지를 확인한다.

무릎을 세우고 누운 자세 (Hook Lying)

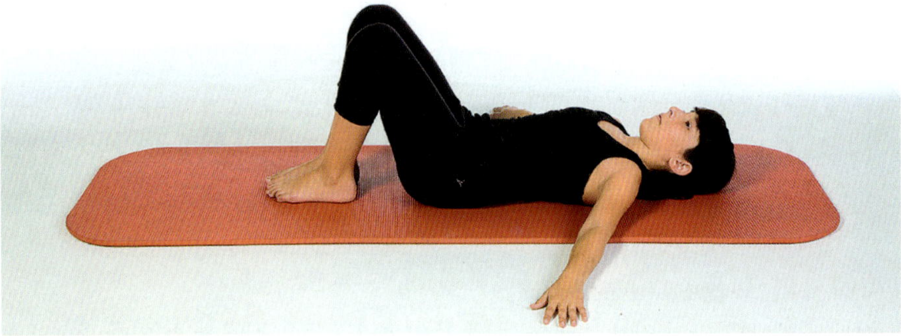

골반의 뒤쪽경사 (Posterior Pelvic Tilt)

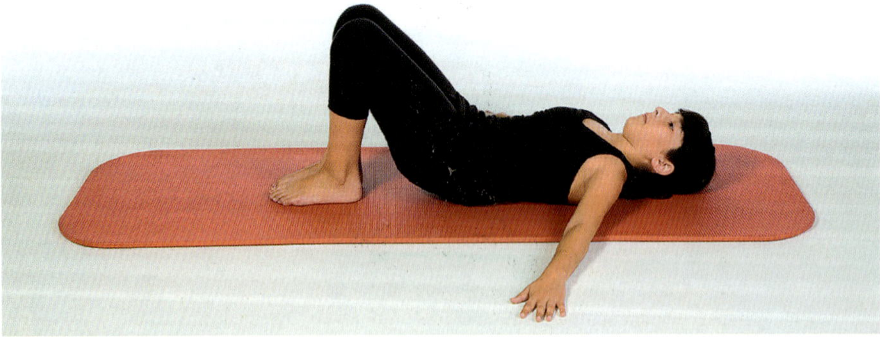

골반의 앞쪽경사(Anterior Pelvic Tilt)

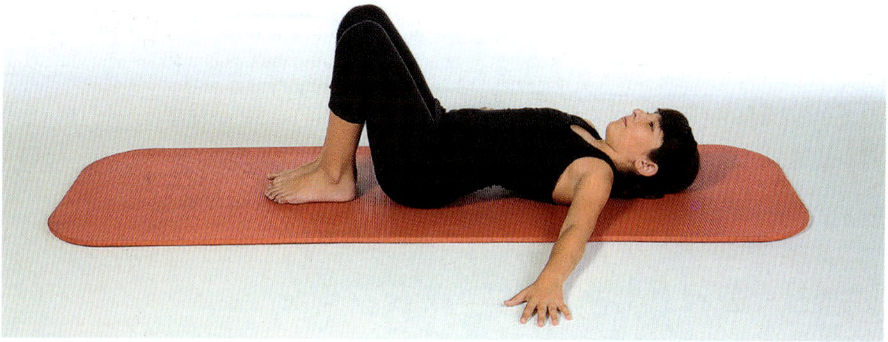

목의 자각과 정렬 (Cervical Awareness and Alignment)

머리와 목의 위치를 인지하기 위해, 누운 자세를 취하고 양쪽 무릎을 세운다(발바닥을 매트 위에 대고 무릎을 굽힌한다). 코를 통해 완전히 들숨을 하고, 날숨을 할 때 목, 어깨 및 갈비우리의 모든 긴장을 이완한다. 목의 만곡을 인지해 본다. 턱을 앞쪽과 뒤쪽으로 부드럽게 움직이기 시작한다. 이때 어깨, 갈비우리, 골반을 움직여서는 안 된다. 그런 다음, 머리를 움직일 때, 골반, 어깨 및 갈비우리가 움직이도록 허용한다. 목에서 만곡의 변화가 있는지를 인지해 본다.

누운 자세에서 무릎 세우기 (Hook Lying)

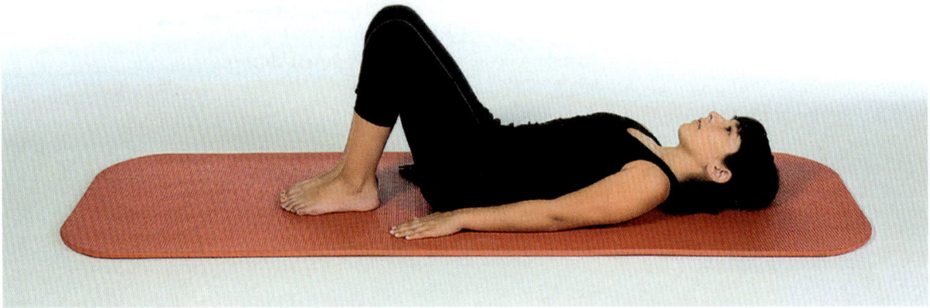

목의 폄 (Cervical Extension)

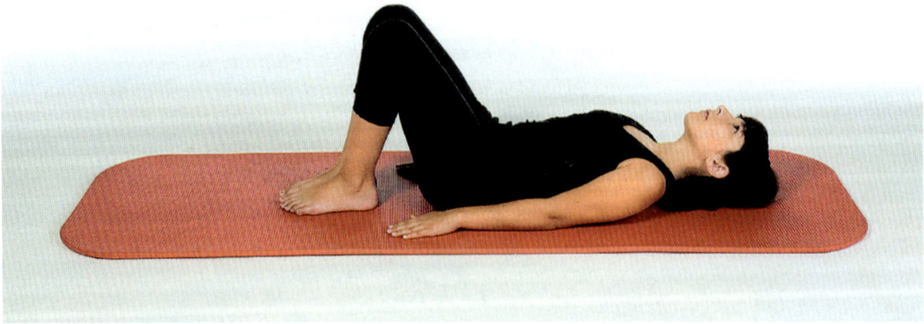

목의 굽힘 (Cervical Flexion)

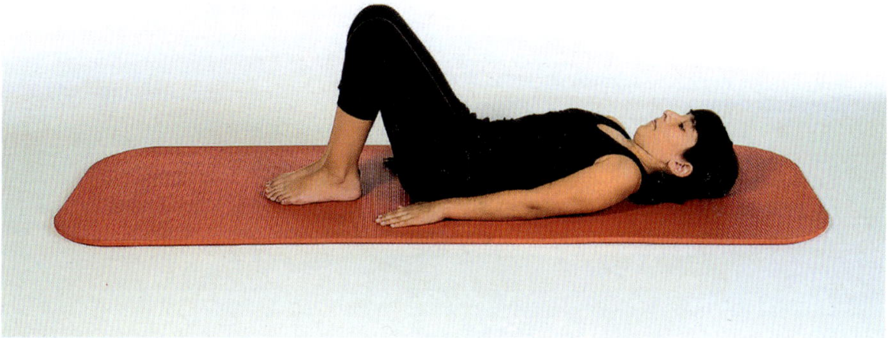

형상화(imagery): 천장을 종이로 생각하고, 그 위에 코로 직선을 그린다고 상상해 본다.

갈비우리의 자각과 정렬 (Rib Cage Awareness and Alignment)

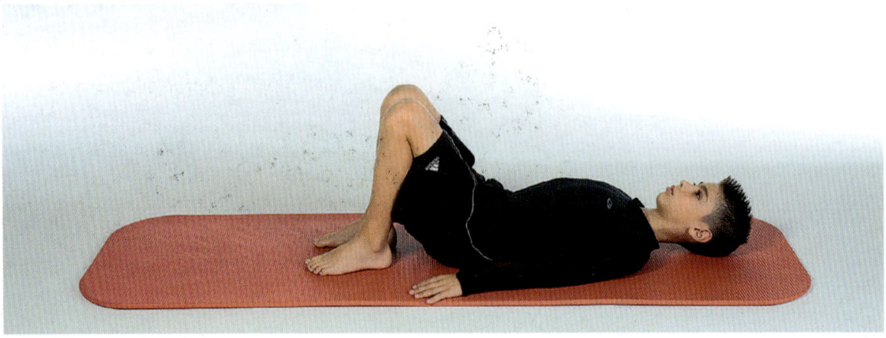

갈비우리의 위치를 인지하기 위해, 누운 자세를 취하고 양쪽 무릎을 세운다(발바닥을 매트 위에 대고 무릎을 굽힌한다). 그리고 양 팔을 약간 벌림하여 손바닥을 마루바닥에 댄다. 코를 통해 완전히 들숨을 하고, 여러분의 호흡이 어디까지 가는지를 확인한다. 여러분은 폐의 뒤쪽과 측면쪽으로 호흡할 수 있고, 갈비뼈의 움직임을 느낄 수 있는가? 완벽하게 날숨하고, 갈비우리가 이완된 후에 척추와 매트 사이에 틈이 있는지를 확인해 본다.

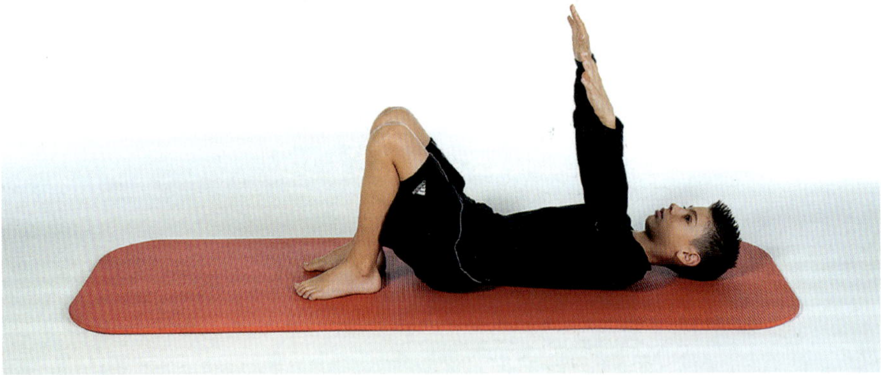

양 팔을 어깨넓이로 벌려서 하늘 위로 똑바로 들어올린다. 들숨과 날숨을 하고, 갈비우리가 매트 안으로 이완되는지를 느낀다.

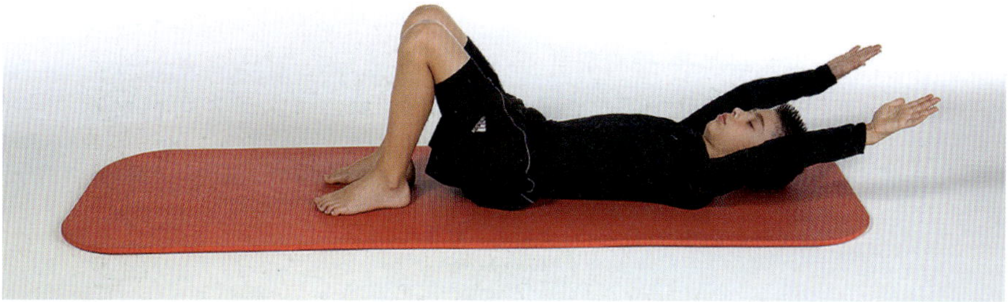

들숨과 날숨을 하고, 날숨의 끝에서 양 팔꿈치를 펴고 그 양팔을 뒤쪽으로 움직인다. 이때 갈비우리는 바닥과 붙어 있어야 한다. 다시 한 번 들숨을 하고(양 팔을 뒤쪽에 그대로 유지하고), 위쪽 등뼈를 부드럽게 휜다. 완전히 날숨(양 팔을 뒤쪽에 그대로 유지하고)을 하고, 갈비우리를 아래쪽으로 깊게 내려서, 등과 매트가 더욱 맞닿는지를 인지한다.

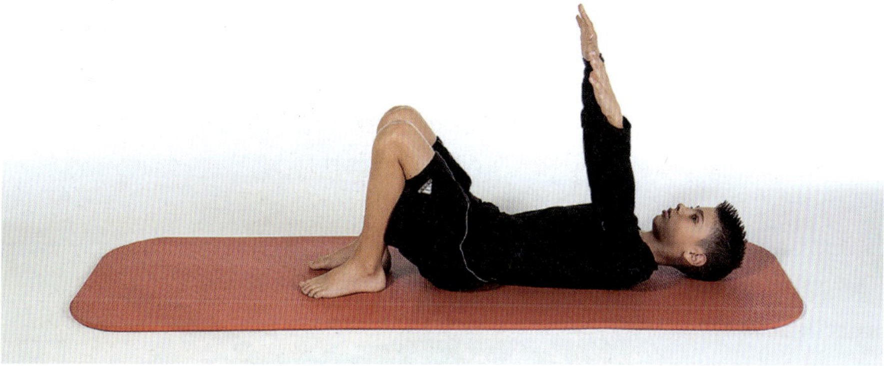

양 팔을 어깨넓이로 벌려서 하늘 위로 똑바로 들어올린다. 들숨과 날숨을 하고, 갈비우리가 이완되는지를 느낀다. 몸통에서 무슨 일이 일어나는지를 확인한다.

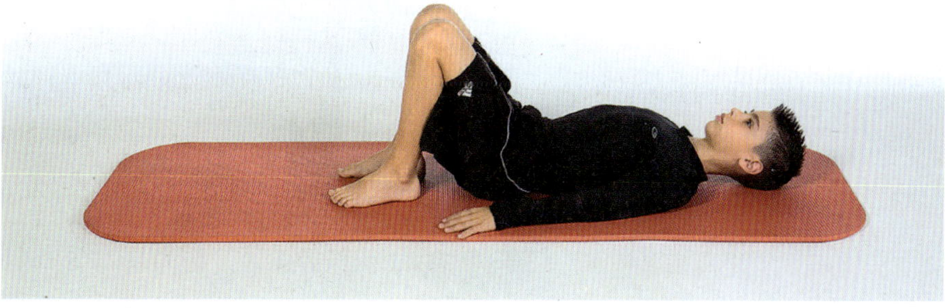

완전히 날숨을 쉬면서, 갈비우리 배치에서 차이점을 느낀다.

암 시저(Arm Scissors)

누운 자세에서의 암 시저는 몸통을 중립위로 유지하기 어렵도록 만드는 운동이다. 양 팔을 함께 움직일 때보다 양 팔을 위아래로 어긋나게 움직일 때 몸통이 돌림되는지 혹은 다르게 움직이는 지를 확인한다. 양 팔을 머리 위로 올릴 때, 어깨와 갈비우리가 허용하는 만큼만 양 팔을 뒤쪽으로 들어 올린다.

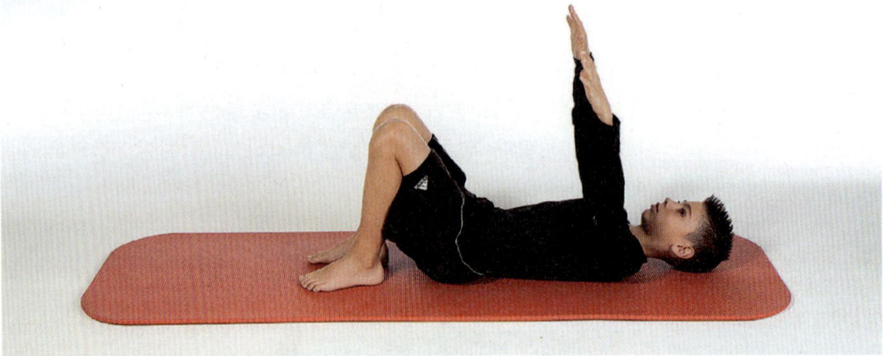

양 팔을 어깨넓이로 벌려서 하늘 위로 똑바로 들어올린다. 들숨과 날숨을 하고, 갈비우리가 이완되는지를 느낀다. 몸통에서 무슨 일이 일어나는지를 확인한다.

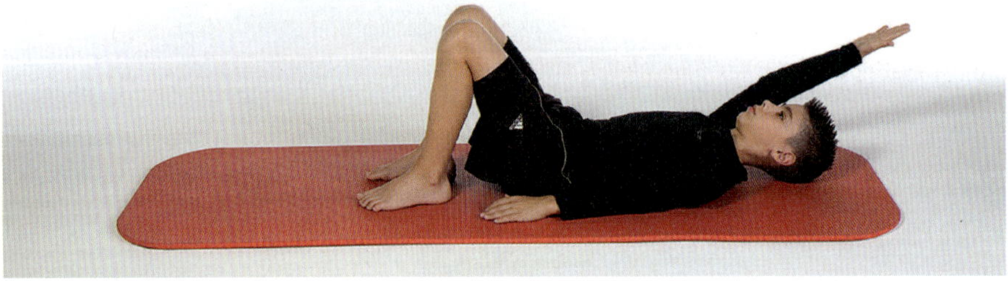

들숨과 날숨을 쉬면서, 날숨의 끝에서 갈비우리를 그대로 유지하면서, 오른 팔을 뒤쪽으로 뻗고 왼 팔을 아래쪽으로 내린다.

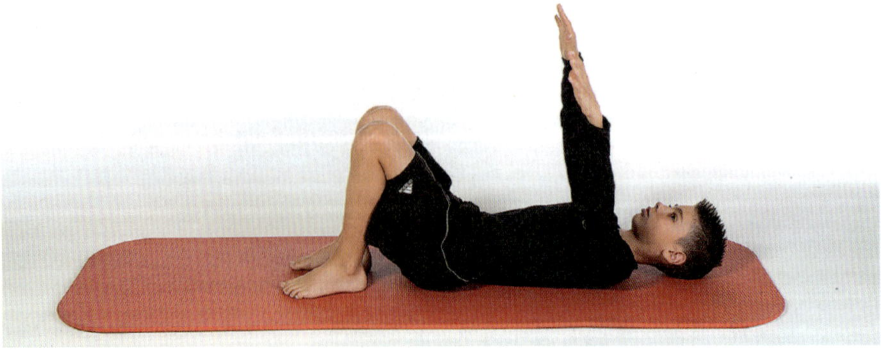

들숨을 쉬면서 양 팔을 다시 하늘 쪽으로 움직인다. 그 다음 날숨을 쉬면서, 갈비우리가 이완되도록 허용한다.

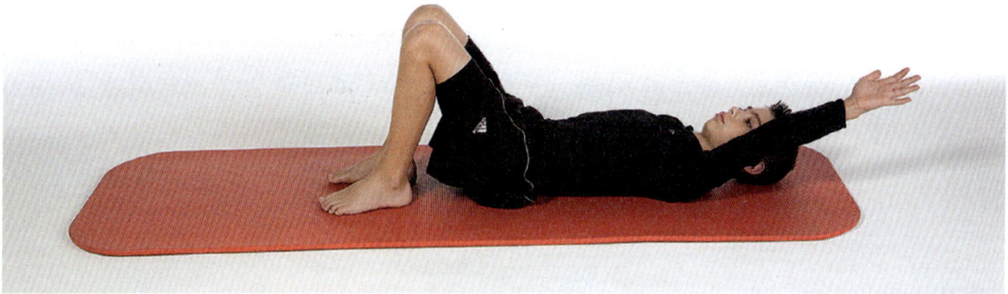

들숨과 날숨을 하고, 날숨의 끝에서 갈비우리를 그대로 유지하면서, 왼 팔을 뒤쪽으로 뻗고 오른 팔을 아래쪽으로 내린다.

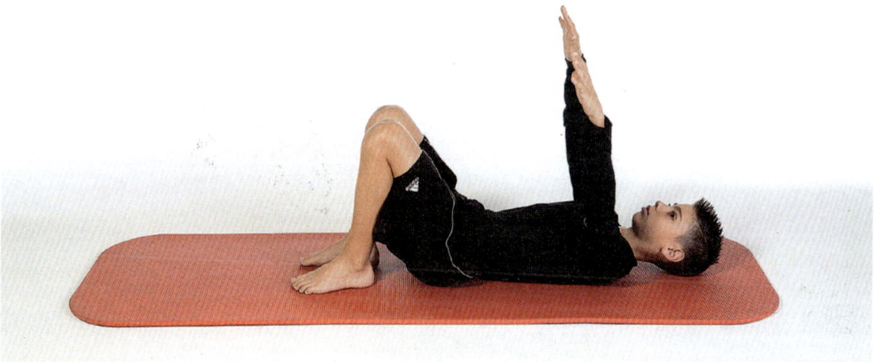

들숨을 쉬면서 양 팔을 다시 하늘 쪽으로 움직인다.

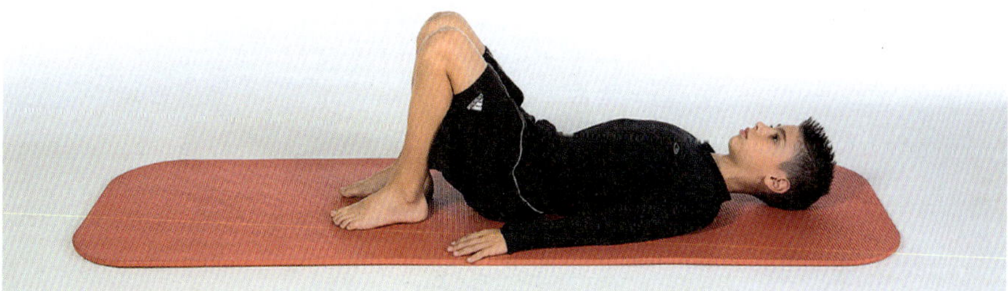

날숨을 쉬면서 양 팔을 마루바닥 위에 내려놓는다. 그리고 편안하게 휴식을 취한다.

팔이음뼈의 자각과 정렬 (Shoulder Girdle Awareness and Alignment)

팔이음뼈의 자각은 누운 자세, 엎드린 자세, 앉은 자세 및 선 자세에서도 이루어질 수 있다.

누운 자세 (Supine)

어깨올리기 (Shrugging up)

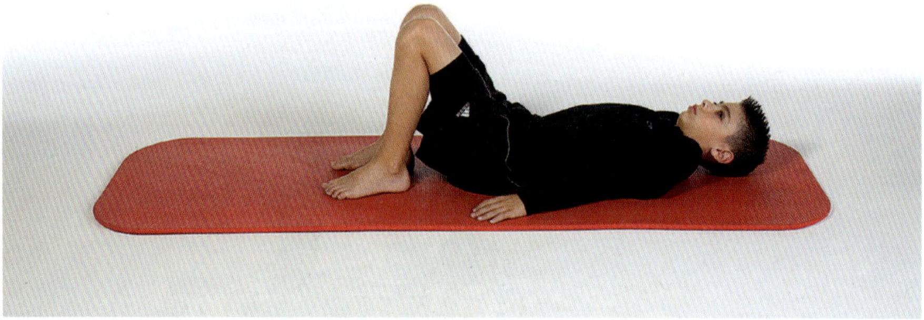

누운 자세에서 무릎을 세우고(발바닥을 매트 위에 대고), 양 팔을 약간 벌려 손바닥을 매트 위에 댄다. 완전히 들숨하고, 양 어깨를 귀까지 올림한다.

어깨 내리기 (Gliding down)

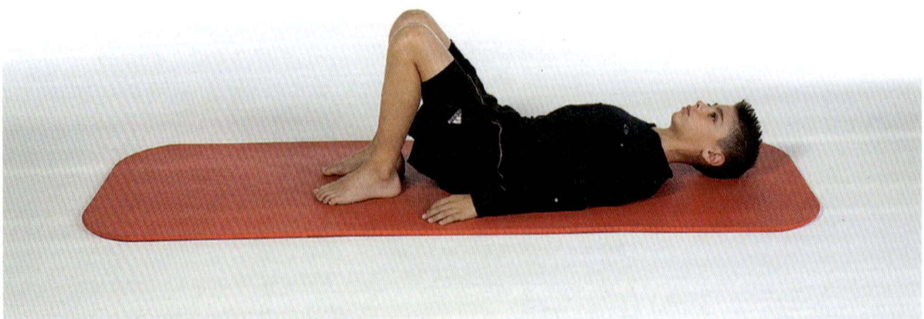

완전히 들숨하고, 등을 따라 어깨를 부드럽게 아래쪽으로 활주한다.

달 안기 (Hugging the Moon)

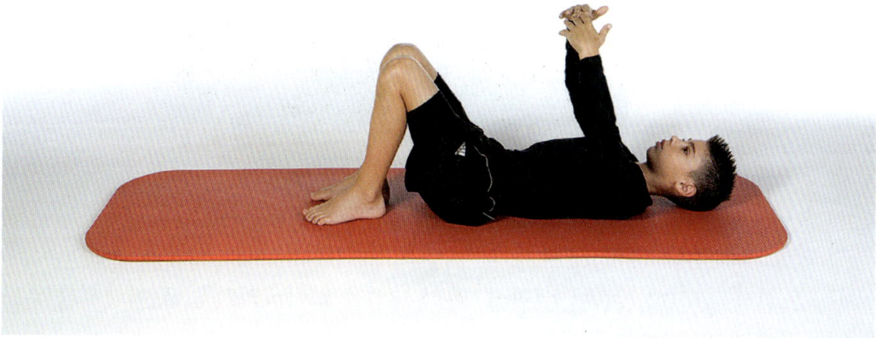

어깨뼈를 매트에 붙인 상태에서 양 팔을 하늘 쪽으로 올림한다. 어깨를 매트로부터 들어올리면서 완전히 들숨을 쉬면서, 마치 달을 안듯이 양 손을 위쪽으로 뻗는다(이것은 양쪽 어깨뼈를 분리한다).

팔 벌리기 (Opening Arms)

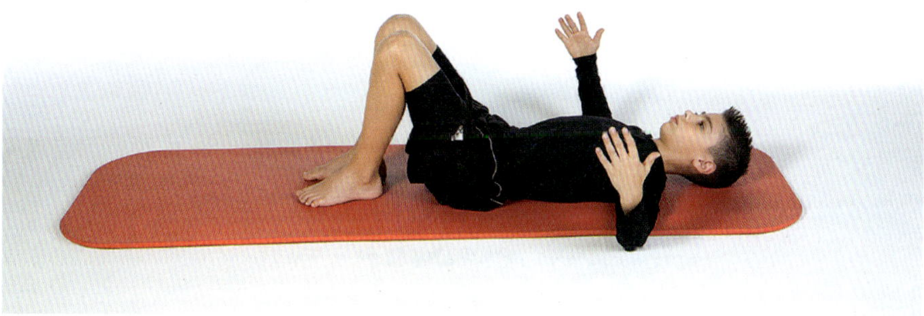

완전히 날숨을 쉬면서, 양쪽 어깨뼈를 가깝게 붙이면서 양 팔을 벌림한다. 양쪽 어깨뼈를 다시 매트에 붙인다.

엎드린 자세 (Prone)

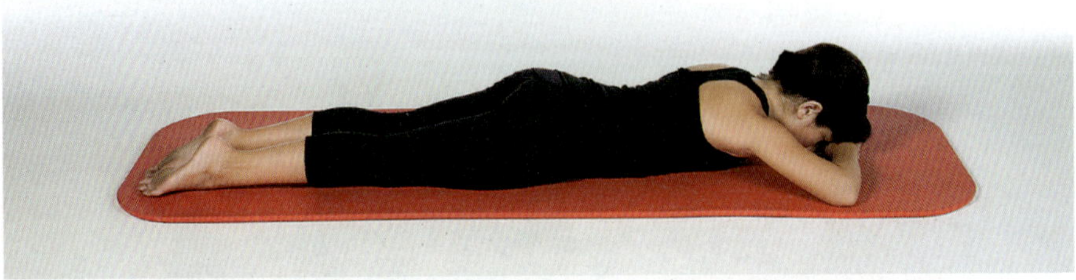

엎드린 자세(배를 매트에 대고)에서, 양 손을 함께 하여 이마에 댄다. 완전히 들숨하고, 위쪽 등이 팽창하는지를 느낀다. 완전히 날숨을 쉬면서, 폭의 느낌을 잃어버리지 않고 어깨뼈를 부드럽게 아래쪽으로 당긴다. 이런 자세로 이완한다.

어깨올리기 (Shrugging up)

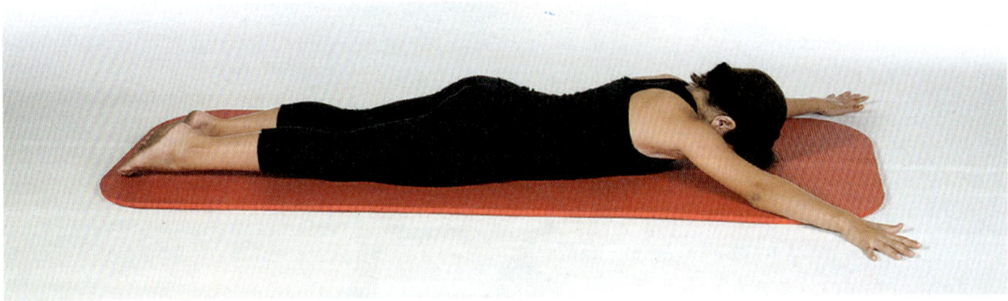

손바닥을 아래쪽으로 하고 마루를 따라 양 팔을 앞쪽으로 뻗는다. 완전히 들숨을 쉬면서 양쪽 어깨를 귀까지 올림한다.

어깨 내리기 (Gliding down)

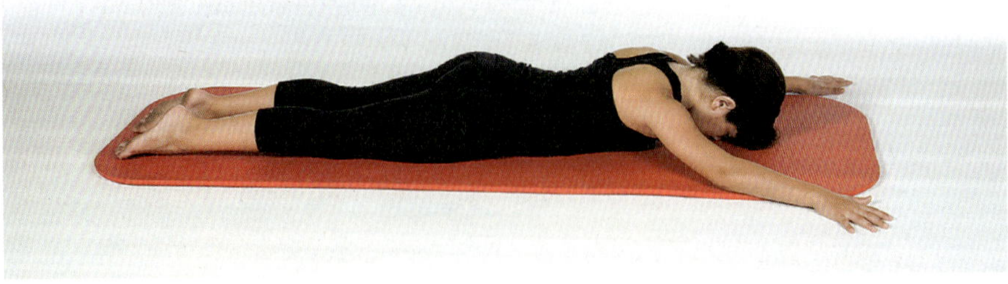

완전히 날숨을 쉬면서 양쪽 어깨를 부드럽게 활주하면서 내림한다.

비행기 자세 (Airplane Arms)

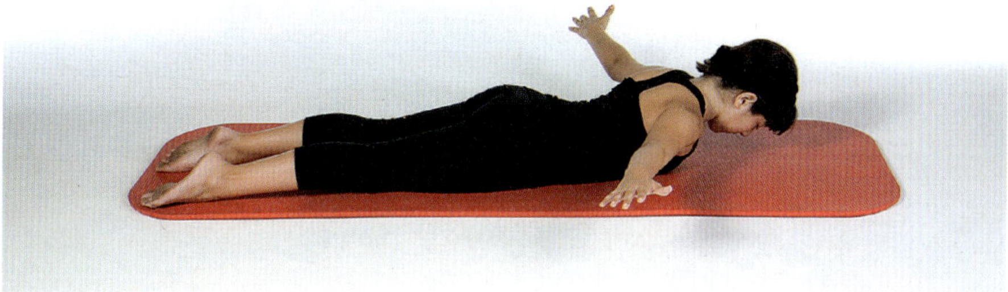

손바닥을 아래쪽으로 향하도록 하고, 양 팔을 옆으로 뻗는다(비행기 날개처럼). 그리고 비행기가 날듯이 바닥으로부터 위쪽 몸통을 들어올린다. 완전히 들숨을 한다.

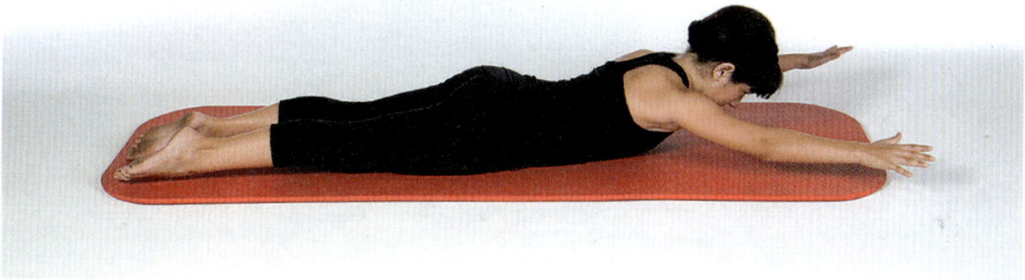

완전히 날숨을 쉬면서, 양 팔을 귀까지 들어올린다.

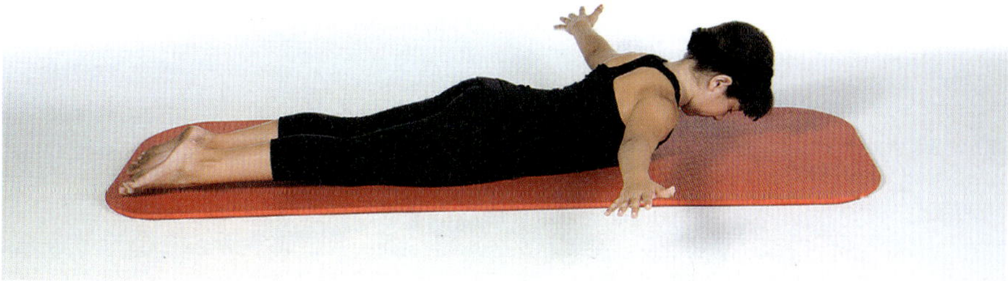

완전히 들숨을 쉬면서, 양 팔을 다시 측면으로 들어올린다.

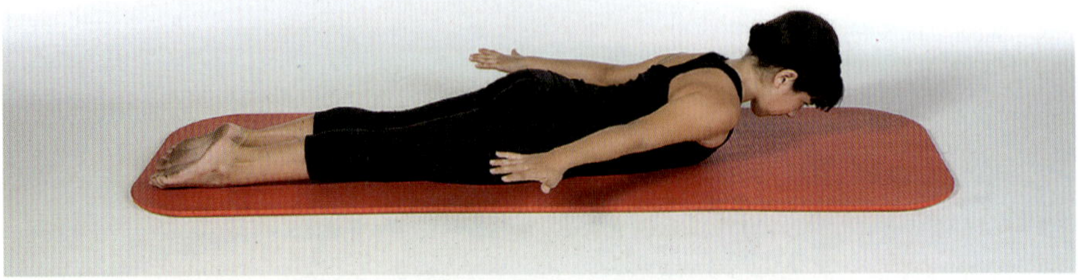

완전히 날숨을 쉬면서, 양 팔을 들어올린 채 몸통 옆으로 붙인다.

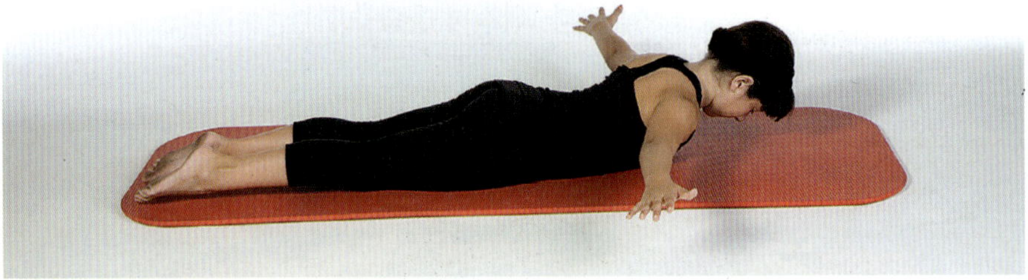

완전히 들숨을 쉬면서, 양 팔을 다시 측면으로 움직인다.

완전히 날숨을 쉬면서 몸을 매트 위에 내려 놓고 휴식을 취한다.

상호 운동(Reciprocal movement)

팔의 상호 운동을 이용함으로써 비행기 자세를 더욱 어렵게 만들 수 있다.

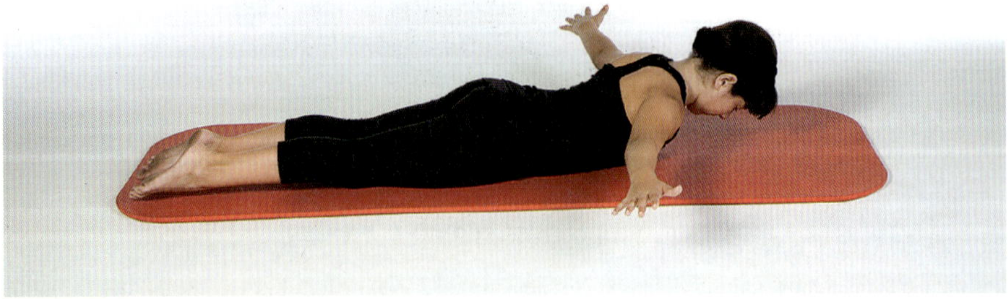

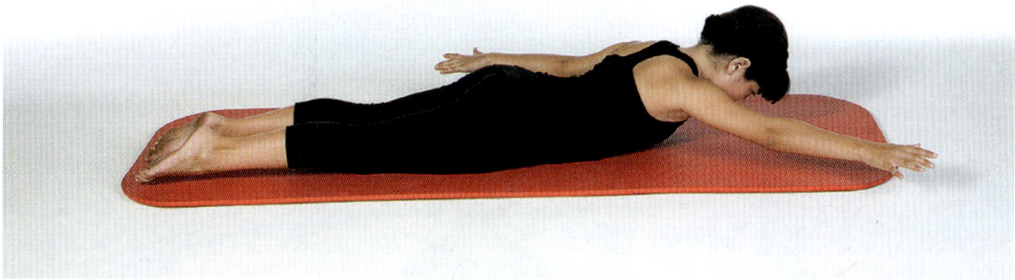

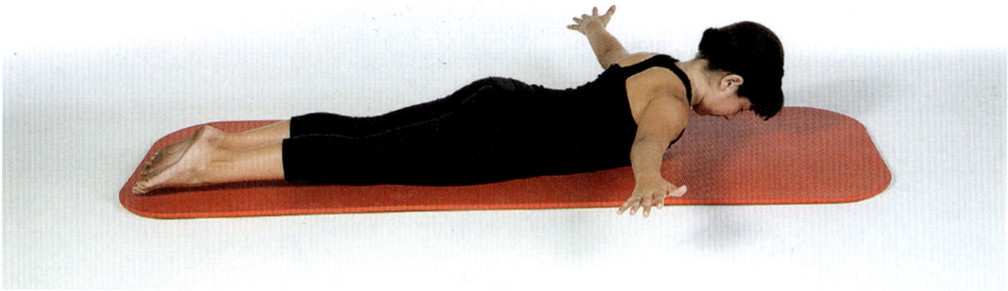

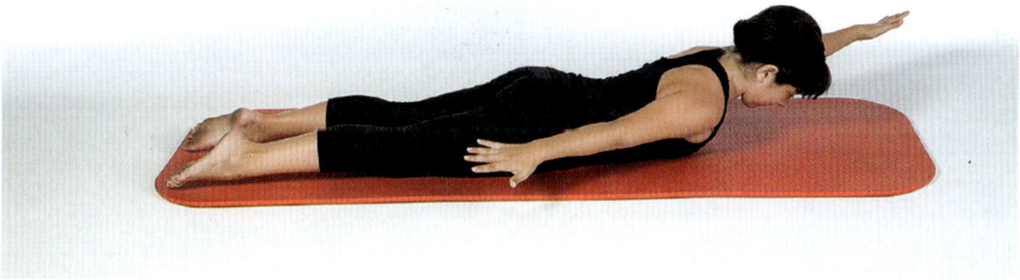

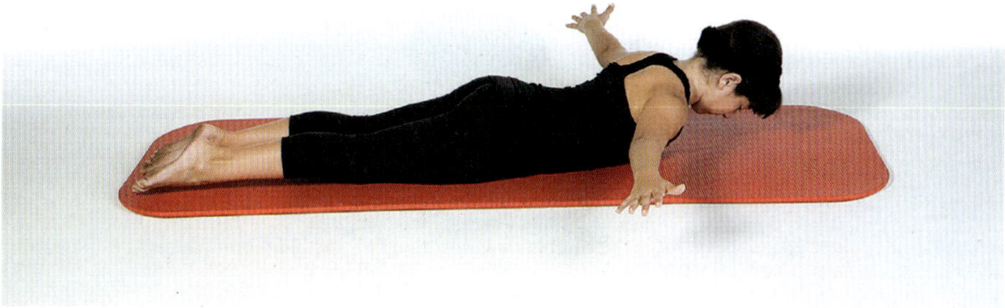

앉은 자세 (Sitting)

어깨올리기 (Shrugging)

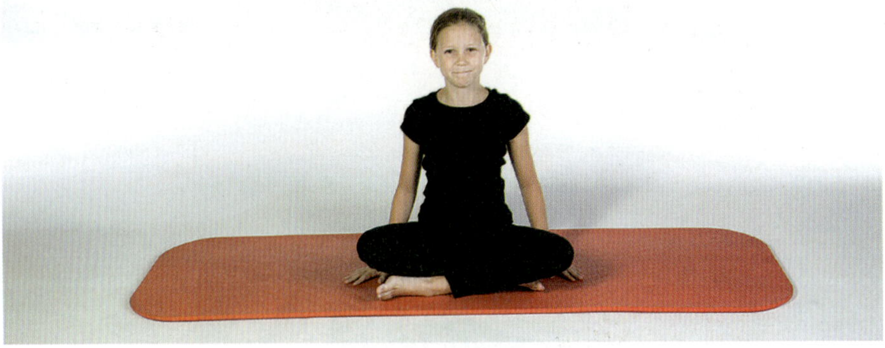

양반다리 자세로 앉아서, 양 팔을 몸통 옆에 붙이고, 손바닥을 매트 위에 내려놓는다.

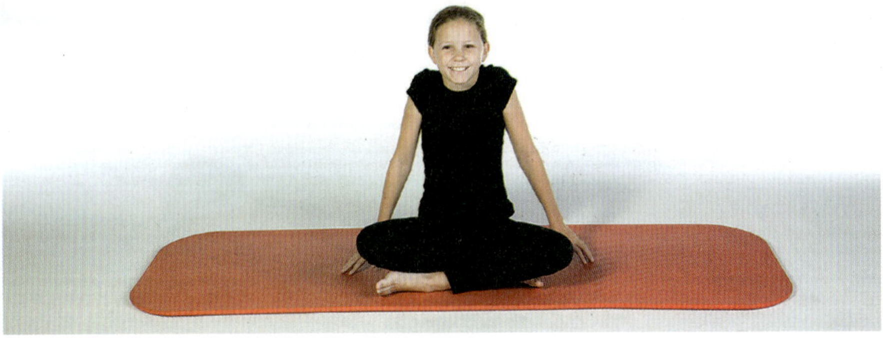

완전히 들숨을 쉬면서, 양쪽 어깨를 귀까지 올림한다.

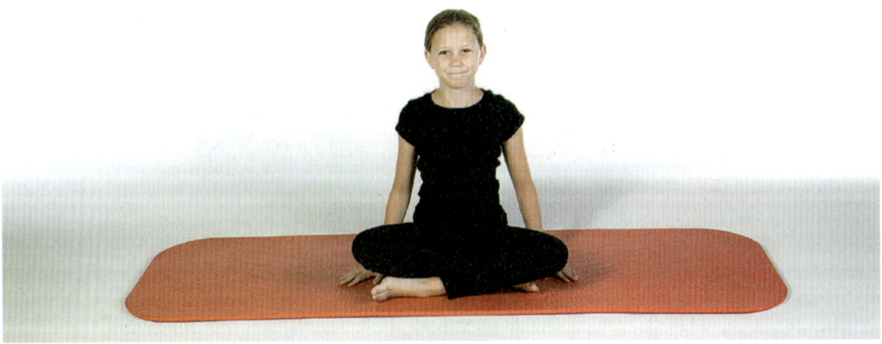

완전히 날숨을 쉬면서, 양쪽 어깨를 내림한다.

허그 어 트리(Hug a Tree, 나무 안기)

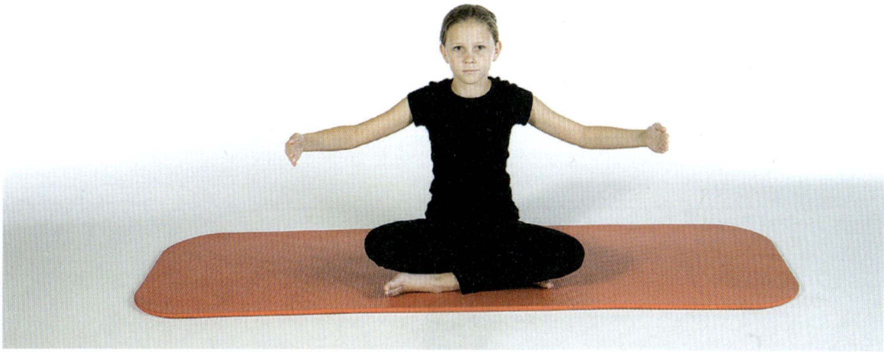

양반다리 자세로 앉아서, 양 팔을 옆으로 벌려서 팔과 손가락 끝에 힘을 준다.

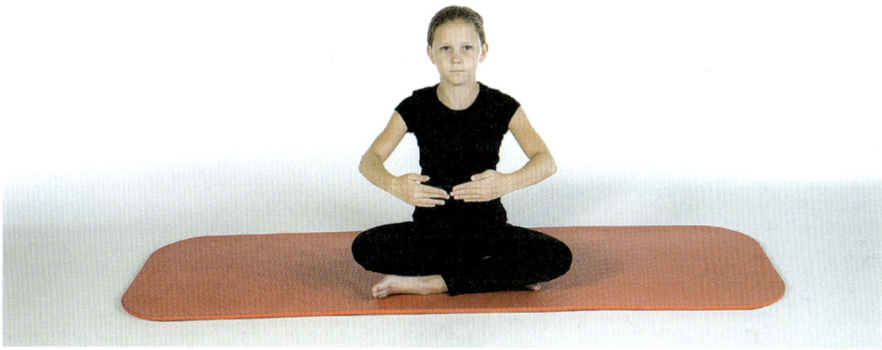

완전히 들숨을 쉬면서, 양 팔로 나무를 안듯이 동작을 취한다. 이때 양쪽 어깨뼈 사이의 간격이 벌어지고 등이 넓어진다.

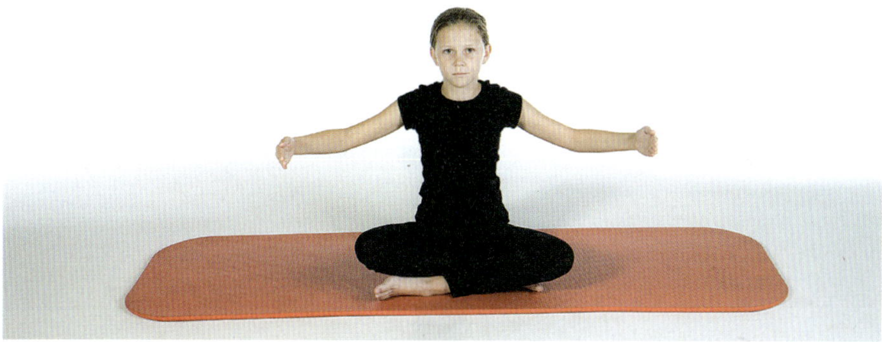

완전히 날숨을 쉬면서 시작자세로 되돌아온다. 이때도 팔과 손가락 끝에 힘을 유지한다.

서기 자세 (Standing)

위의 "어깨 올리기"와 "허그 어 트리"가 선 자세에서도 수행될 수 있다.

어깨올리기 (Shrugging)

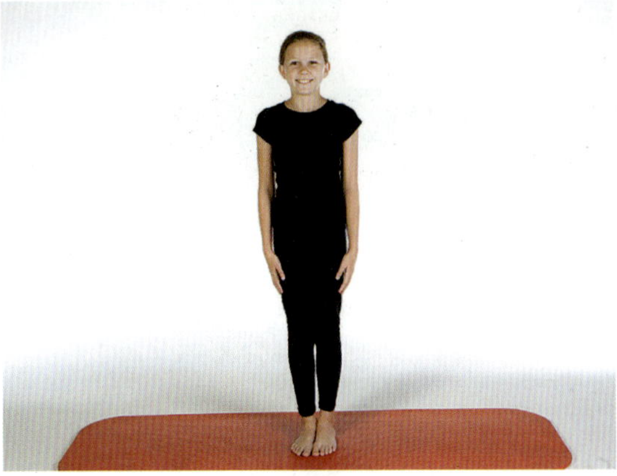

양쪽 어깨를 이완하고 선 자세를 취한다.

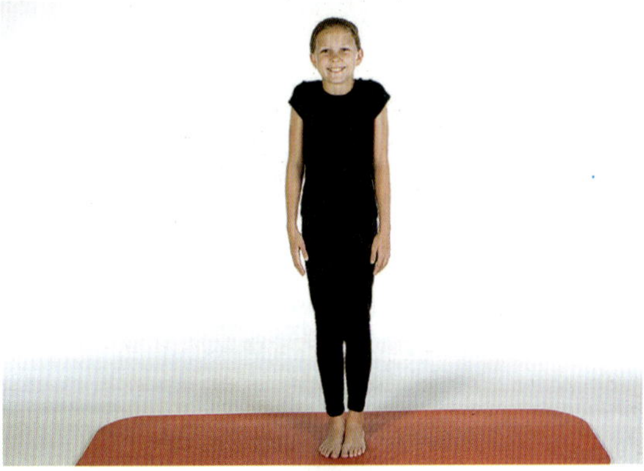

완전히 들숨을 쉬면서, 양쪽 어깨를 귀까지 위쪽으로 올림한다.

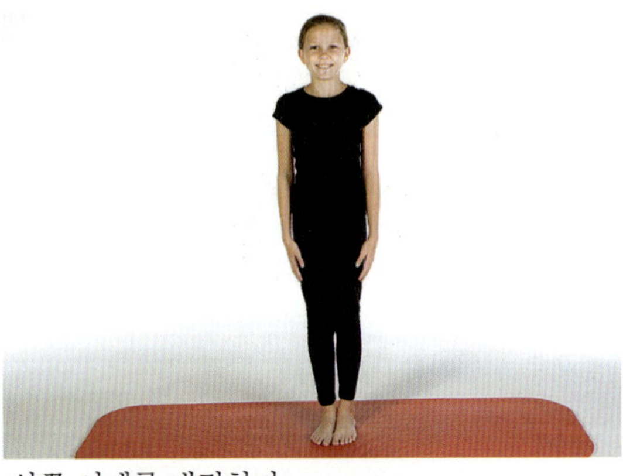

완전히 날숨을 쉬면서, 양쪽 어깨를 내림한다.

허그 어 트리(Hug a Tree)

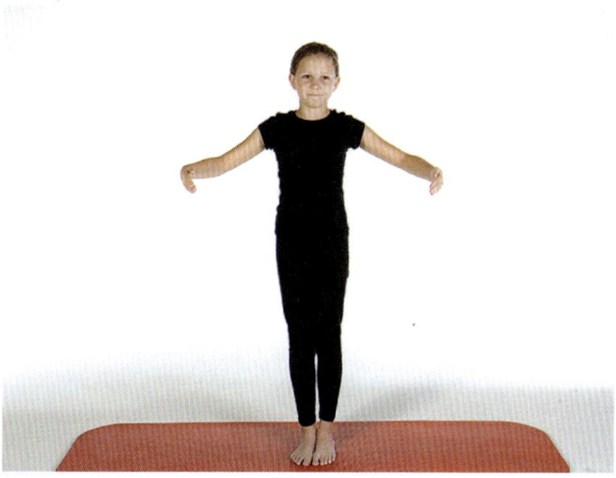

선 자세에서, 양 팔을 옆으로 벌림한다. 이때 팔과 손가락 끝에 힘을 준다.

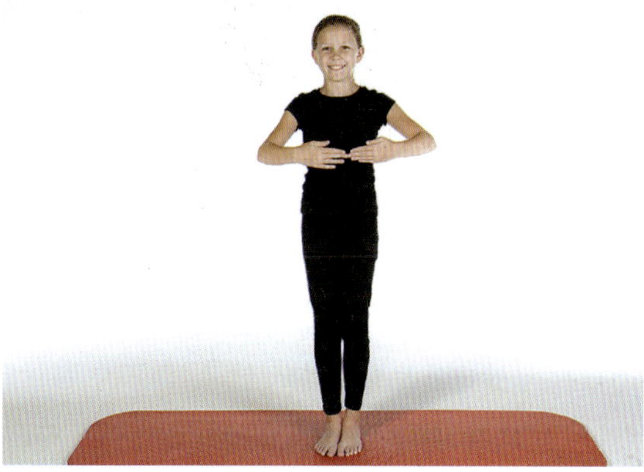

완전히 들숨을 쉬면서, 양 팔로 나무를 안듯이 동작을 취한다. 이때 양쪽 어깨뼈 사이의 간격이 벌어지고 등이 넓어진다.

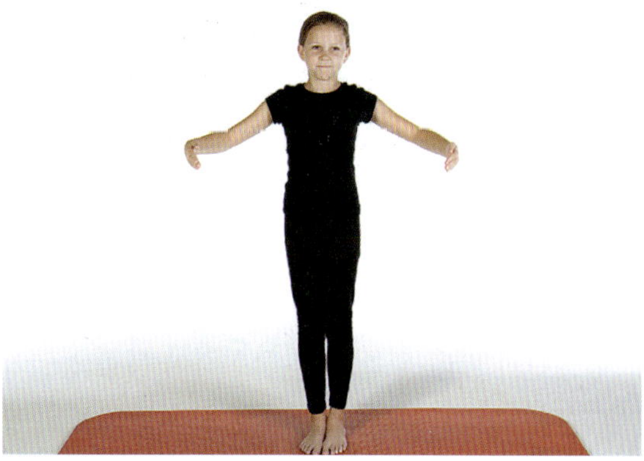

완전히 날숨을 쉬면서, 시작자세로 되돌아온다. 이때도 팔과 손가락 끝에 힘을 유지한다.

척추 가동성과 핵심 안정성 (Spinal Mobility and Core Stability)

척추 가동성 운동 (Spine Mobility Exercises)

척추 가동은 모든 운동면에서 고려되어야 한다. 척추 가동 운동은 척추를 "굽힘", "폄", "돌림", "옆굽힘"으로 움직인다. 7장에서 9장까지 설명된 완전한 운동 프로그램은 모든 가동범위를 다루고 있지만, 아래의 운동들은 준비운동과 자각을 위해 간단하게 수행된다.

고양이 운동 (The Cat)

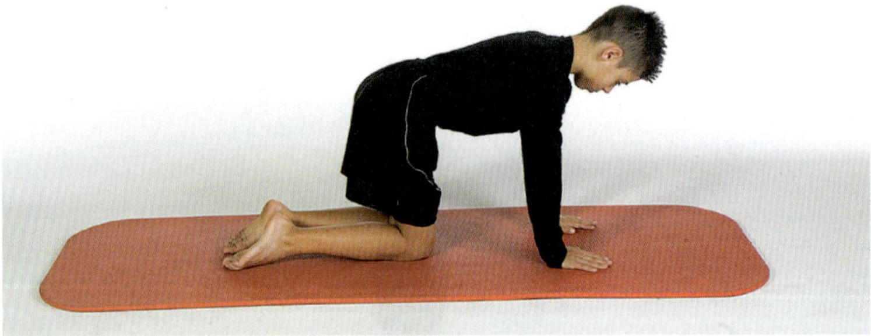

네발자세를 취하고, 엉덩관절과 무릎관절을 수직으로 하고, 어깨와 팔을 수직으로 만든다.
이 자세에서, 운동을 시작하고 끝을 낸다. 그리고 체인을 배로 묶어 바닥에 내려놓은 상태라고 생각하면서, 양 팔로 바닥을 계속 민다.

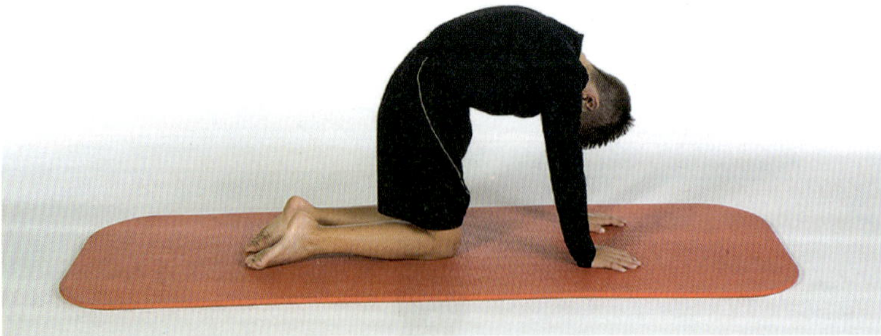

완전히 들숨을 쉬면서, 꼬리/골반과 머리/위쪽 등을 굽힘하여 등을 둥글게 만든다.
그리고 계속 손으로 바닥을 민다. 그리고 배에 묶인 체인을 위쪽으로 끌어올린다고 상상한다.

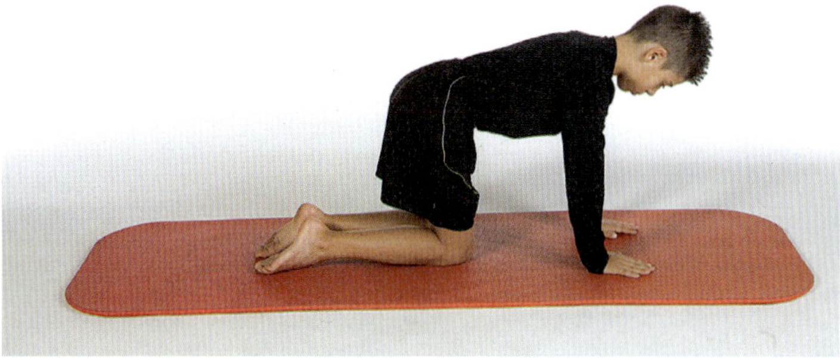

완전히 날숨을 쉬면서, 시작 자세로 되돌아온다.

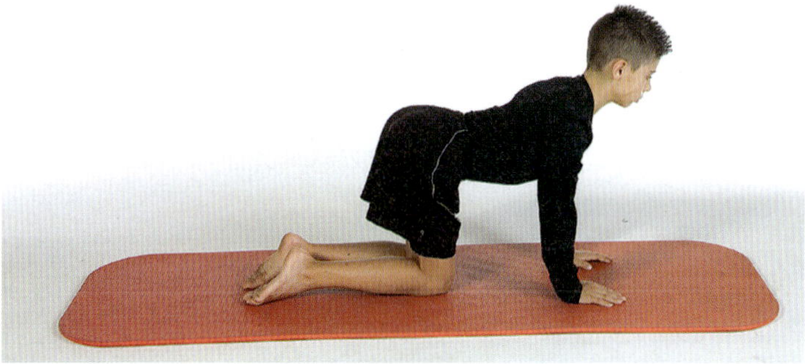

완전히 들숨하면서, 위쪽 등뼈를 부드럽게 폄(신전)한다. 빗장뼈가 열린다고 생각해 보자. 이때 등이 아래로 처지지 않도록 주의한다. 가슴을 부드럽게 앞쪽과 위쪽으로 뻗고, 꼬리를 부드럽게 뒤쪽과 위쪽으로 뻗도록 한다.

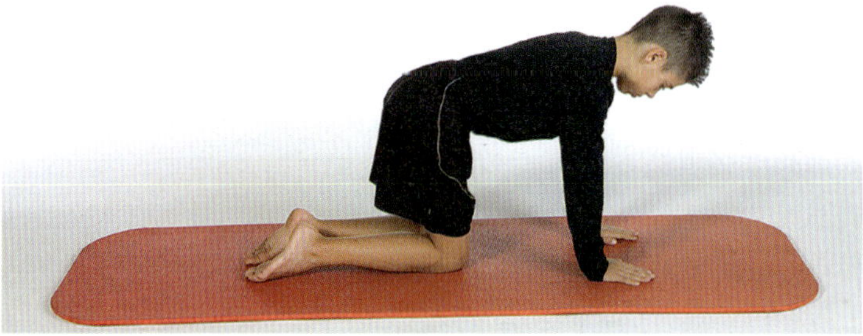

완전히 날숨하면서, 시작 자세로 되돌아온다.

브릿지 (The Bridge, 교각운동)

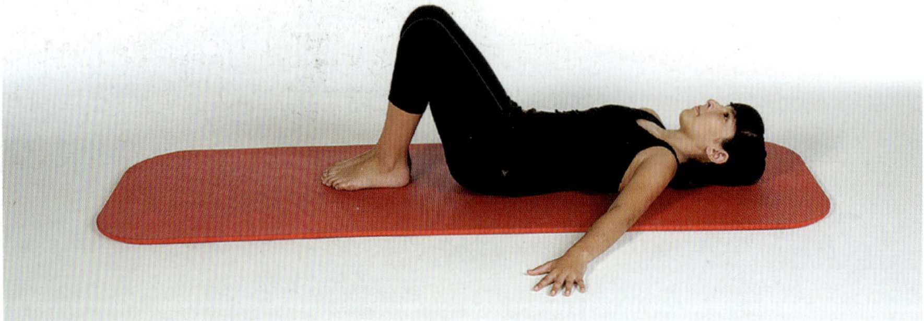

누운 자세에서 무릎을 세우고(발바닥을 마루바닥에 대고), 양 팔을 약간 벌려 손바닥을 마루바닥에 댄다. 그리고 양 발을 궁둥뼈와 약 12인치 간격으로 띄운 상태에서 양 발과 궁둥뼈를 일직선되게 배치하고, 체중을 양 발에 균등히 배분한다. 기억해야 할 것은 이 자세에서, 양쪽 어깨를 귀로부터 아래로 내리고, 턱을 부드럽게 안쪽과 아래쪽으로 당김하는 것(목 뒤쪽을 길게 늘인다)이다. 그리고 들숨을 한다.

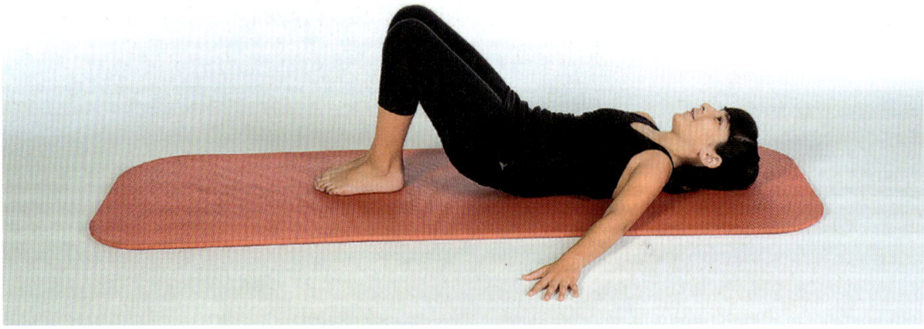

완전히 날숨을 쉬면서, 골반과 척추를 말아 올리듯이 공중으로 끌어올리는데, 꼬리뼈부터 먼저 시작하고, 어깨뼈가 완전히 바닥으로부터 떨어질 때까지 한다.

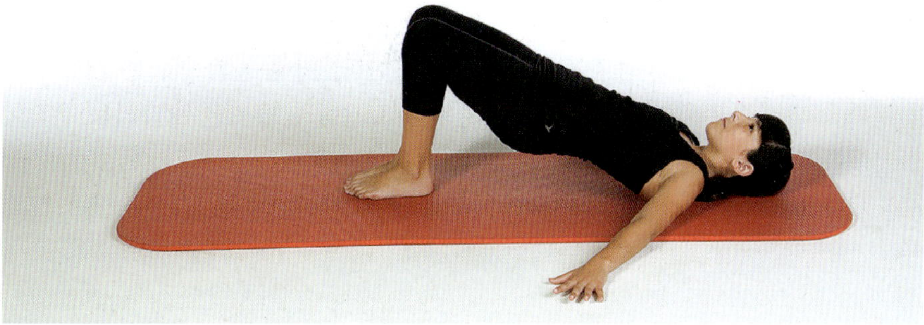

양쪽 무릎과 어깨의 앞쪽을 잇는 대각선이 몸통을 통과해 그려진다. 이 자세의 끝에서 완전히 들숨을 하고, 폐를 채운다.

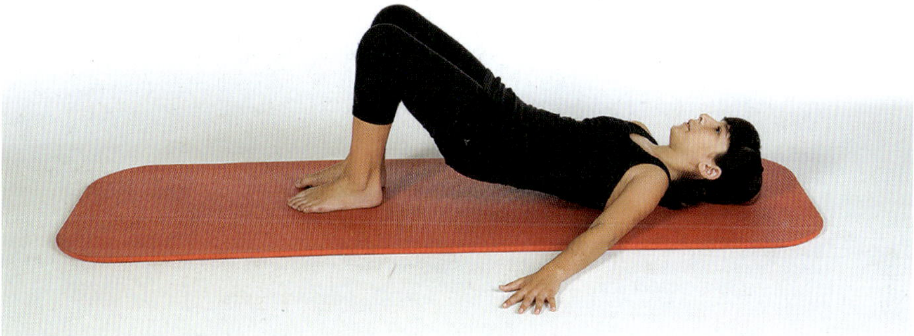

완전히 날숨을 쉬면서, 위쪽에서 아래쪽까지 원래 자세로 말았던 것을 풀듯이 움직인다.

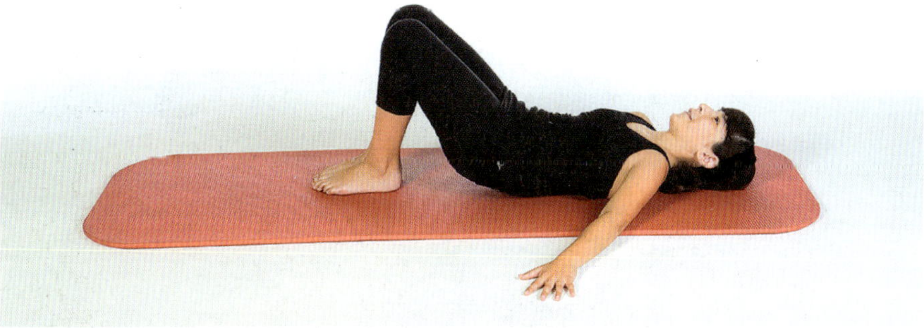

골반이 완전히 바닥에 내려올 때까지...

브릿지 운동을 할 때, 기억할 것은 발로 바닥을 눌러 주어야 한다는 것이다. 골반을 들어올릴 때, 양쪽 허벅지와 무릎을 발가락에 닿게 한다고 생각한다.

핵심근 안정화 운동 (Core Stability Exercises)

핵심근의 안정화 운동은 모든 운동면에서 고려되어야 한다. 이 운동의 목표는 개별 운동을 위한 이상적인 정렬을 달성하고 유지하는 것이다. 운동 프로그램과 방법은 팔다리를 움직이는 동안 신체의 안정성을 유지하기 위해 Joseph Pilates에 의해 개발되었고, 이 책에서 설명될 것이다. 준비운동과 자각의 목적으로써, 우리는 누운 자세에서 이루어지는 핵심근 안정화 운동을 시작할 것이다.

공중에 뜨는 자세 (Hover)

누운 자세에서 무릎을 세우고, 양 손을 깍지 끼고 머리 뒤쪽에 배치한다. 완전히 들숨을 쉬면서, 윗몸통을 굽힘하지 않고 바닥으로부터 들어올린다. 공중에 뜨는 자세는 척추를 곧게 하고 하늘을 쳐다보면서 어깨와 윗몸통을 매트로부터 들어올리는 것이다. 완전히 날숨을 쉬면서, 매트 위로 되돌아간다.

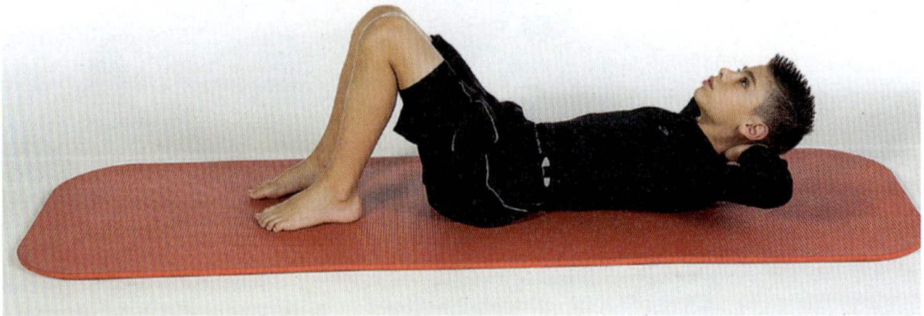

리브 컬 (Rib Curl, 가슴 굽히기)

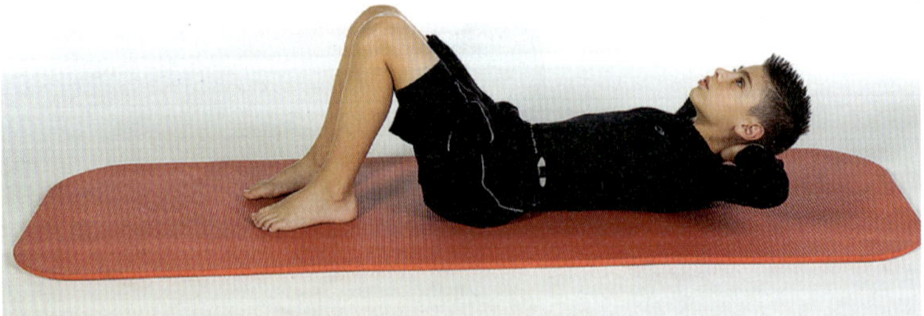

완전히 들숨을 쉬면서, 윗몸 일으키기를 시작한다.

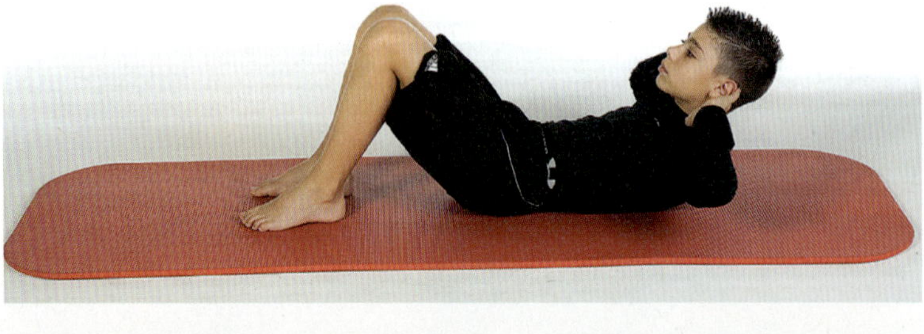

완전히 날숨하면서, 갈비우리를 부드럽게 구부린다. 기억해야 할 것은, 윗몸을 구부리는 동안, 골반이나 엉덩이, 혹은 발을 잡아서는 안 된다. 이런 굽힘된 자세에서 완전히 들숨을 하고, 그 다음 날숨을 쉬면서 매트 위로 되돌아간다.

힙 폴드(Hip Folds, 엉덩관절 굽히기)

누운 자세에서 무릎을 세우고, 양 팔을 약간 벌려 손바닥을 마루바닥에 댄다. 그리고 양 발을 궁둥뼈와 약 12인치 간격으로 띄운 상태에서 양 발과 궁둥뼈를 일직선되게 배치하고, 체중을 양 발에 균등히 배분한다. 기억해야 할 것은 이 자세에서, 양쪽 어깨를 귀로부터 아래로 내리고, 턱을 부드럽게 안쪽과 아래쪽으로 당김하는 것이다

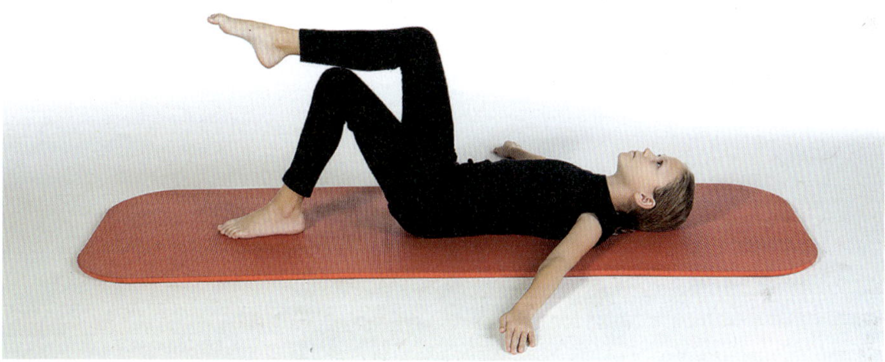

완전히 들숨을 쉬면서, 오른쪽 무릎을 90°로 굽힘하여 들어올린다. 완전히 날숨을 쉬면서 바닥으로 되돌이온다.

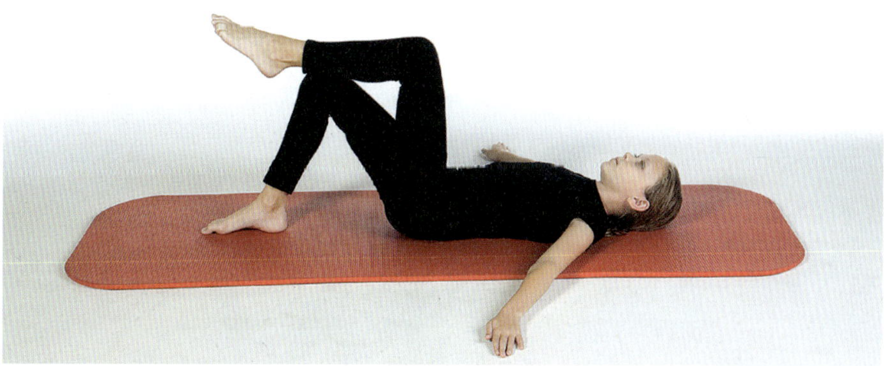

완전히 들숨을 쉬면서, 왼쪽 무릎을 90°로 굽힘하여 들어올린다. 완전히 날숨을 쉬면서 바닥으로 되돌아온다. 다리를 올림하거나 내림할 때 몸통의 자세가 바뀌지 않도록 조심한다.

토우 탭 (Toe Taps)

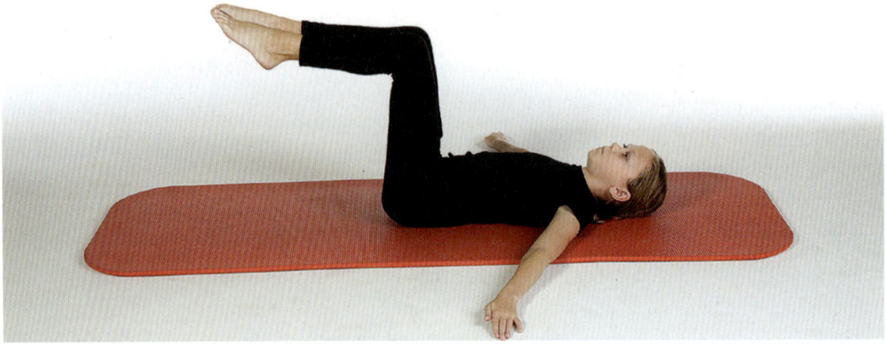

이 운동은 엉덩관절과 무릎관절이 90° 굽힘되는 테이블 톱(table top) 자세에서 시작한다. 이 운동을 할 때 기억해야 할 것은 턱, 갈비우리, 양 팔 및 엉덩관절이 그 자세로 유지되어야 한다는 것이다.

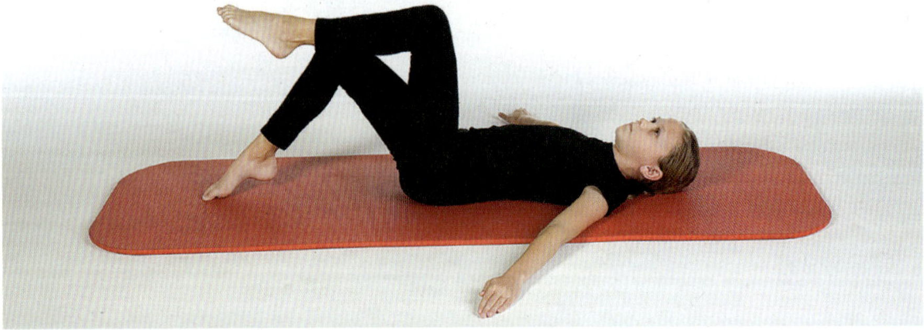

완전히 들숨을 한다. 날숨을 쉬면서, 오른 발가락으로 바닥을 톡톡 때린다(이때 왼쪽 다리는 움직이지 않고, 그 자세를 그대로 유지해야 한다).

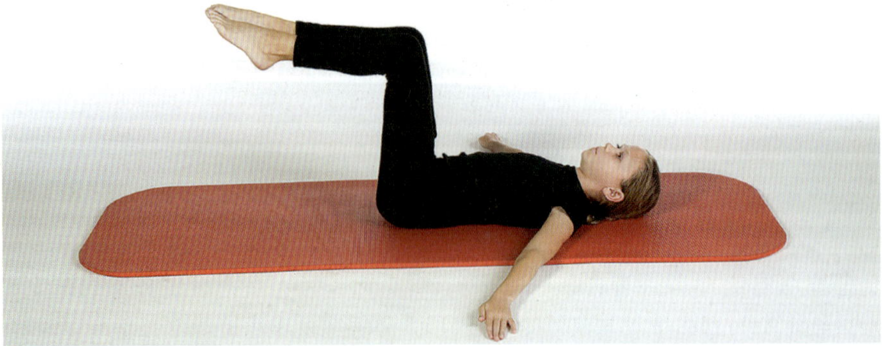

완전히 들숨을 쉬면서, 오른 무릎을 90° 자세로 되돌린다.

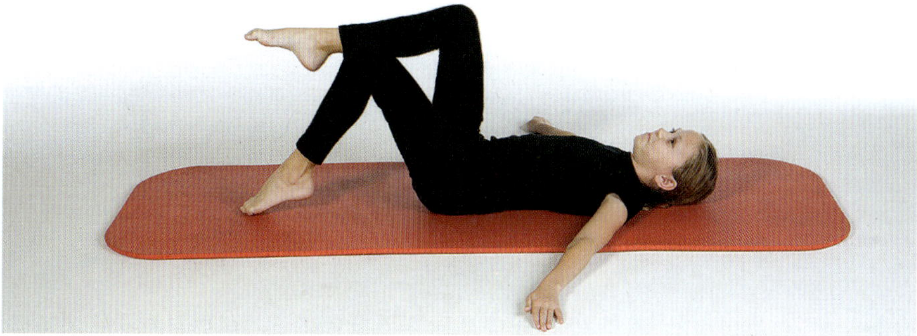

날숨을 쉬면서, 왼 발가락으로 바닥을 톡톡 때린다. 운동의 난이도를 높이기 위해, 들숨 상태에서 토우 탭을 시작해 보고, 날숨 상태로 되돌아간다.

더블 니 사이드 드롭(Double Knee Side Drop)

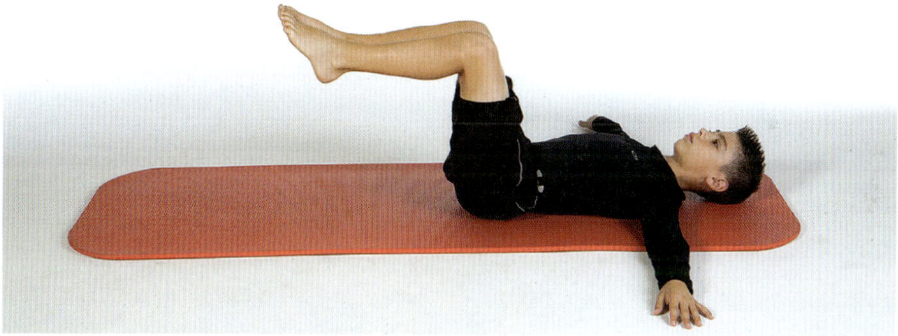

이 운동은 90°의 테이블 톱(table top) 자세에서 시작하고, 손바닥을 바닥으로 향하게 하고 양 팔을 측면으로 벌림한다. 이 운동을 할 때 기억해야 할 것은 턱, 갈비우리, 양 팔 및 엉덩관절을 그 자세로 유지해야 한다는 것이다.

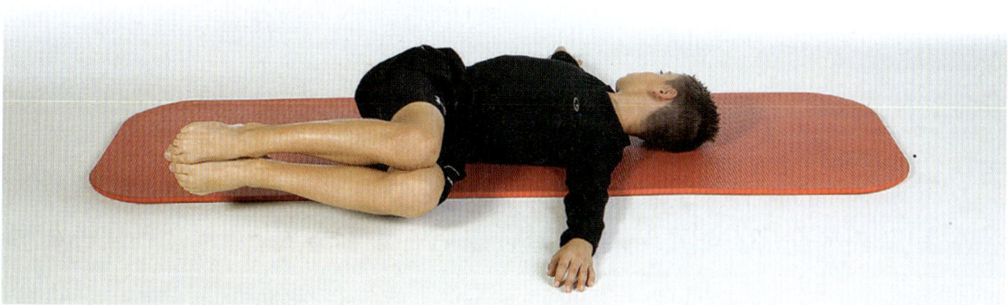

완전히 날숨을 쉬면서, 양쪽 다리를 부드럽게 왼쪽으로 내려놓는다. 들숨을 쉬면서 몸통이 신장되는 것을 느껴본다.

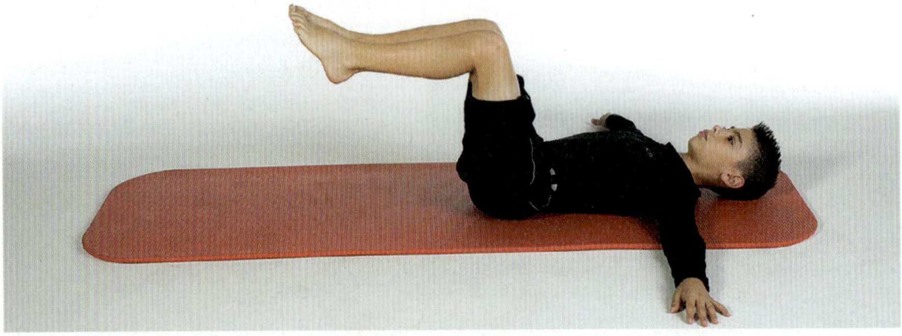

완전히 날숨을 하고, 갈비우리, 허리 및 엉덩관절을 순차적으로 움직이면서 90° 의 자세로 되돌아온다.

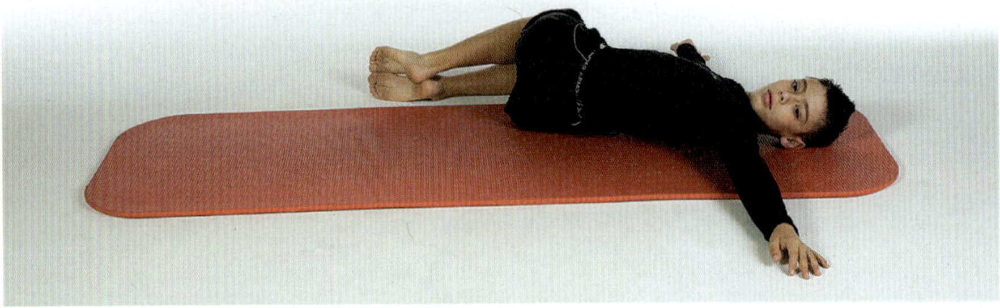

완전히 날숨을 쉬면서, 양쪽 다리를 오른쪽으로 부드럽게 내려놓는다. 들숨을 쉬면서 몸통이 신장되는 것을 느껴본다.

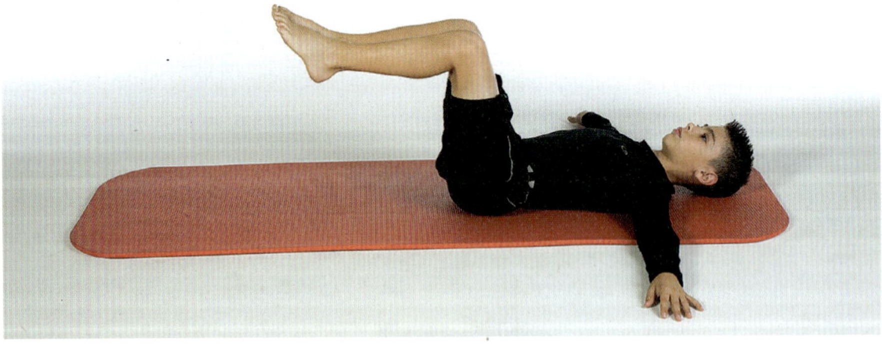

완전히 날숨을 하고, 갈비우리, 허리 및 엉덩관절을 순차적으로 움직이면서 90° 의 자세로 되돌아온다.

들숨을 쉬면서, 그 자세를 유지하고, 그 다음 날숨을 쉬면서 발을 지면바닥으로 내려놓는다.

주의점

운동은 호흡 패턴을 바꿈으로써 변화될 수 있다.

안전한 자세를 위한 일반적인 수정(General Modifications for Safe Positioning)

- 사전 필라테스 운동을 하는 동안이나 이후에 학생들의 목이 매트 위에 적절하게 배열되지 않는다면(턱이 천장 쪽으로 들리고 목이 폄되면), 목의 뒤쪽을 늘이기 위해 그리고 머리가 잘 정열되도록 하기 위해 작은 베개를 이용할 수도 있다.
- 만약 타이트한 등 근육이나 뒤넙다리근 때문에 척추의 압박 없이도 학생이 똑바른 앉은 자세를 취할 수 없다면, 작은 블록이나 돌돌 말린 매트 위에 앉도록 하는 것도 도움이 될 수 있다.

참고문헌(References)

Solomon, J., O'Brien, J., 2011. *Pediatric Skills for Occupational Therapy Assistants*, 3rd ed. St Louis: Mosby

7장(Chapter 7)
아동(5-8세)을 위한 필라테스 운동
(Pilates Exercises for Early Childhood, Ages 5-8)

서론 (Introduction)

1장에서 언급되었듯이, 몇몇 필라테스 운동들은 초기 아동기에 부적절할 수 있다. 그러나 본 장은 5-8세 아동을 위한 적절한 필라테스 운동들을 다루고 있다. 이 연령대의 티칭은 재미있는 창조성을 필요로 하고, 판에 박힌 학습에 기반을 두지 않아야 한다. 창조적이고 자연스런 움직임의 변화는 이들 연령대의 수업을 만들기 위해 선택된 필라테스 운동과 결합될 수 있다. 이들 아동을 티칭하는 필라테스 강사는 초기 아동 교육을 위한 훈련과 자격을 갖추어야 한다. 필라테스 강사들은 필라테스 운동의 원리와 적절한 연령대의 필라테스 운동을 알아야 하고, 엄격한 운동 방법을 고수하기 보다는 필라테스 운동을 놀이와 움직임으로써 이해해야 한다.

본 장의 운동들 (Exercise Included in this Chapter)

- 가상 줄넘기 준비운동 (Imaginary Jump Rope Warm-up)
- 스탠딩 시퀀스(Standing Sequence)
- 서기에서 앉기(이동 과정)
- 헌드레드(The Hundred): 수정 - 무릎꿇기
- 헌드레드(The Hundred): 수정 - 누운 자세
- 롤-업(The Roll Up)
- 롤링 백(Rolling Back)
- 원 레그 스트레칭(The One Leg Stretch)
- 스파인 스트레치(The Spine Stretch)
- 스완-다이브(Swan-Dive): 준비 단계
- 스완-다이브(Swan-Dive)
- 원 레그 킥(The One Leg Kick)
- 스위밍(Swimming): 수정 - 네발자세
- 물개(The Seal)
- 앉기에서 서기(이동 과정)

주의점

본 장에 있는 사진의 아동들은 모두 5-8세 아동은 아니다. 가상의 줄넘기 준비 운동과 선 자세 운동 순서는 전통적인 필라테스 운동은 아니지만, 다음 장들의 필라테스 운동들을 준비하는데 도움을 주기 때문에 여기에 포함시켰다.

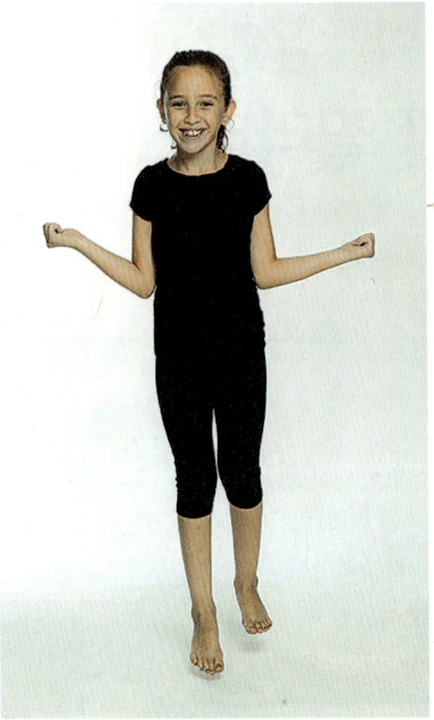

가상 줄넘기 준비 운동 (Imaginary Jump Rope Warm-up)

줄을 잡고 있다고 생각하고, 오른 발을 앞으로 내고, 왼발을 뒤에 배치한다. 제자리에서 줄넘기를 하듯이 점프를 하면서, 10에서 1까지 거꾸로 숫자를 센다.

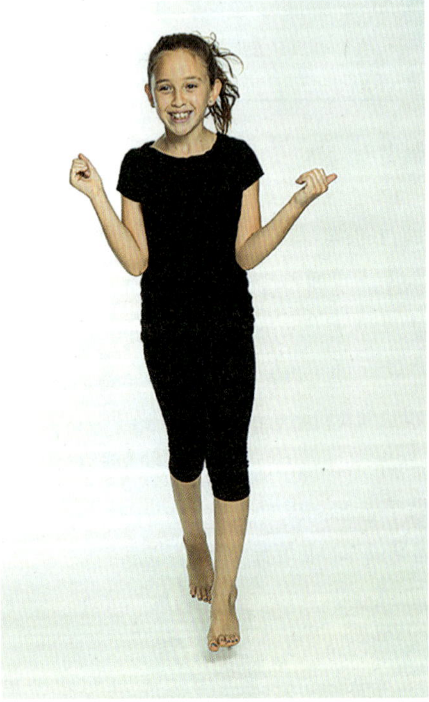

이번에는 왼발을 앞으로 내고, 오른발을 뒤에 배치한다. 제자리에서 줄넘기를 하듯이 점프를 하면서, 10에서 1까지 거꾸로 숫자를 센다.

발의 위치를 바꾸어(오른발을 앞으로, 왼발을 뒤로), 줄넘기를 하듯이 점프하면서 1에서 8까지 숫자를 센다. 그런 다음 다시 발을 바꾸어(왼발을 앞으로, 오른발을 뒤로), 1에서 8까지 숫자를 센다.

6에서 1까지 거꾸로 숫자를 세고, 1에서 4까지 바로 숫자를 세고, 2에서 1까지 거꾸로 숫자를 세는 동안, 발을 앞뒤로 계속 바꾼다.

그런 다음, 1, 1, 1, 1, 1, 1, 1를 셀 때마다 계속 발을 바꾼다.

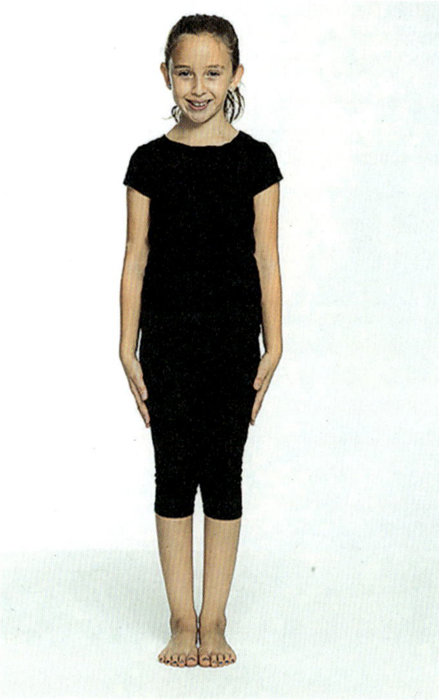

스탠딩 시퀀스 (Standing Sequence)

우주 공간으로 로켓 쏘기 (Boosting into Outer Space)

양 발을 함께 모으고 선 자세를 취한다. 다리의 옆면을 각각의 팔로 강하게 압박한다.

형상화(Imagery): 마치 로켓 발사대에 놓인 로켓 것처럼, 양 팔을 각각의 다리 옆면에 압박한다.

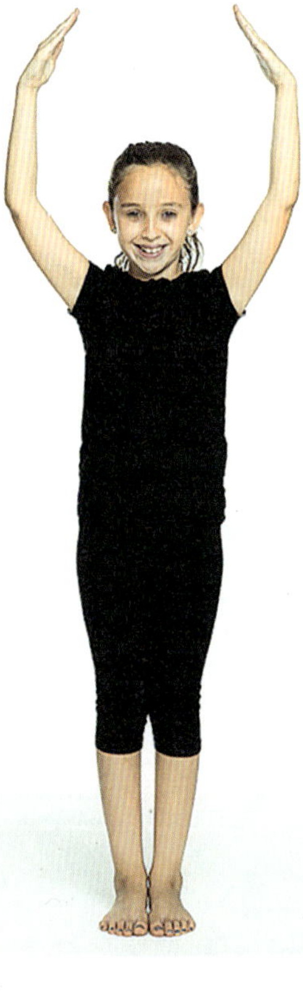

들숨을 쉬면서, 달을 안듯이 양 팔을 하늘 위로 들어 올린다(필라테스 강사는 아동에게 달을 안을 것인지 아니면, 해를 안을 것인지를 물어보고, 그들이 선호하는 것을 안도록 아동에게 지시한다).

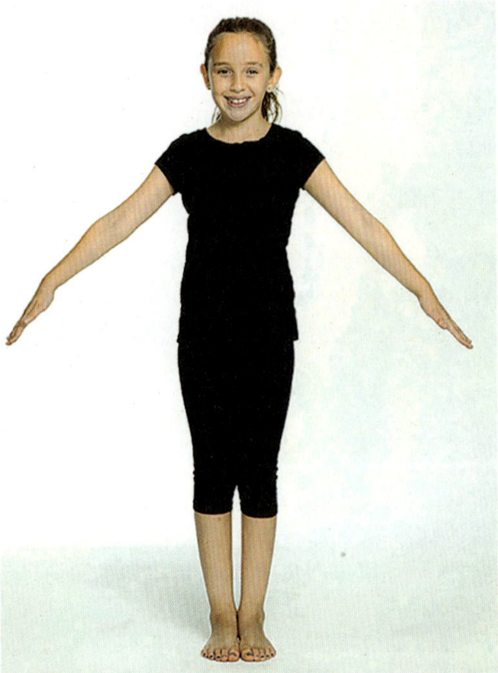

날숨을 쉬면서 양 팔을 다리 측면에 내려놓는다(필라테스 강사는 아동에게 우주로 날아갈 수 있도록 주문할 수 있고, 팔을 내릴 때 "발사"라고 말하도록 지시할 수 있다).

주의점

균형의 난이도를 높이기 위해, 발꿈치를 지면으로부터 들어 올린 채 위에 쓰인 순서대로 반복해 본다.

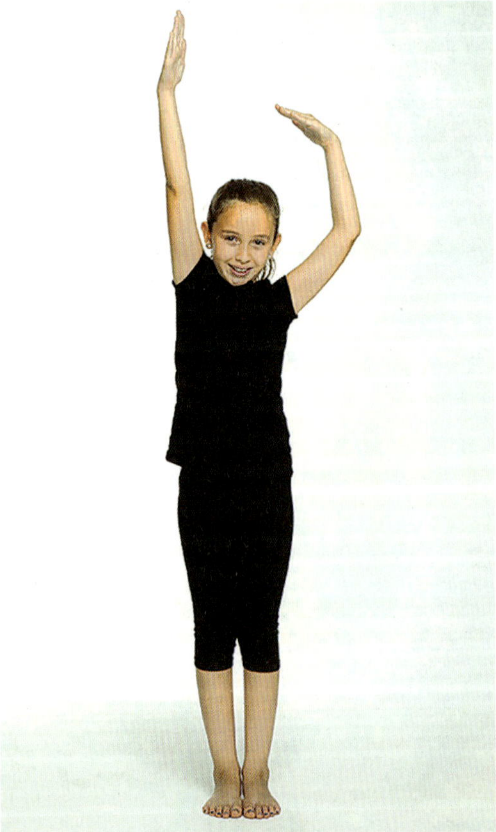

암 스트레치 (Arm Stretch)

오른팔을 천장 쪽으로 스트레칭한다.

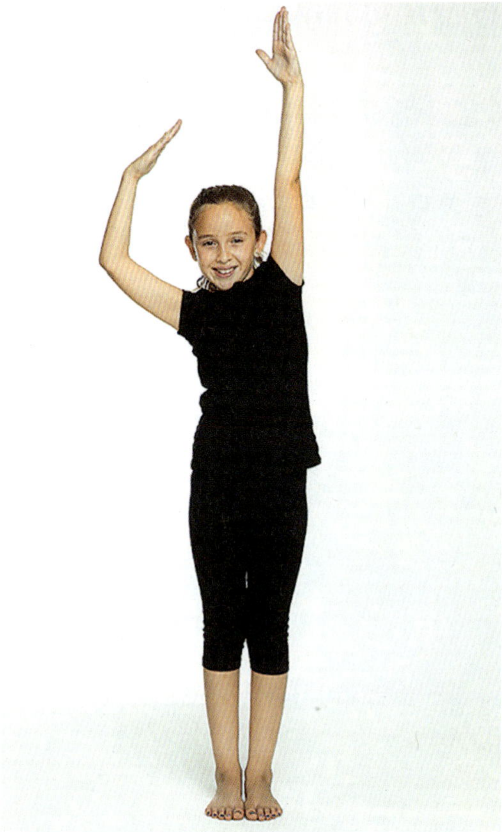

왼팔을 천장 쪽으로 스트레칭한다.

형상화(Imagery): 별나라에 도착한다.

주의점

균형의 난이도를 높이기 위해, 발꿈치를 지면으로부터 들어 올린 채 위에 쓰인 순서대로 반복해 본다.

서기에서 앉기(이동) [Stand to Sit(Transition)]

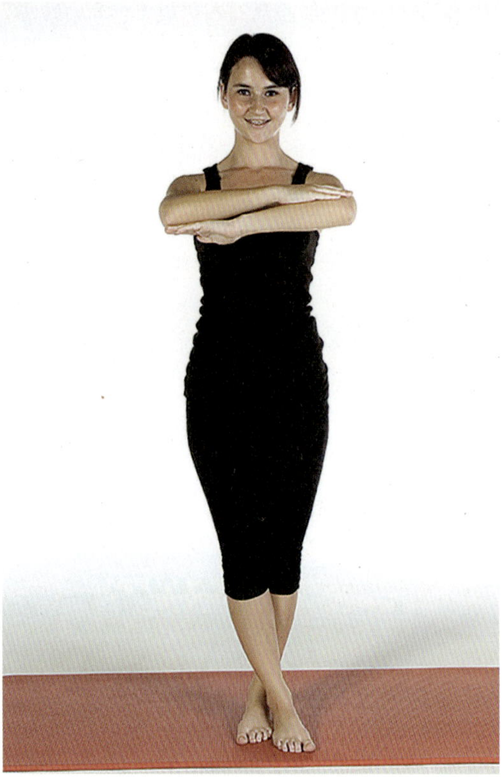

"요정"처럼, 양 팔을 교차하여 한쪽 아래팔을 다른 쪽 아래팔 위에 올려놓는다. 한 쪽 다리를 다른 쪽 다리 뒤에 배치한다.

부드럽고 천천히, 바닥 쪽으로 내려가서 매트 위에 앉는다.

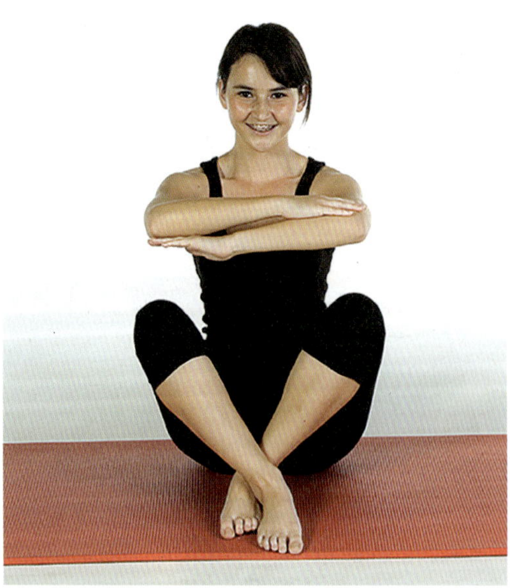

주의점

균형의 난이도를 높이기 위해, 발꿈치를 지면으로부터 들어 올린 채 위에 쓰인 순서대로 반복해 본다.

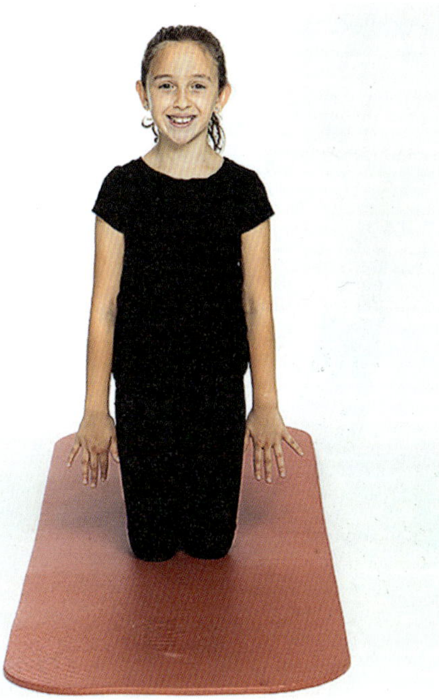

헌드레드: 수정 - 무릎꿇기 [The Hundred (Modified - Kneeling)]

매트 위에서 무릎서기 자세를 취한다. 배를 부드럽게 들어올리고, 꼬리뼈를 이완시킨다. 이때 양팔을 다리 옆면에 부착하고, 손바닥을 뒤쪽으로 향하게 한다.

5를 세는 동안 팔을 펌핑하면서 코로 천천히 들숨을 한다. 그런 다음, 5를 세는 동안 팔을 펌핑하면서 코나 입을 통해서 천천히 날숨을 한다. 10회를 반복한다.

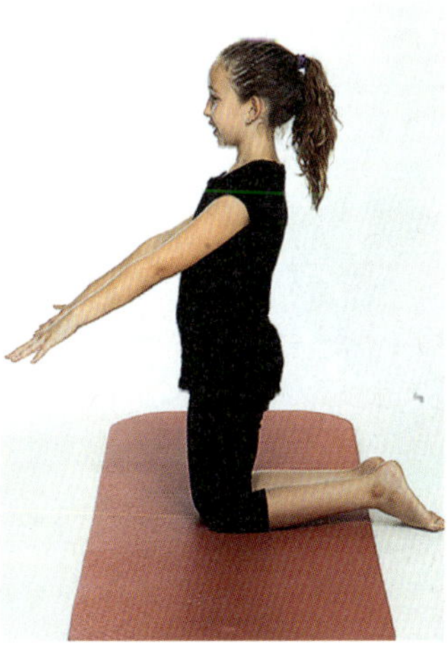

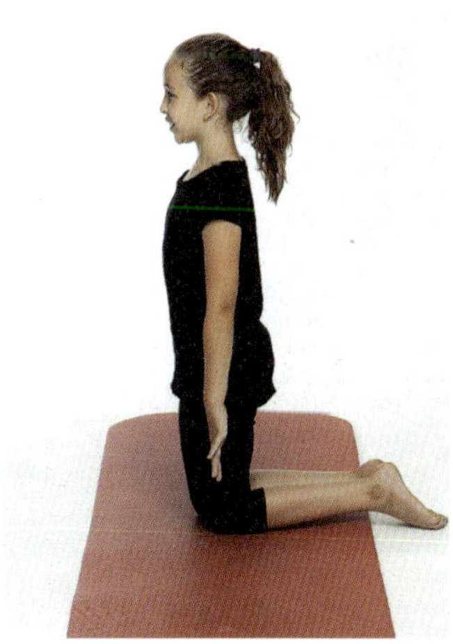

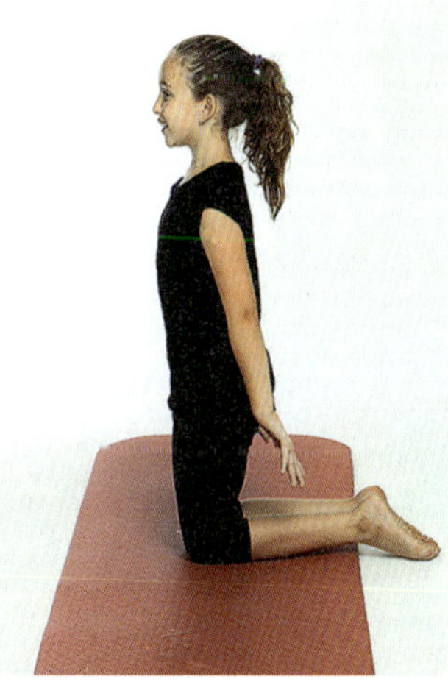

주의점

팔을 펌핑하는 동안, 몸통의 안정화에 집중한다.

헌드레드: 수정 - 90° 자세 [The Hundred(Modified - Supine Table Top)]

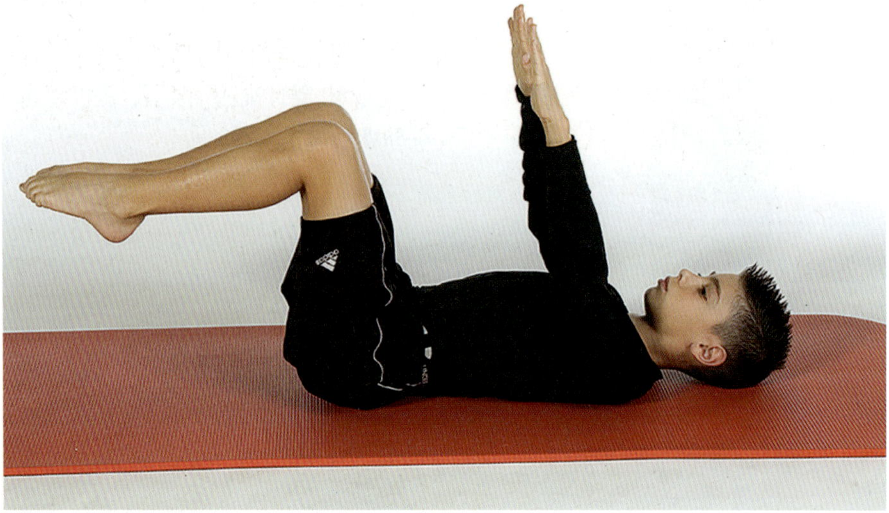

누운 자세에서 양 다리를 붙이고, 90° 자세(table top)를 취한다. 양 팔을 천장까지 들어올린다.

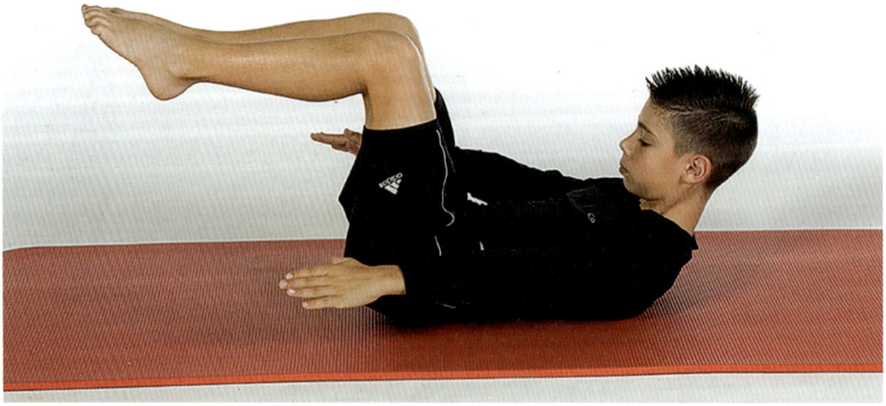

목 뒤쪽을 길게 늘인 상태로 유지하고, 상체를 들어올리고, 양 팔을 엉덩관절 높이까지 내린다.

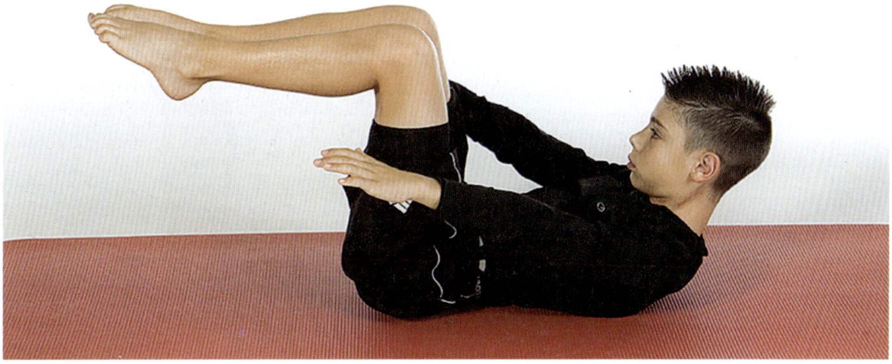

5를 세는 동안 팔을 펌핑하면서, 코로 천천히 들숨을 한다. 그런 다음, 5를 세는 동안 팔을 펌핑하면서, 코나 입으로 천천히 날숨을 한다. 10회를 반복한다. 바닥으로부터 6-8인치 높이로 양 팔을 유지한다.

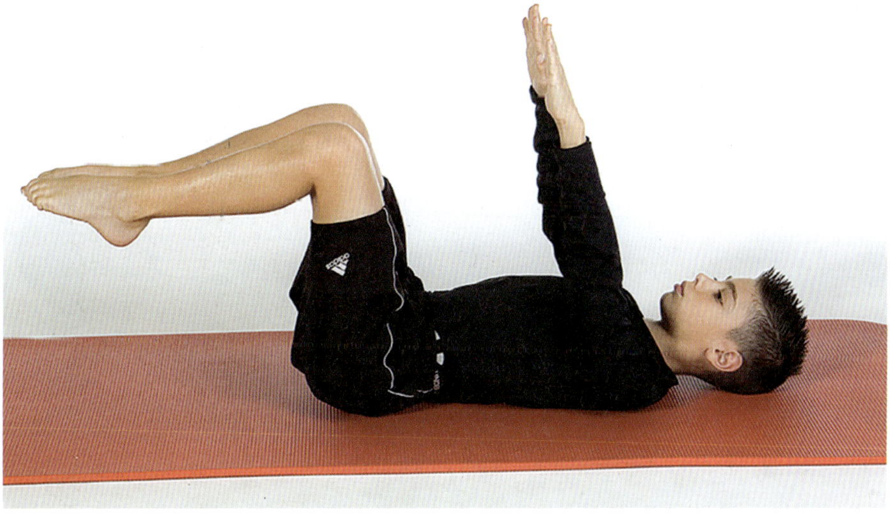

끝내기 위해, 조절하면서 천천히 아래쪽으로 롤링한다.

롤-업 (The Roll-Up)

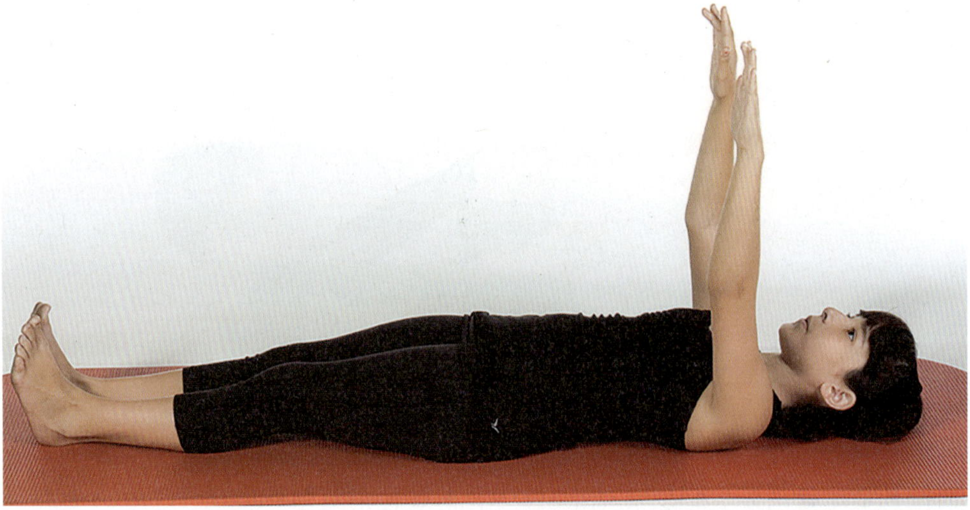

누운 자세에서, 양 다리를 붙이고 길게 뻗는다. 양 팔을 하늘로 뻗어서, 쳐다볼 수 있는 창문을 만든다.

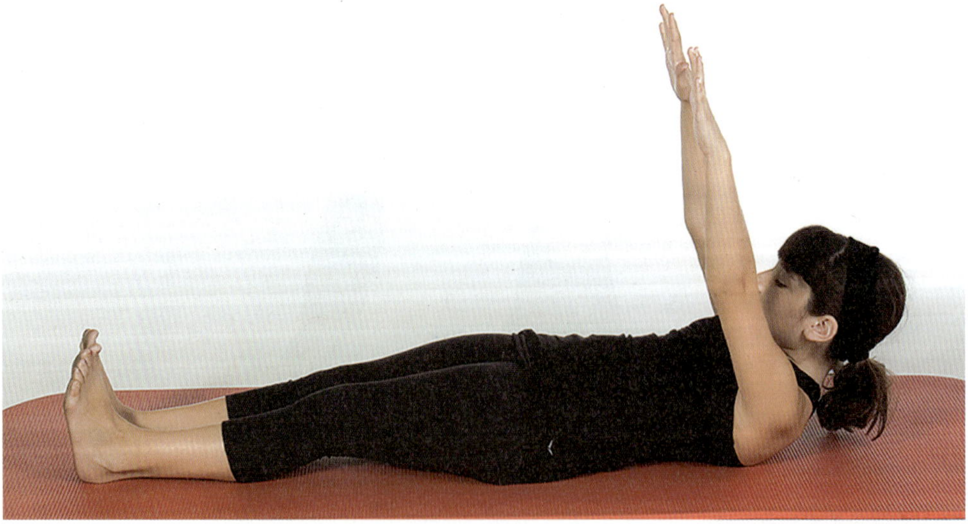

천천히 들숨을 한다; 팔의 창문을 쳐다보기 위해 머리를 들어올린다. 이때 길어진 목 뒤쪽을 유지한다.

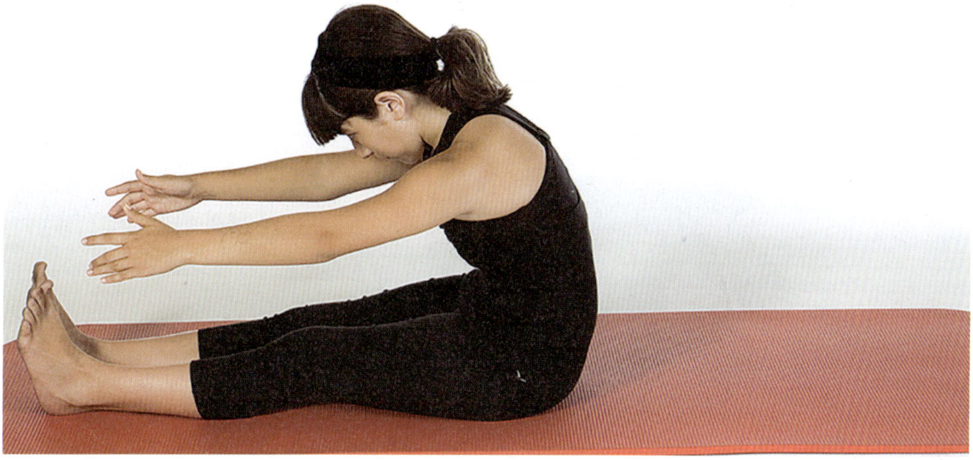

천천히 날숨을 한다; 몸을 발 쪽으로 스트레칭할 때, 복벽을 안쪽과 위쪽으로 당김으로써 몸통을 위쪽과 앞쪽으로 둥글게 만든다.

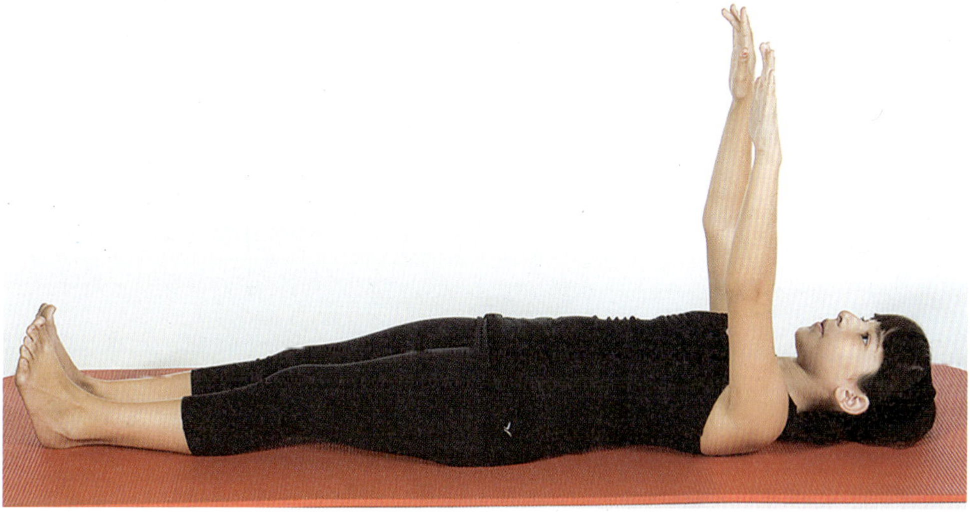

들숨을 하고 천천히 몸을 시작자세로 다시 롤링한다. 그런 다음 날숨을 한다.

3-5회 수행하고, 마지막 반복 동작은 앉은 자세에서 끝낸다.

형상화(Imagery): 염주의 줄처럼, 척추는 한 번에 하나씩 움직인다.

주의점

다른 팔 자세를 위해, 앞쪽으로 스트레칭하는 동안, 손바닥을 마루바닥에 놓도록 시도한다.

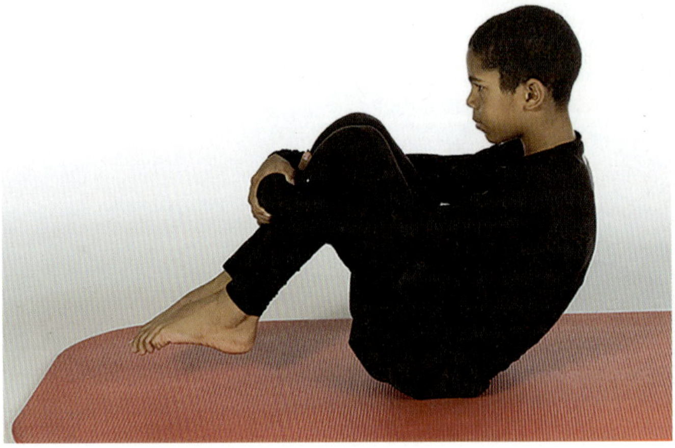

롤링 백 (Rolling Back)

앉은 자세에서 시작하여, 양 발을 바닥으로부터 들어올리고 궁둥뼈로 균형을 잡는다. 양쪽 무릎을 가슴 쪽으로 가져 간다. 이때 정강이 앞쪽으로 잡는다.

수정(Modification)
사진처럼 양 손을 교차시킬 수 있고, 혹은 오른 손으로 오른쪽 정강이를 잡고, 왼손으로 왼쪽 정강이를 잡을 수 있다. 다른 방법으로, 학생들은 허벅지 뒤쪽으로 잡을 수도 있다.

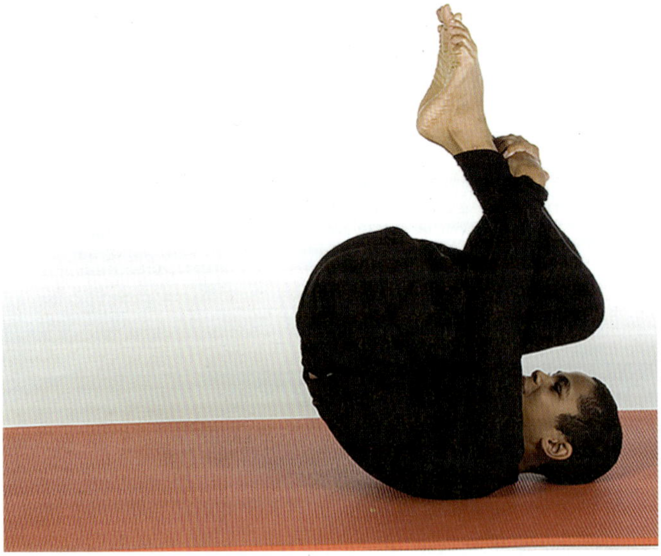

천천히 들숨을 하고, 몸을 공처럼 유지하면서 뒤쪽으로 감는다. 어깨 위쪽까지 구른다. 머리와 목을 압박해서는 안 된다.

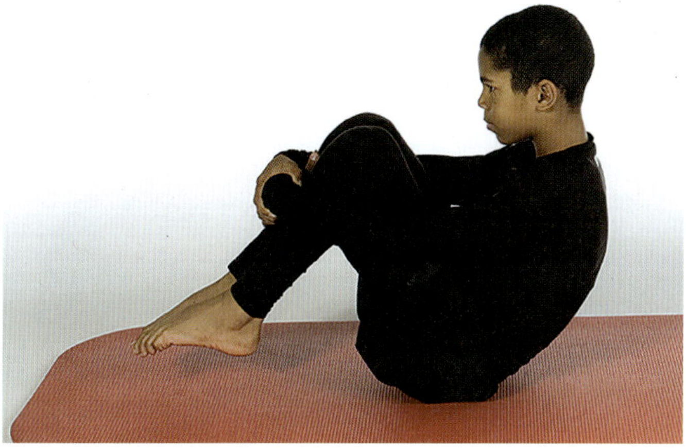

천천히 날숨을 쉬면서, 앞쪽으로 구른다. 균형잡힌 시작 자세로 되돌아간다.

6회를 수행해 본다.

수정(Modification)
조절을 연습하기 위해, 구르지 않고 자세의 균형을 유지한다.

수정(Modification)
척추를 둥글도록 유지하기 위해 가슴과 다리 사이에 공을 끼운다. 불필요한 다리 운동을 피한다.

주의점

전체 운동 동안, 발이 바닥에 닿아서는 안 된다.

원 레그 스트레치 (The One Leg Stretch)

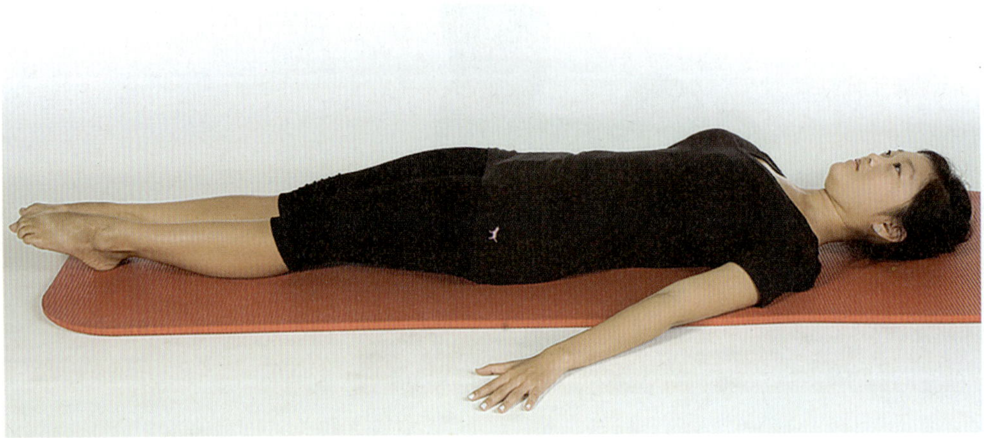

누운 자세에서, 양 팔을 몸통 옆에 배치한다. 그리고 양쪽 다리를 붙이고, 양발의 끝을 쭉 뻗는다.

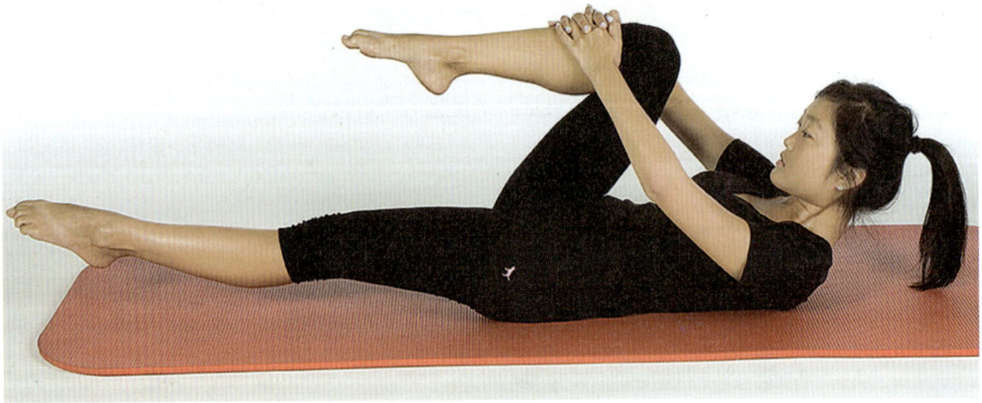

양 손으로 오른쪽 다리의 정강이를 잡고 가슴 쪽으로 무릎을 굽힌한다. 왼쪽 다리를 그대로 쭉 뻗은 채 바닥으로부터 2인치 높이 정도 띄운다. 머리를 바닥으로부터 들어올려서, 목의 뒤쪽을 길게 유지하고, 쭉 뻗은 왼쪽 다리의 발가락을 쳐다본다.
천천히 들숨을 쉬면서, 오른쪽 다리를 가슴 쪽으로 당긴다. 왼쪽 다리에 힘을 주고 쭉 뻗는다.

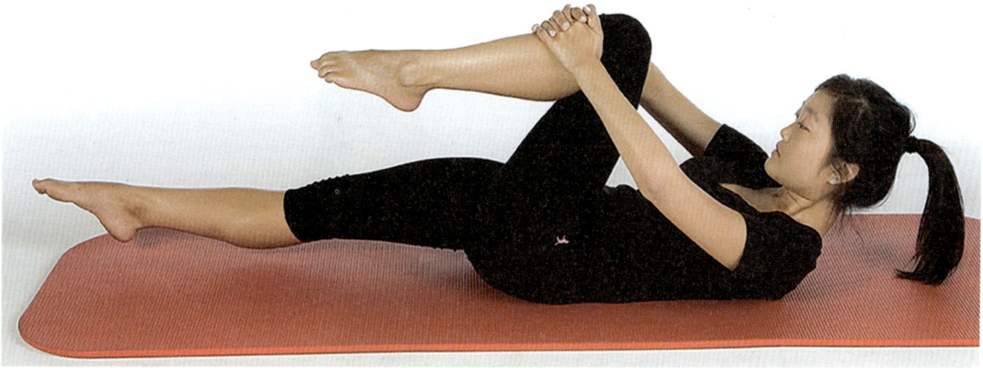

날숨을 쉬면서, 다리를 교체한다. 천천히 들숨을 쉬면서 왼쪽 무릎을 가슴 쪽으로 당긴다. 오른 다리에 힘을 주고 쭉 뻗는다.

위의 동작을 5회 수행한다.

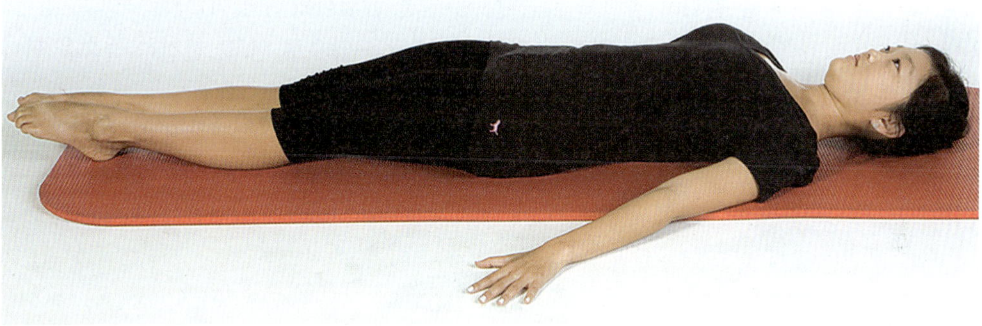

끝내기 위해, 누운 자세에서 휴식을 취한다.

수정(Modification)
학생은 정강이를 잡지 않고, 허벅지 뒤쪽으로 잡을 수 있다.

수정(Modification)
머리를 바닥 위에 내려 놓거나 머리 밑에 베개나 공, 혹은 감은 타월을 받친다.

진전(Progression)
다른 손 배치 방법으로써, 오른 손으로 무릎 근처의 정강이를 잡고, 왼손으로 발목 근처의 정강이를 잡는다. 왼쪽 무릎을 당길 때는 손의 배치를 반대로 한다.

주의점

다리의 움직임을 수행하는 동안, 골반과 아랫등이 안정되게 유지한다.

스파인 스트레치 (The Spine Stretch)

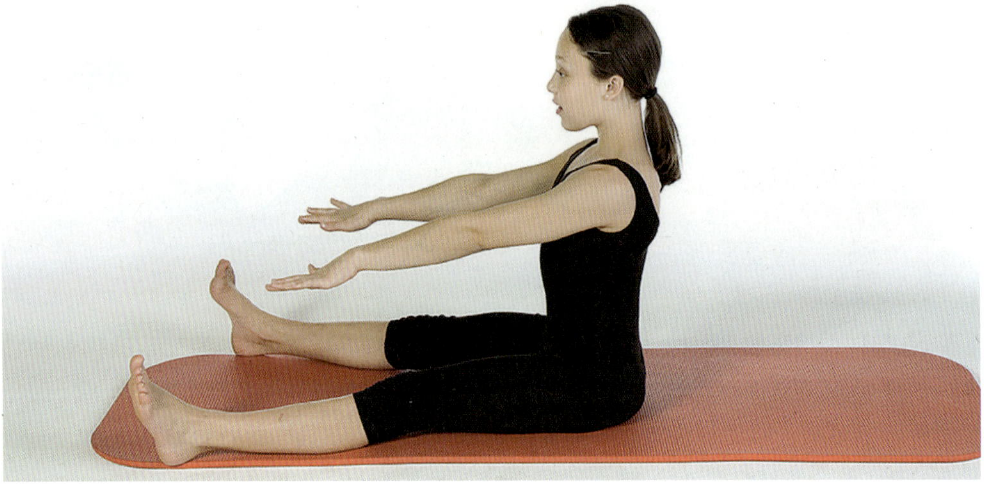

매트의 폭 만큼 양 다리를 벌리고 똑바로 앉는다. 양 발을 굽힘하여 무릎이 하늘 쪽으로 향하도록 도와서, 허벅지가 안쪽으로 돌아가지 않도록 만든다. 양 팔을 앞으로 뻗고, 천천히 들숨을 한다.

형상화(Imagery): 등을 벽에다 대고 마루바닥에 앉아서, 여러분의 머리가 천장 쪽으로 뻗는다고 생각해 보자.

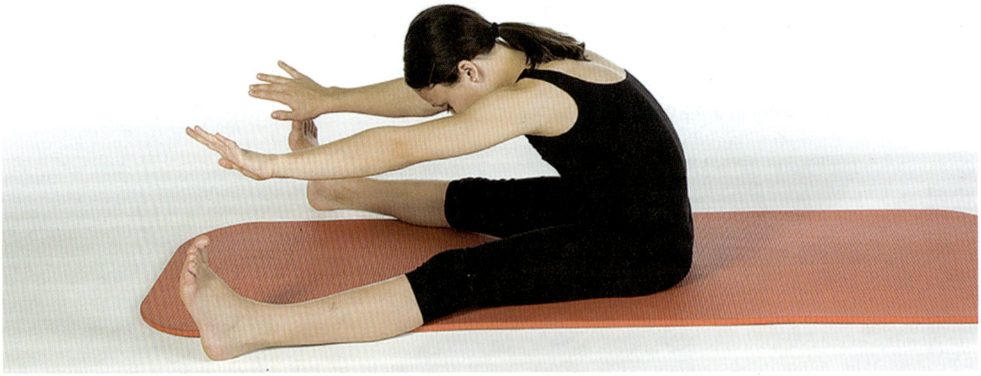

천천히 날숨을 쉬면서, 한 번에 하나의 척추씩 머리를 아래쪽으로 부드럽게 굽힘한다. 이때 골반을 안정되게 유지하고, 목의 뒤쪽이 늘어난 자세로 유지한다. 복벽을 안쪽과 위쪽으로 당긴다.

형상화(Imagery): 가상 테이블 위에 여러분의 양 팔을 올려놓고 있다고 생각해 보자.

형상화(Imagery): 여러분의 척추를 둥글게 하여 비치볼 위에 올려놓고 있다고 생각해 보자.

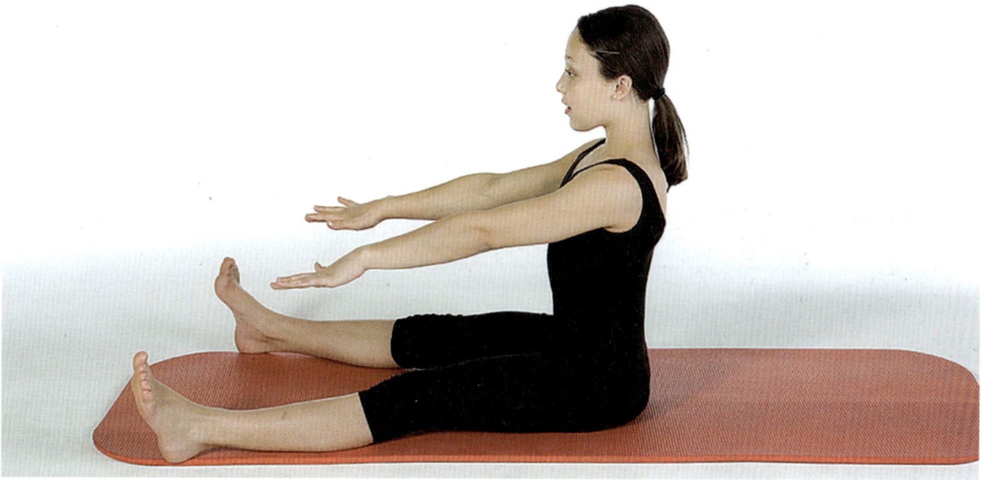

들숨을 쉬면서 똑바른 자세로 되돌아간다.

3회 수행을 한다.

수정(Modification)
몸을 앞쪽으로 굽힘할 때(2번째 사진에서처럼), 양쪽 다리 사이의 바닥 위에서 양 손을 앞쪽으로 활주시킨다(아래의 사진처럼). 뒤넙다리근과 허리뼈의 유연성이 제한되어 있다면, 돌돌 말린 매트나 모포 위에 학생을 앉도록 한다. 뒤넙다리근이 타이트하면, 양쪽 무릎을 약간 굽힘할 수도 있다.

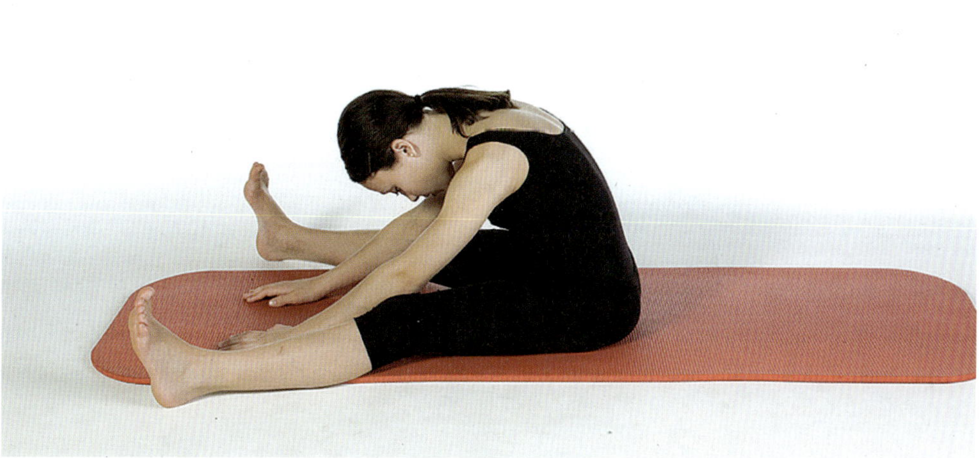

스완-다이브: 준비 [The Swan-Dive(Preparation)]

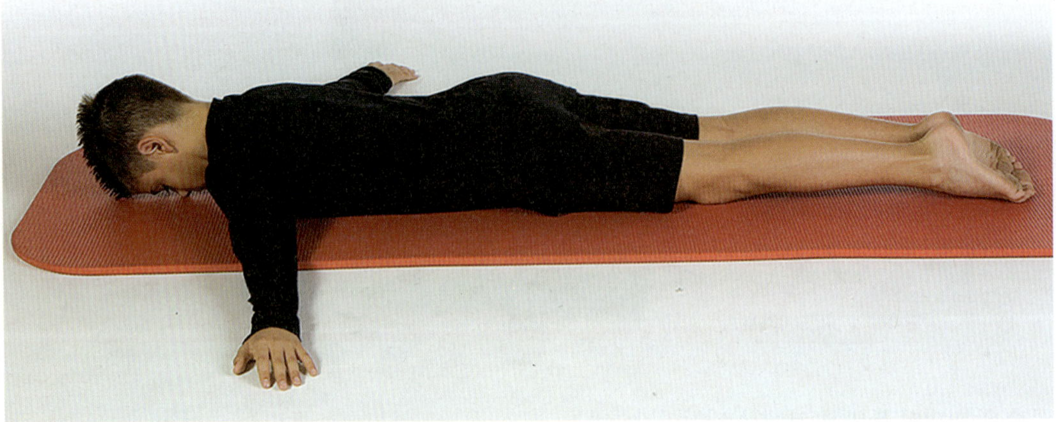

엎드린 자세에서, 양 팔을 옆으로 벌림한다. 이때 손바닥은 아래쪽으로 향한다.

형상화(Imagery): 대문자 T자를 만들기 위해, "비행기 자세"를 생각해 보자.

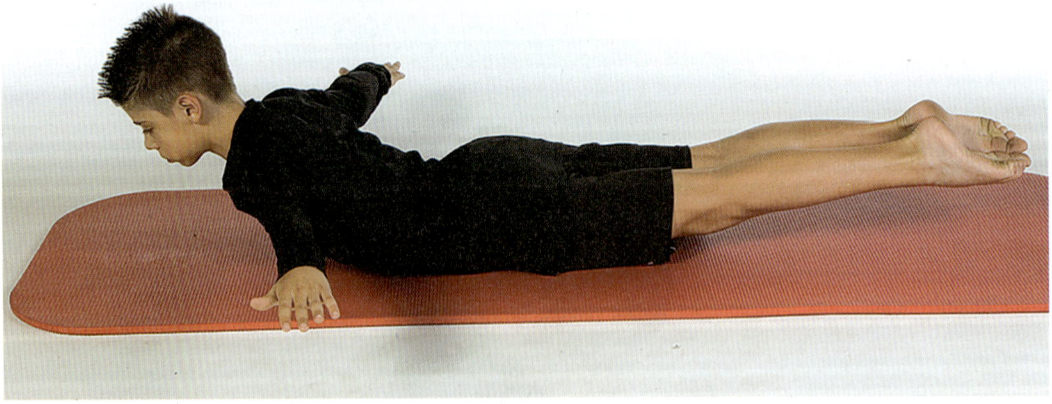

천천히 들숨을 쉰다. 매트 위에 아랫갈비뼈를 붙인 채, 가능하면 높게 머리와 가슴을 들어 올린다. 양쪽 다리를 붙인 채, 힘을 주어 그 다리를 매트로부터 들어올린다.

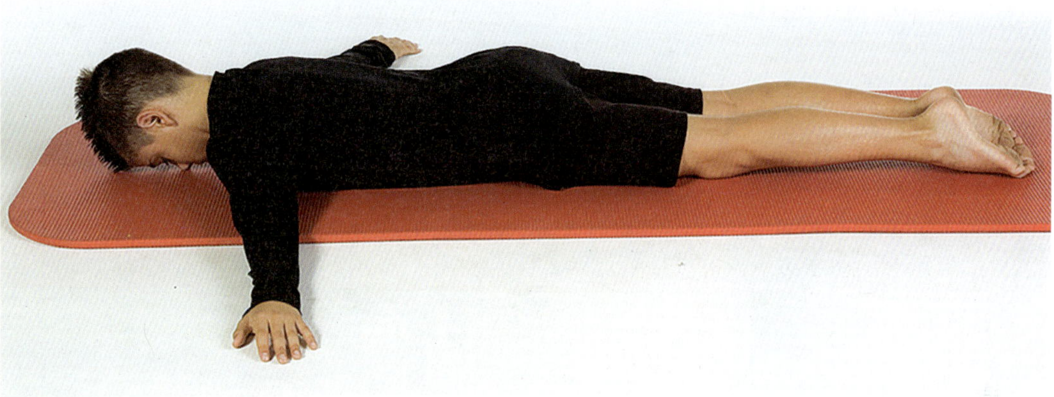

천천히 날숨을 쉬고, 매트로 되돌아온다.

3-5회를 수행한다.

스완-다이브 (The Swan-Dive)

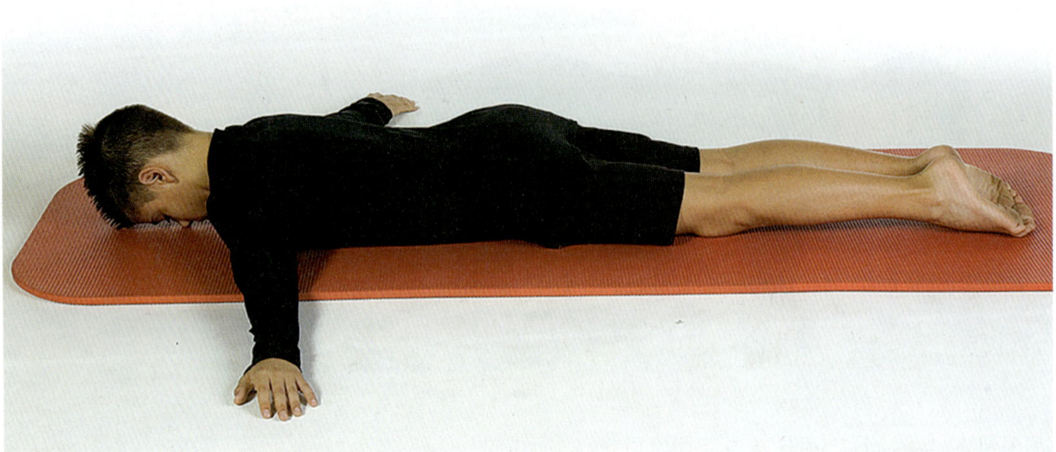

엎드린 자세에서, 양 팔을 옆으로 벌림한다. 이때 손바닥은 아래쪽으로 향한다.

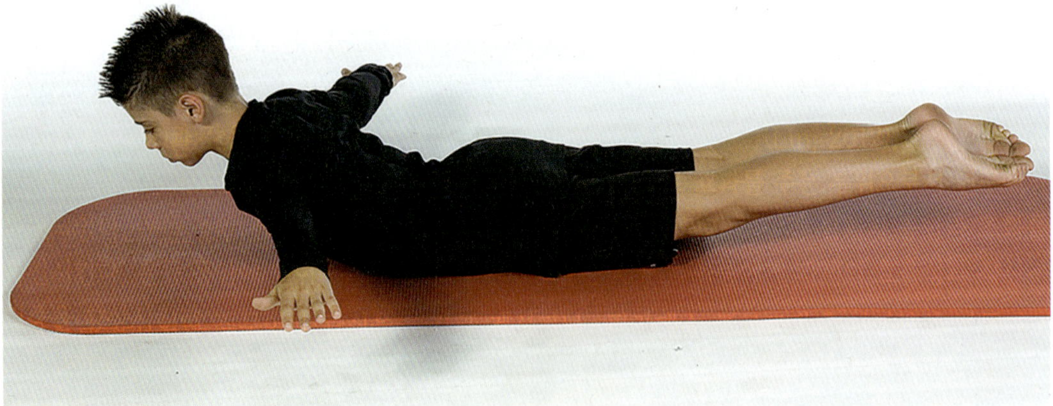

천천히 들숨을 쉰다. 매트 위에 아랫갈비뼈를 붙인 채, 가능하면 높게 머리와 가슴을 들어 올린다. 양쪽 다리를 붙인 채, 힘을 주어 그 다리를 매트로부터 들어올린다. 날숨을 쉬면서 이 자세를 유지한다.

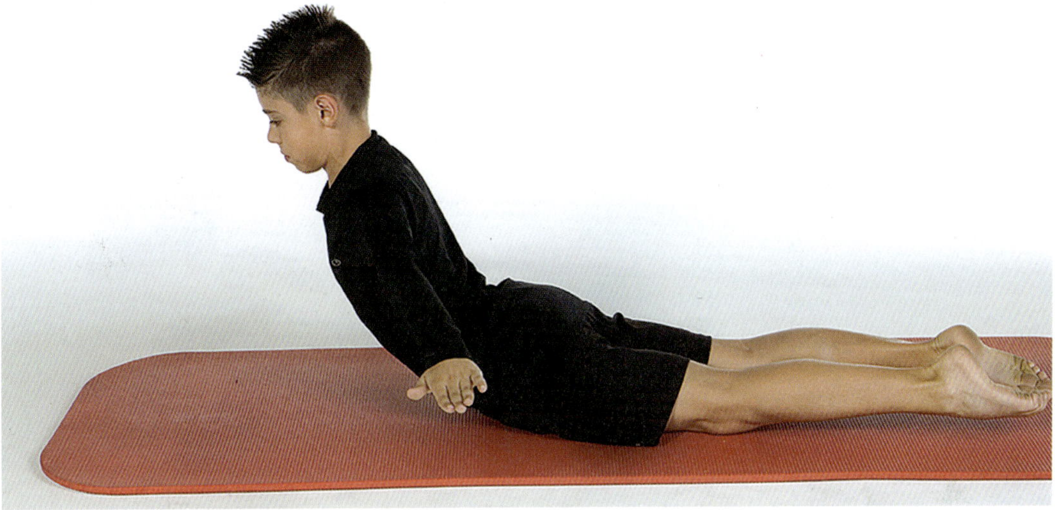

완전히 들숨을 쉬면서, 몸을 위쪽으로 올리듯이 흔든다.

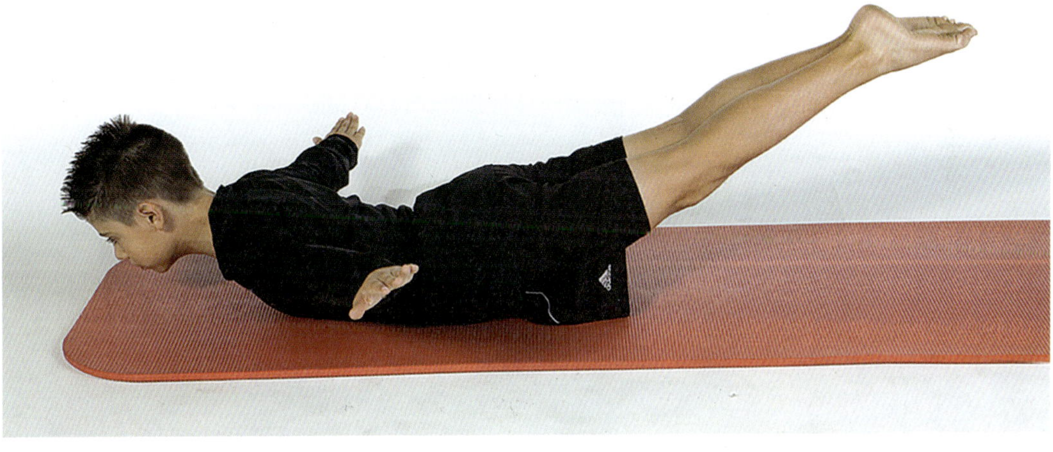

완전히 날숨을 쉬면서, 몸을 앞쪽으로 흔든다.

원 레그 킥 (The One Leg Kick)

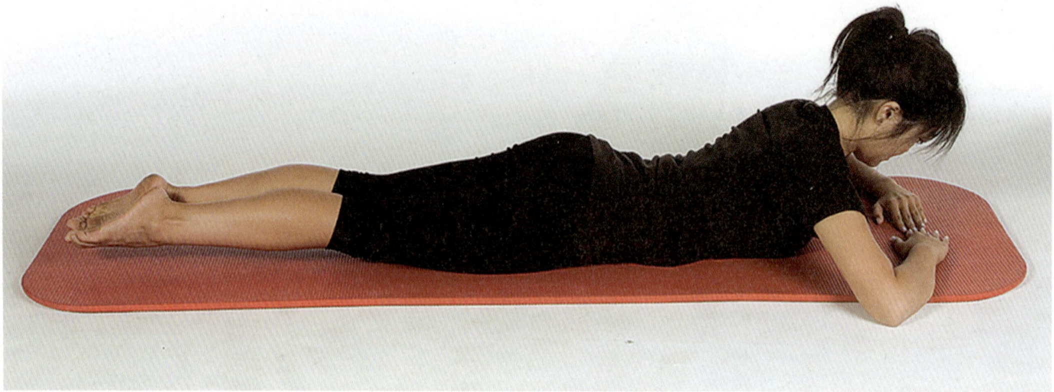

엎드린 자세에서 아래팔과 팔꿈치를 어깨 앞쪽의 매트 부위에 댄다. 양 다리를 뻗으면서 함께 모으고, 매트로부터 2인치 정도 들어올린다.

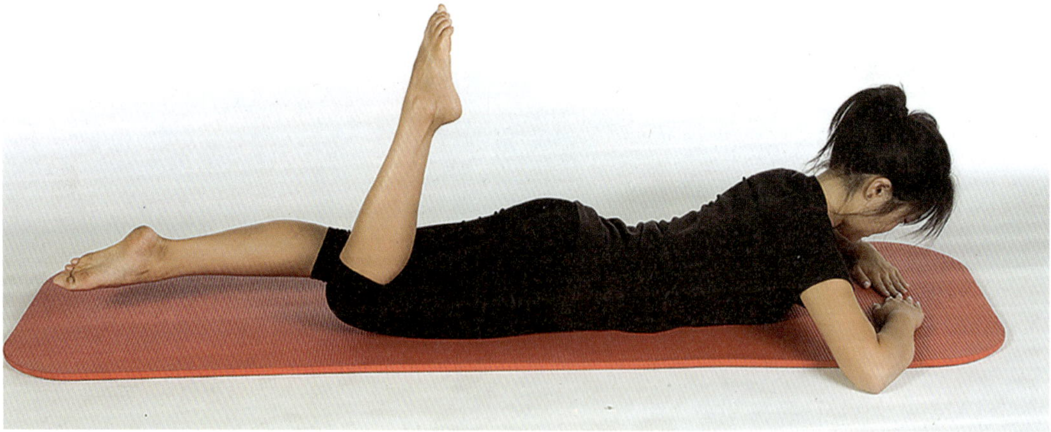

천천히 들숨을 쉬면서, 오른발의 뒤꿈치를 엉덩이 쪽으로 찬다. 천천히 날숨을 쉬면서 오른쪽 다리를 다시 스트레칭한다.

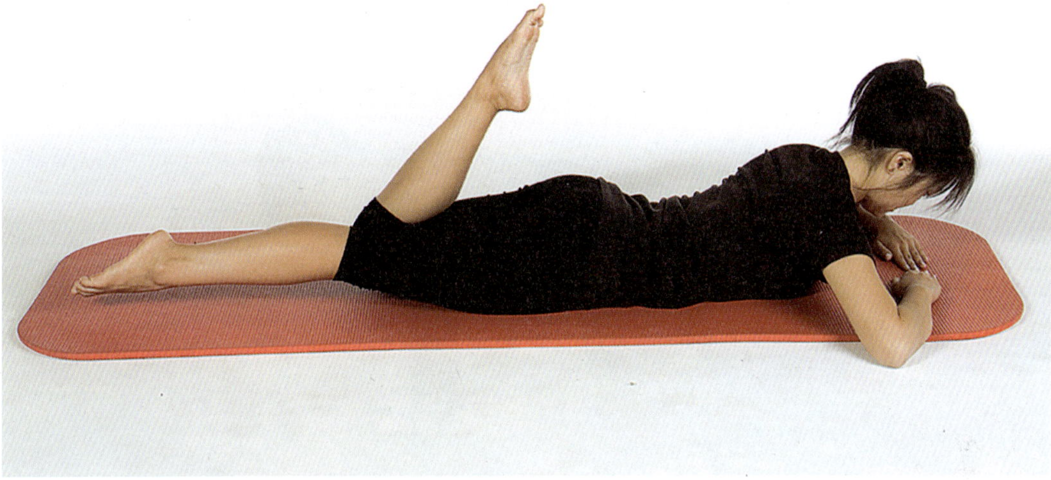

천천히 들숨을 쉬면서, 왼발의 뒤꿈치를 엉덩이 쪽으로 찬다. 천천히 날숨을 쉬면서 왼쪽 다리를 다시 스트레칭한다.

6회를 수행하고, 왼쪽 다리로 시작한다.

주의점

어깨에 과도한 압박이 가해지지 않도록 부드럽게 지지된 폄 자세로 몸통의 자세를 취한다. 필요하다면, 양 팔을 매트로부터 들어올린다. 양쪽 무릎은 항상 매트로부터 떨어져 있어야 한다.

신선(Progression)

8세 정도의 아동은 엉덩이 쪽으로 발을 찰 때 발을 굽힘한다. 쭉 뻗은 다리 자세로 되돌아갈 때, 발끝을 쭉 뻗는다.

스위밍: 수정 – 네발자세 [Swimming (Modified – Quadruped)]

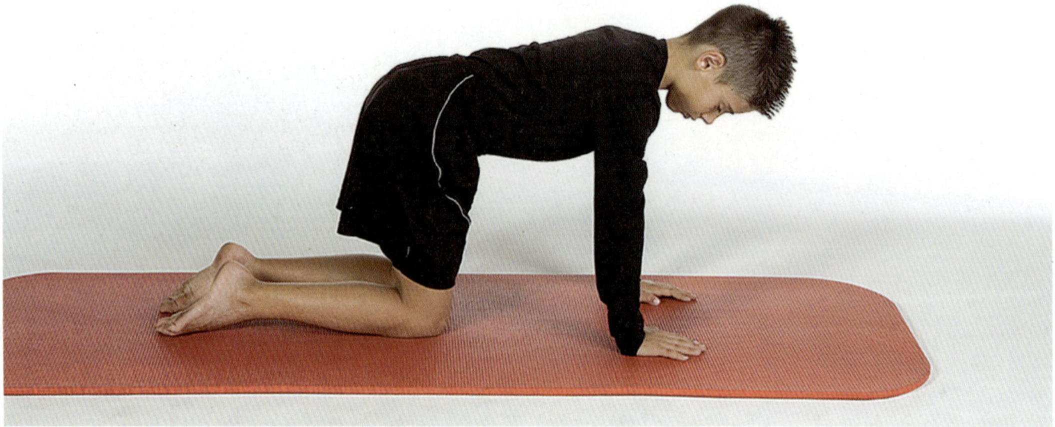

네발자세를 취하고, 팔과 어깨가 일직선상에 있도록 하기 위해 팔을 어깨 바로 밑에 배치하고, 무릎과 엉덩관절이 일직선상에 있도록 하기 위해 엉덩관절 바로 밑에 무릎을 배치한다.

형상화(Imagery): 엉덩관절과 어깨를 바닥 쪽으로 향하는 전조등이라고 생각해 보자.

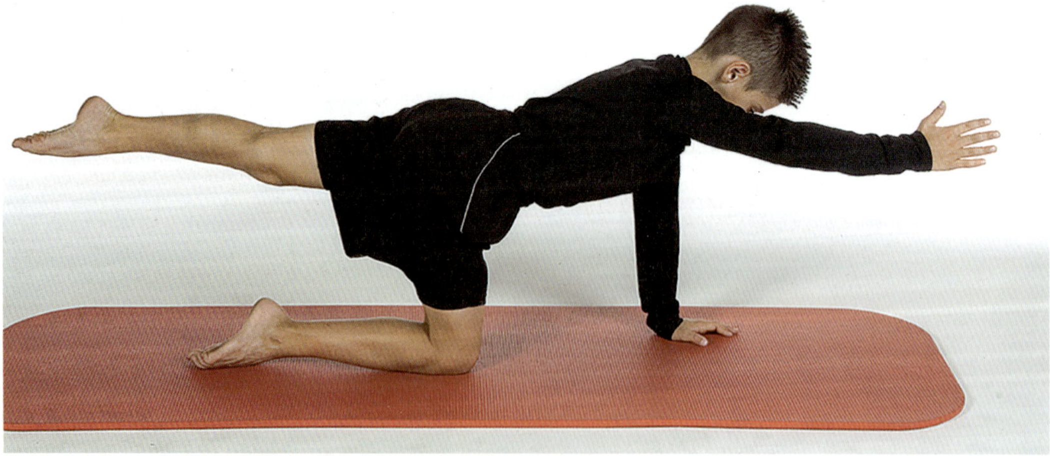

천천히 들숨을 쉬면서, 오른팔을 귀쪽에 붙이면서 앞쪽으로 뻗는다. 이때 학생의 머리가 아래쪽으로 떨어져서는 안 된다. 엉덩관절을 이동시키지 않고, 왼쪽 다리를 뒤쪽으로 뻗는다. 2를 세는 동안 이 자세를 유지한다.

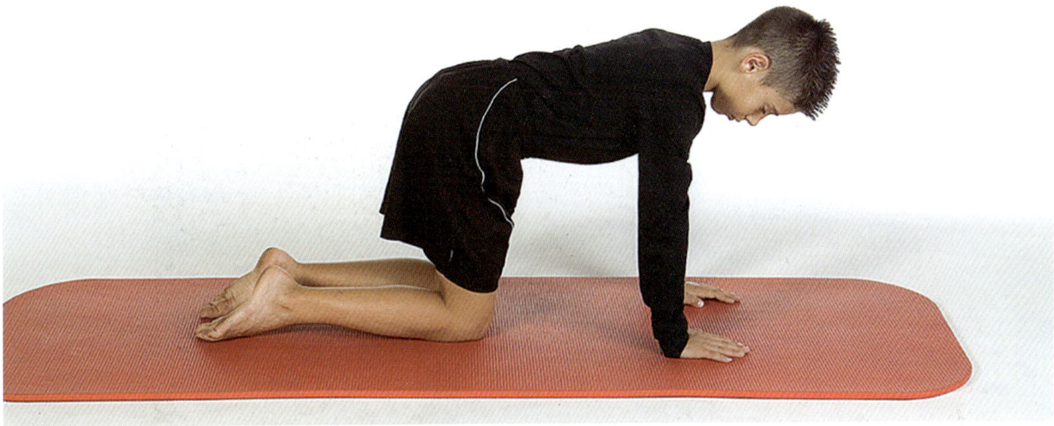

날숨을 쉬면서, 네발자세로 되돌아 온다.

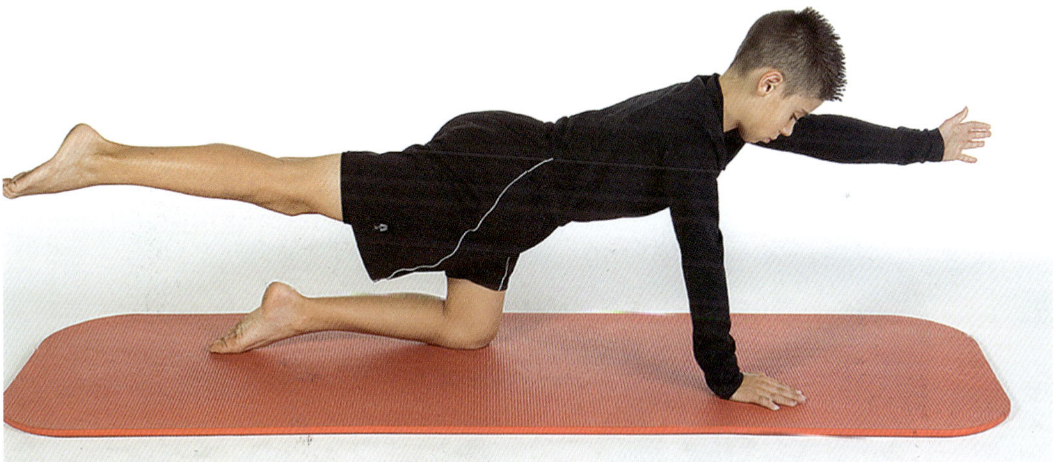

천천히 들숨을 쉬면서, 왼팔을 귀 쪽에 붙이면서 앞쪽으로 뻗는다. 이때 학생의 머리가 아래쪽으로 떨어져서는 안 된다. 엉덩관질을 이동시키지 않고, 오른쪽 다리를 뒤쪽으로 뻗는다. 2를 세는 동안 이 자세를 유지한다.

왼쪽과 오른쪽으로 교대로 바꾸면서 4-5회 수행을 한다.

주의점

이런 연령대의 경우, 상호운동과 협응을 학습하는데 수정된 네발자세가 이상적이다.

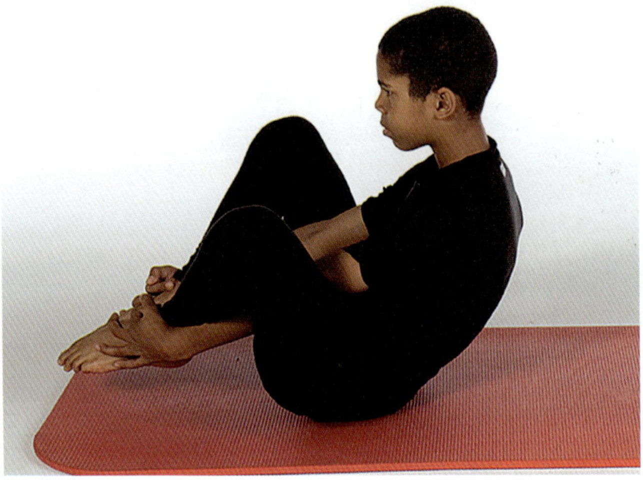

물개 (The Seal)

양 팔을 장딴지 밑으로 포도덩쿨 처럼 꼬아서 발목을 잡은 후, 궁둥뼈로 앉아서 균형을 잡는다. 이때 양쪽 발바닥을 함께 붙이고, 양쪽 무릎을 약간 벌림한다.

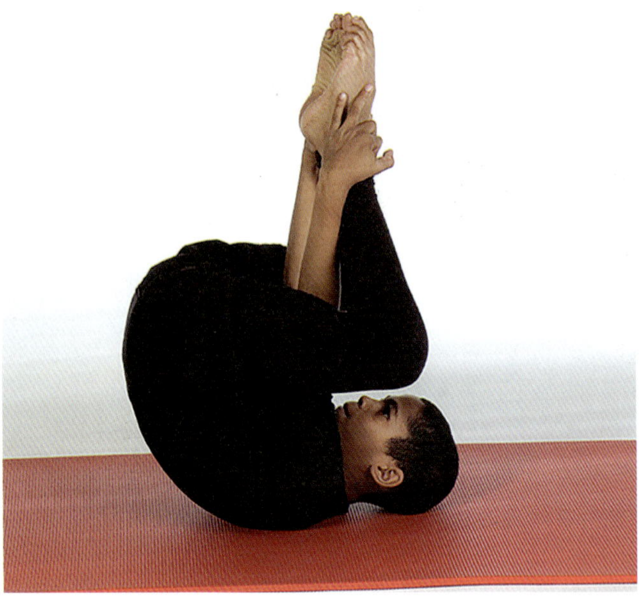

천천히 들숨을 쉬면서, 어깨 위쪽 까지 뒤로 구른다. 이때 머리와 목에 압박이 가해져서는 안 된다. 박수를 치듯이 양 발을 2회 정도 부딪히게 한다.

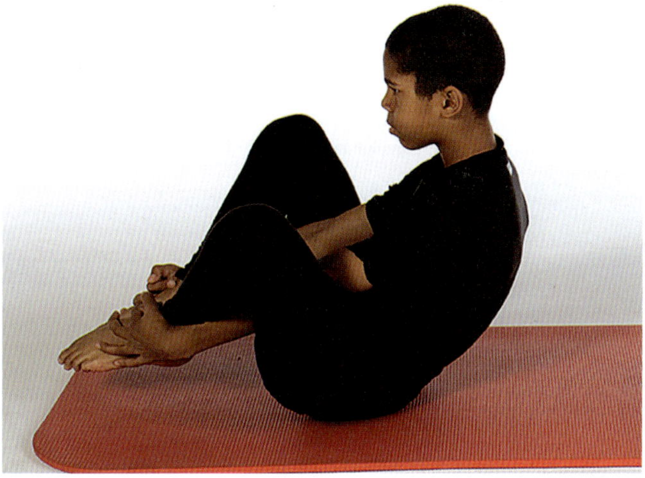

천천히 날숨을 쉬면서, 시작자세가 되게 앞쪽으로 구른다.
그리고 2회에 걸쳐 박수를 치듯이 양쪽 발을 부딪히게 한다.

6회 수행한다.

최종 균형잡힌 자세에서 손을 바닥에 짚지 않고, 양쪽 다리를 교차하여 선 자세를 취함으로써 운동을 마무리한다(본 장의 끝부분인 "앉기에서 서기"를 참고하기 바란다).

주의점

재미를 위해, 물개처럼 양쪽 발바닥으로 박수를 치면서 짖는다.

팁(Tip): 구부정한 자세로 목의 뒤쪽을 길게 늘인 상태로 유지한 후, 복부를 안쪽으로 당기면서 앞쪽과 뒤쪽으로 구른다.

앉기에서 서기 (Sit to Stand)

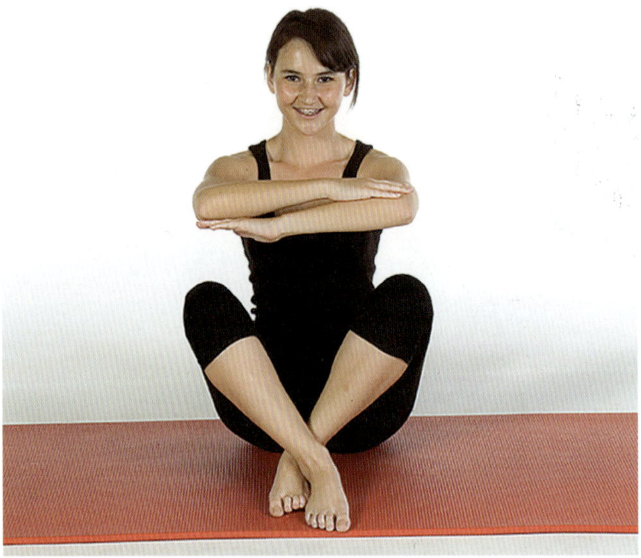

사진처럼 양 다리를 교차하여 앉고,
양 팔을 요정 자세를 만든다.

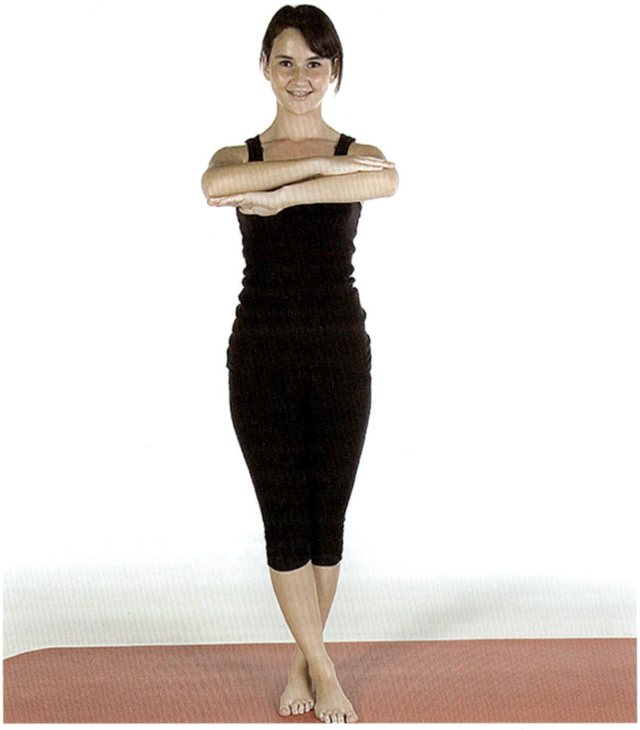

스스로 서기로 움직인다.
그런 다음, 양 발을 모으고 선 자세를
취한다(발을 교차하지 않는다).

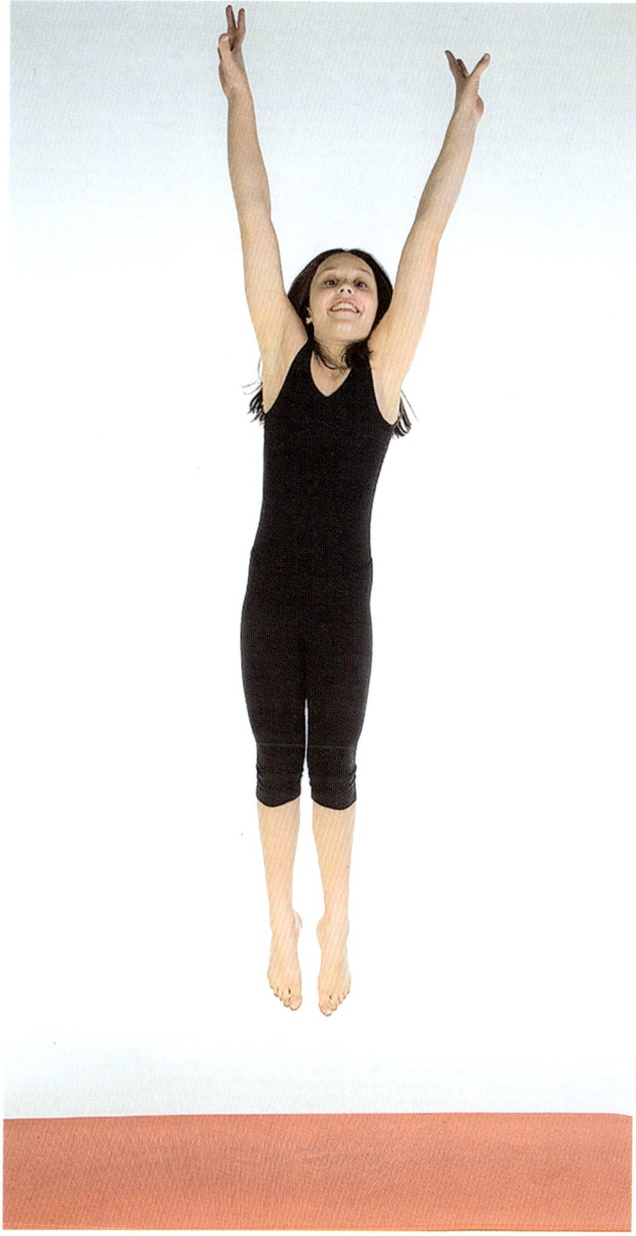

일단 서서 ...

점프를 시도해 보자!

8장(Chapter 8)

“매직 윈도우” 아동(9-13세)을 위한 필라테스 운동

(Pilates Exercises for the “Magic Window”, Ages 9-13)

(매직 윈도우에 대한 정보를 더 많이 얻고 싶으면, 3장을 참고하기 바란다.)

본 장의 운동들(Exercises Included in this Chapter)

본 장의 운동들은 7장의 초기 아동기 학생을 위해 프로그램 된 운동을 향상시킨다.

- 헌드레드(The Hundred): 수정 - 스트레이트 레그스 다운
- 헌드레드(The Hundred)
- 원 레그 서클(One Leg Circle): 수정 - 양쪽 다리 혹은 위쪽 다리 굽힘
- 원 레그 서클(One Leg Circle)
- 더블 레그스 스트레치(The Double Legs Strctch)
- 싱글 스트레이트 레그 스트레치(Single Straight Leg Stretch)
- 크리스-크로스(Criss Cross): 수정 - 피트 다운(Feet Down)
- 크리스-크로스(Criss Cross): 수정 - 90° 자세(Table Top)
- 넥크 롤(The Neck Roll)
- 더블 킥(The Double Kick)
- 스파인 트위스트(The Spine Twist)
- 티저(The Teaser) - 수정: 원 레그(One Leg)
- 스위밍(수정 - 매트 위의 반대 다리)
- 스위밍(Swimming)

헌드레드: 수정 - 스트레이트 레그스 다운 [The Hundred (Modified – Straight Legs Down)]

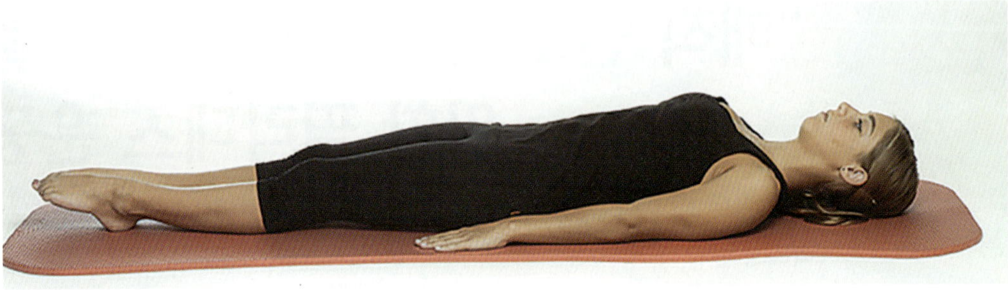

누운 자세에서, 양 다리를 붙이고 발끝을 쭉 뻗는다.

형상화(Imagery): 군인처럼 차렷 자세를 취하고 있다고 생각해 보자. 재미를 위해, 아동은 "이라"라고 말할 수 있다.

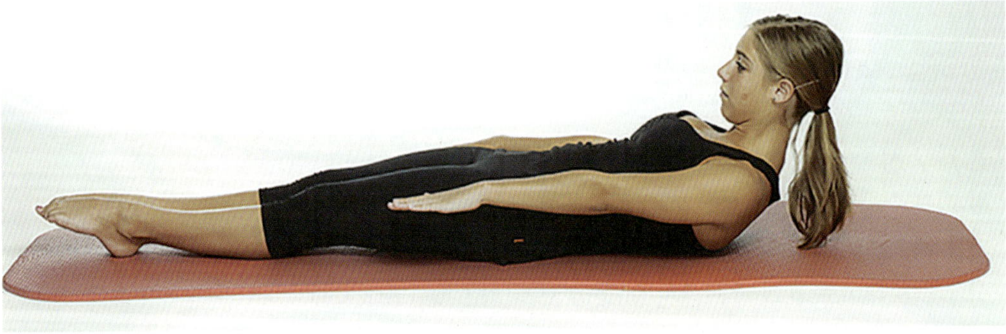

머리를 들어, 발끝을 보면서 목의 뒤쪽을 길어지게 만든다. 양 팔을 6-8인치 정도 매트로부터 들어올린다.

형상화(Imagery): 발끝 쪽으로 다트를 쏘듯이 쳐다본다.

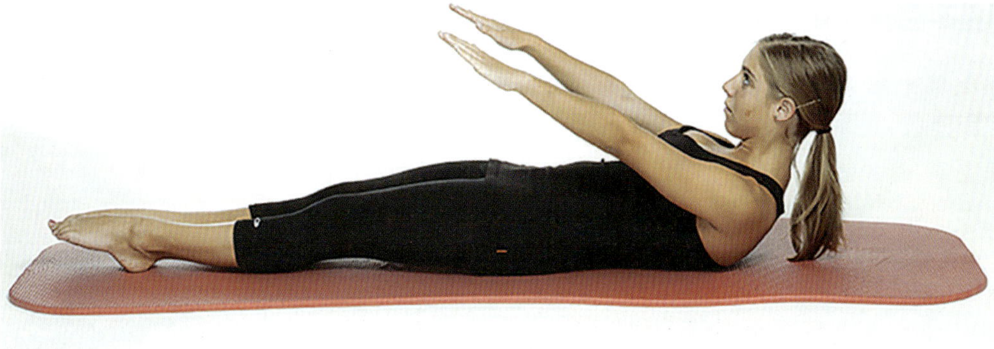

5를 세는 동안 팔을 펌핑하면서 천천히 코로 들숨을 쉰다. 그런 다음, 5를 세는 동안 팔을 펌핑하면서 코나 입으로 천천히 날숨을 쉰다. 10회를 수행한다. 이때 양 팔로 바닥을 때려서는 안 된다.

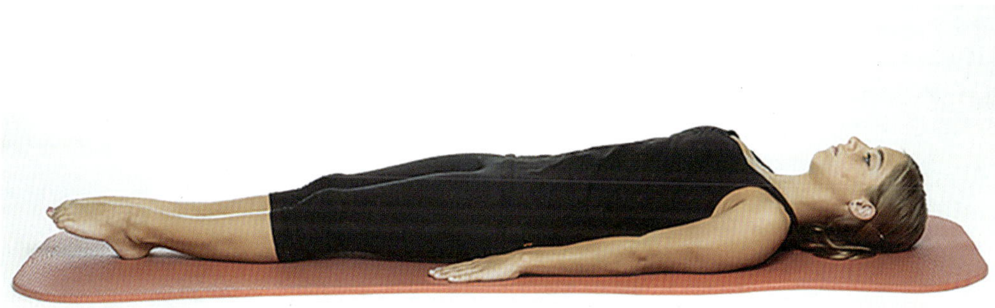

시작자세로 돌아가서, 휴식을 취한다.

헌드레드 (The Hundred)

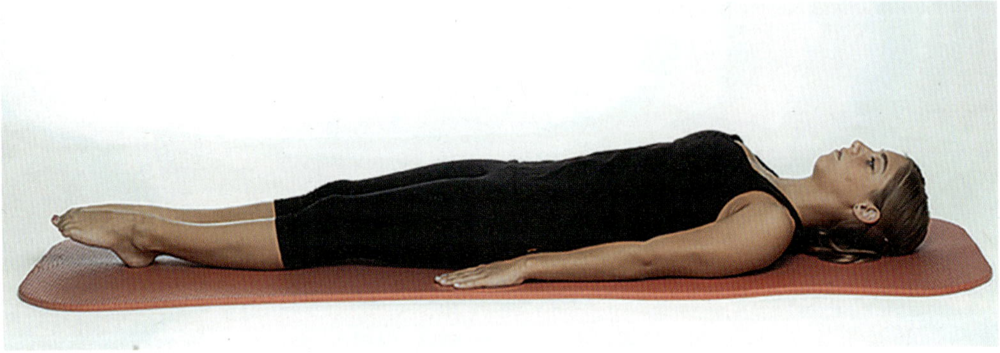

누운 자세에서, 양 다리를 붙이고 발끝을 쭉 뻗는다.

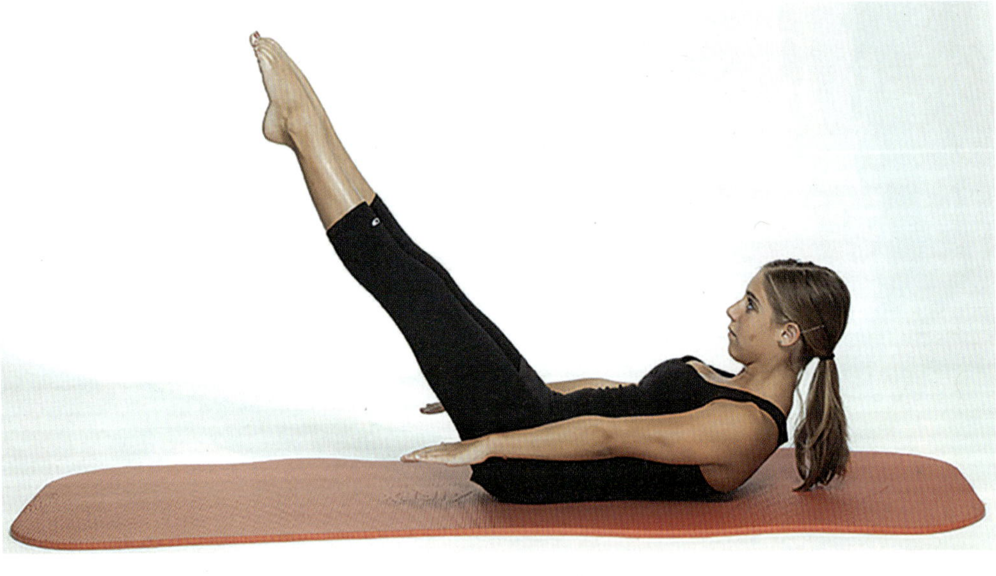

양쪽 무릎을 가슴 쪽으로 가져간 후, 다시 45°까지 들어올린다. 머리를 들고, 목의 뒤쪽을 길어지게 만든다.

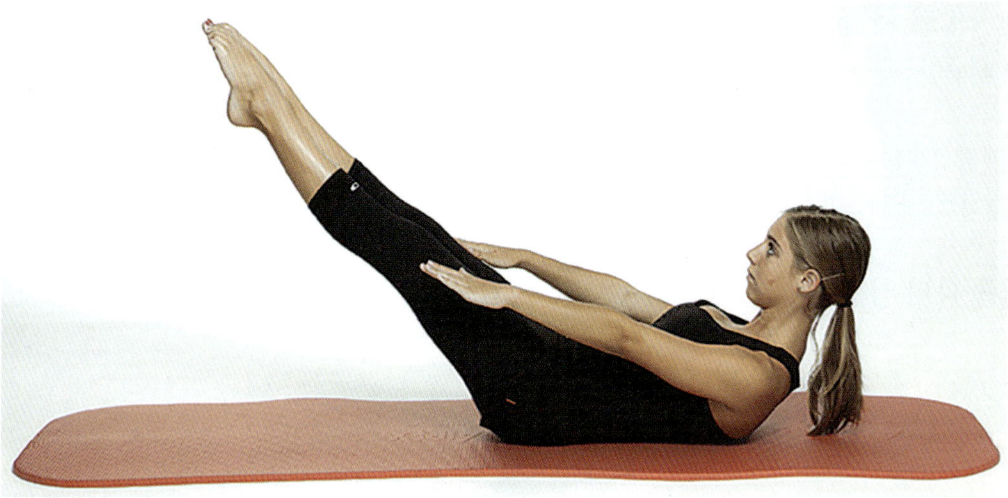

5를 세는 동안 팔을 펌핑하면서 천천히 코로 들숨을 쉰다. 그런 다음, 5를 세는 동안 팔을 펌핑하면서 코나 입으로 천천히 날숨을 쉰다. 10회를 수행한다. 이때 양 팔로 바닥을 때려서는 안 된다.

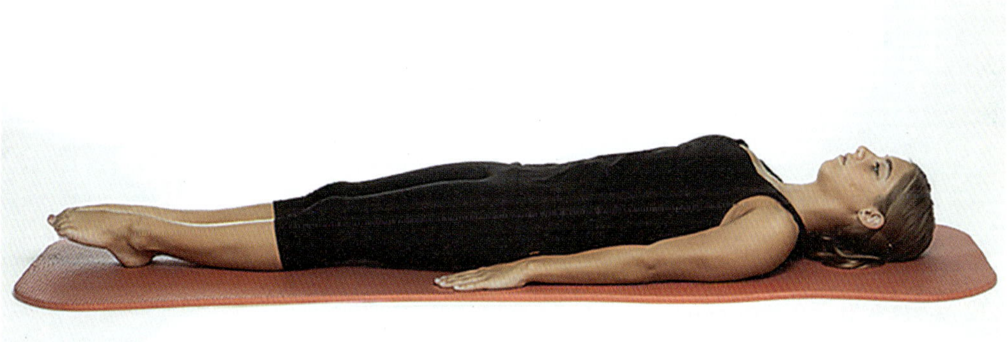

천천히 시작자세로 되돌아가서, 휴식 자세를 취한다.

진전(Progression)
학생들이 핵심근의 안정화를 유지할 수 있다면, 양쪽 다리를 바닥으로부터 2인치 정도 들어 올린 상태에서 위의 동작을 실시할 수 있다.

원 레그 서클: 수정 – 양쪽 다리 혹은 위쪽 다리 굽힘 [The One Leg Circle (Modified – Both Legs or Top Leg Bent)]

아래의 2가지 수정 방법은 매직 윈도우 아동에게 이용될 수 있고, 또 핵심근 안정화를 유지할 수 없는 사람에게도 이용될 수 있다.

양쪽 다리 굽힘(Both Legs Bent)

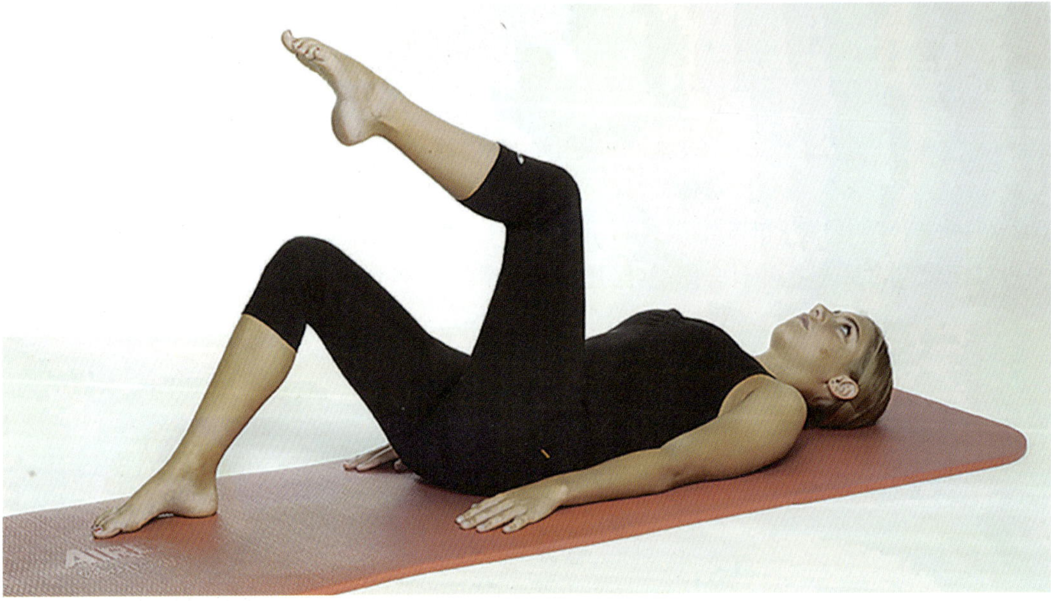

위쪽 다리 굽힘(Top Leg Bent)

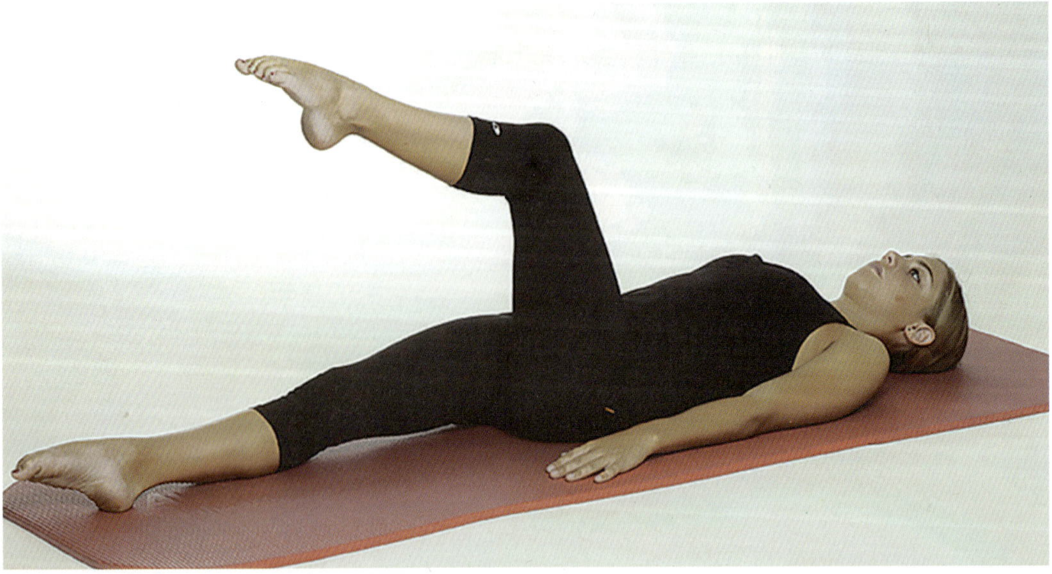

원 레그 서클 (The One Leg Circle)

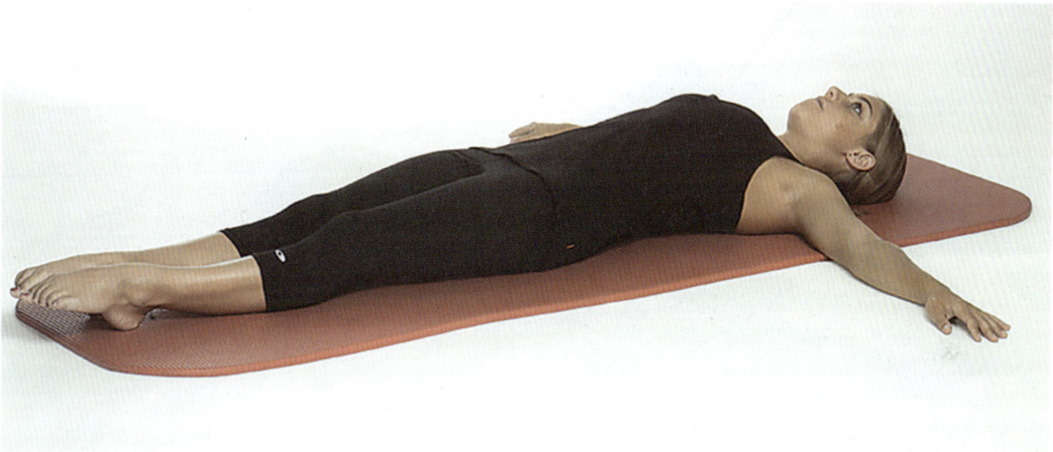

누운 자세에서 양 팔을 측면으로 벌림한다. 이때 손바닥은 아래쪽으로 향한다 (또한 양 팔을 몸통 옆에 붙일 수도 있다).

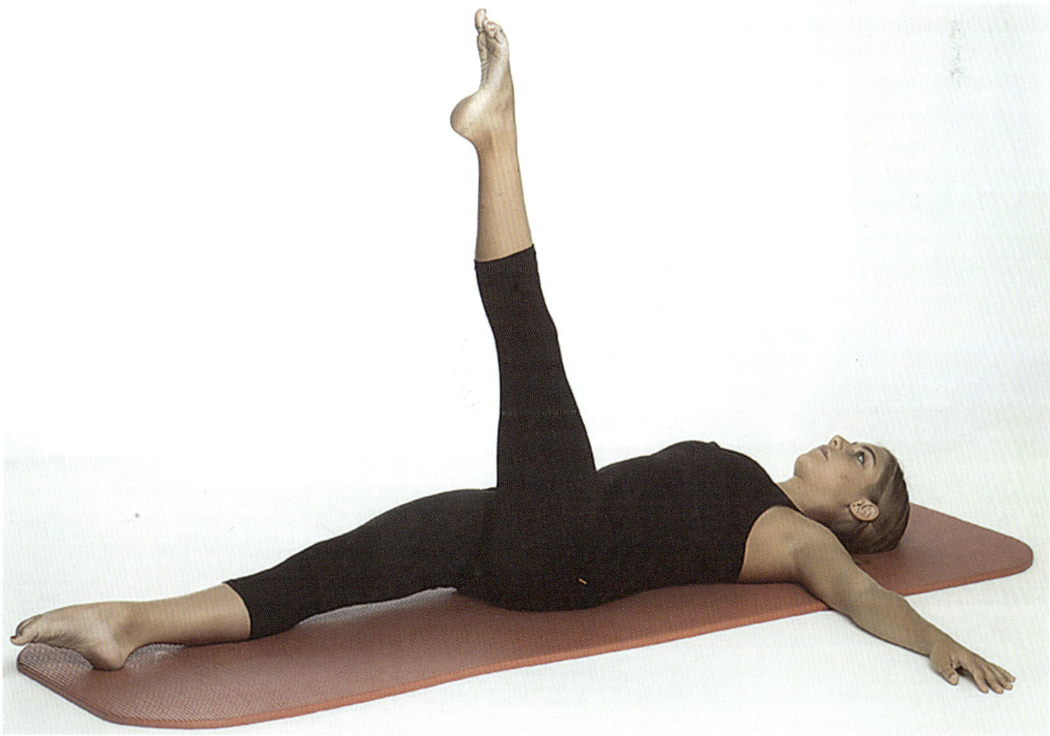

왼쪽 다리를 쭉 펴고 수직으로 들어올린다.

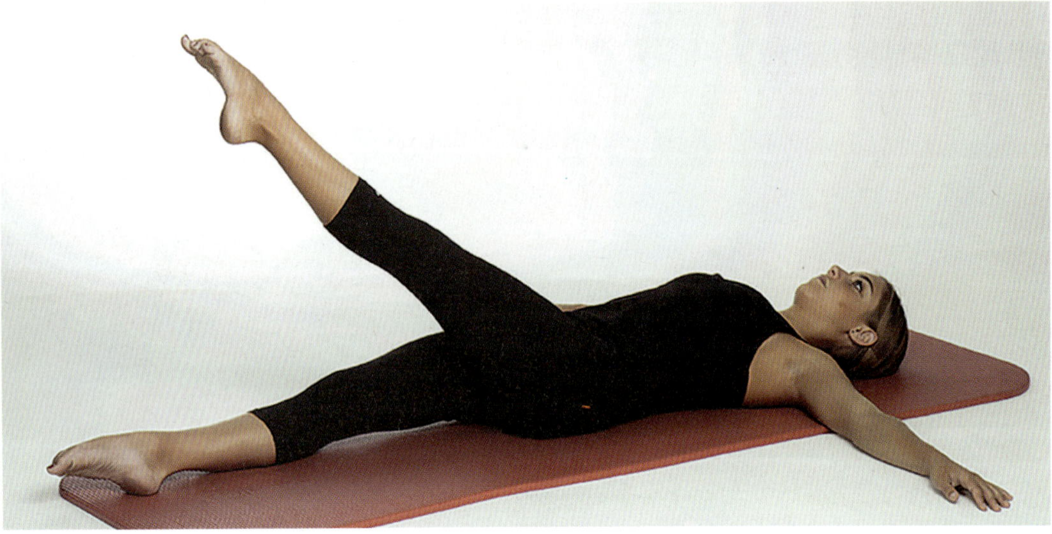

천천히 날숨을 쉬면서, 왼쪽 다리를 이용하여 오른쪽(오른쪽 허벅지를 넘어서)에서 왼쪽으로 아랫방향으로 원을 그린다.

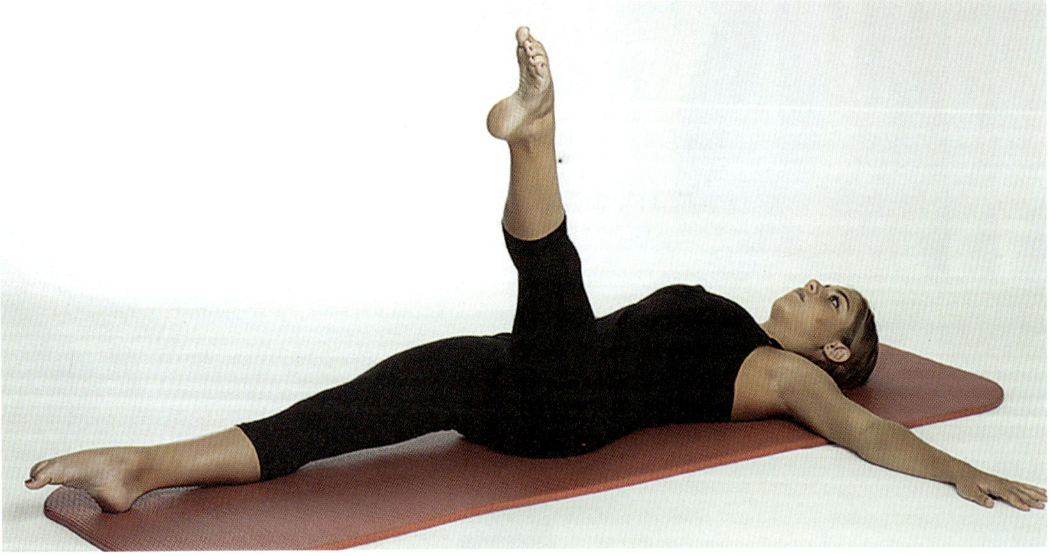

천천히 들숨을 쉬면서, 왼쪽 다리를 이용하여 위쪽 방향으로 완전히 원을 그린다.
한 방향으로 5회의 원을 그리고, 그 다음, 반대 방향으로 5회의 원을 그린다. 그리고 반대쪽 다리로 위의 동작을 수행한다.

주의점 몸통이 안정성을 유지할 수 있으면, 다리로 최대한 큰 원을 그린다.

진전(Progression)
진전의 한 방법으로써, 골반을 들어 올려 몸통을 완전히 가로지를 만큼 다리로 큰 원을 그린다.

더블 레그스 스트레치 (The Double Leg Stretch)

누운 자세에서, 몸통을 구부정하게 만들고, 목의 뒤쪽을 길어지게 만든다. 양 발과 양쪽 무릎을 붙인 상태로 가슴 쪽으로 양쪽 다리를 가져간다. 이때 손은 정강이 부위를 잡는다.

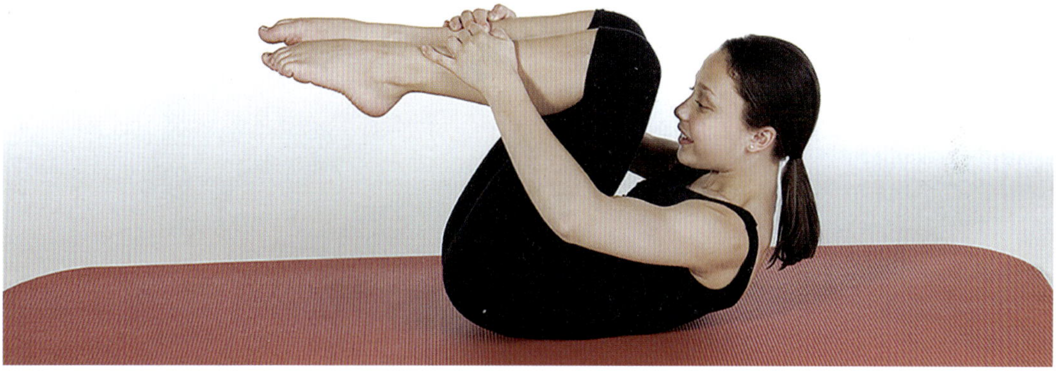

형상화(Imagery): 종이를 양쪽 무릎 사이에 끼우고 있다고 생각해 보자.

수정(Modification)
머리를 바닥 위에 내려 놓거나 머리 밑에 베개나 공, 혹은 감은 타월을 받친다.

수정(Modification)
무릎 문제를 가진 학생은 정강이를 잡지 않고, 허벅지 뒤쪽을 잡을 수도 있다.

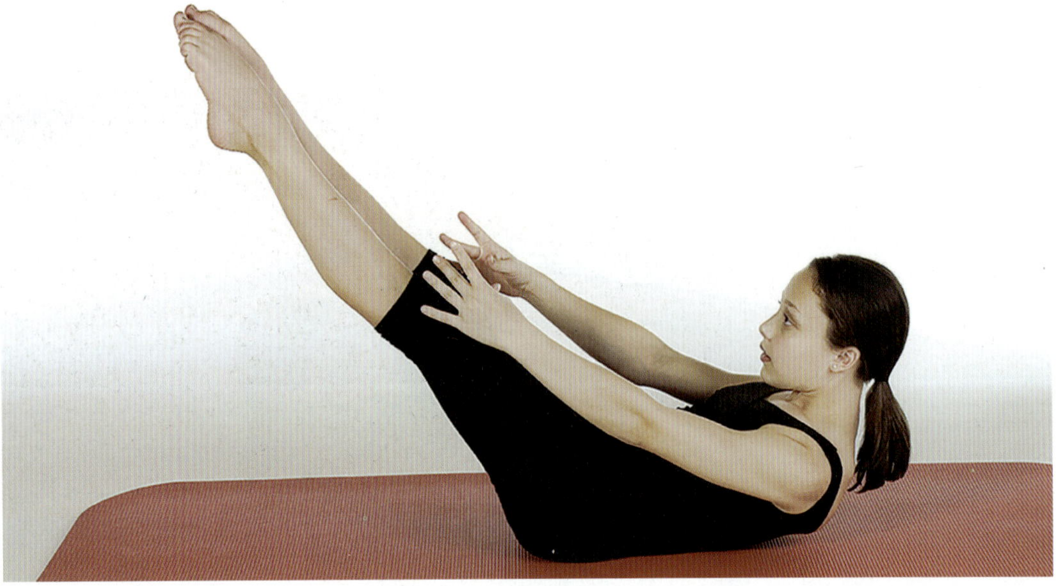

들숨을 쉬면서 양쪽 팔과 다리를 동시에 들어올린다. 골반을 안정되게 유지하면서 양쪽 다리를 45°까지 들어올린다 (혹은 약간 낮게 들어올린다). 양 팔을 엉덩관절 높이만큼 앞쪽으로 들어올린다 (약간 더 낮게 들어올린다).

진전(Progression)
매직윈도우 아동 중에서도 나이가 많은 아동의 경우는, 양 팔을 귀 옆까지 위쪽과 뒤쪽으로 들어 올릴 수 있다.

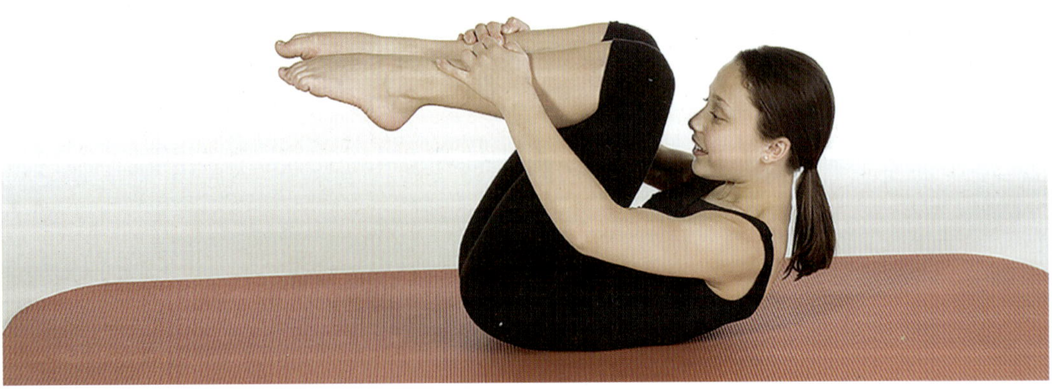

날숨을 쉬면서, 양쪽 팔과 다리를 시작자세로 되돌린다.

운동을 6-10회 수행한다.

싱글 스트레이트 레그 스트레치 (Single Straight Leg Stretch)

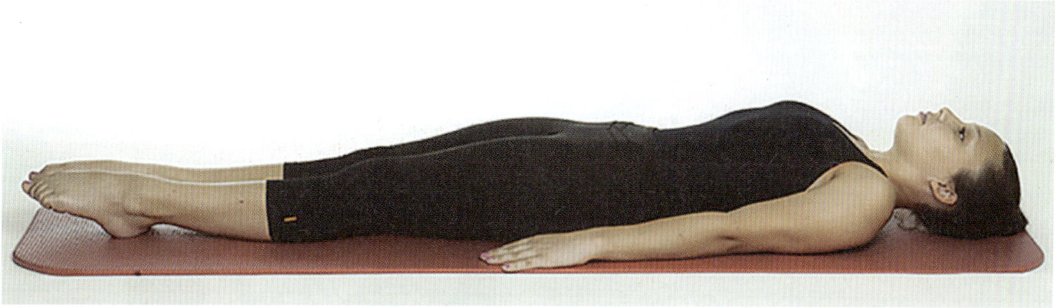

누운 자세에서, 목의 뒤쪽을 길어지게 만든다.

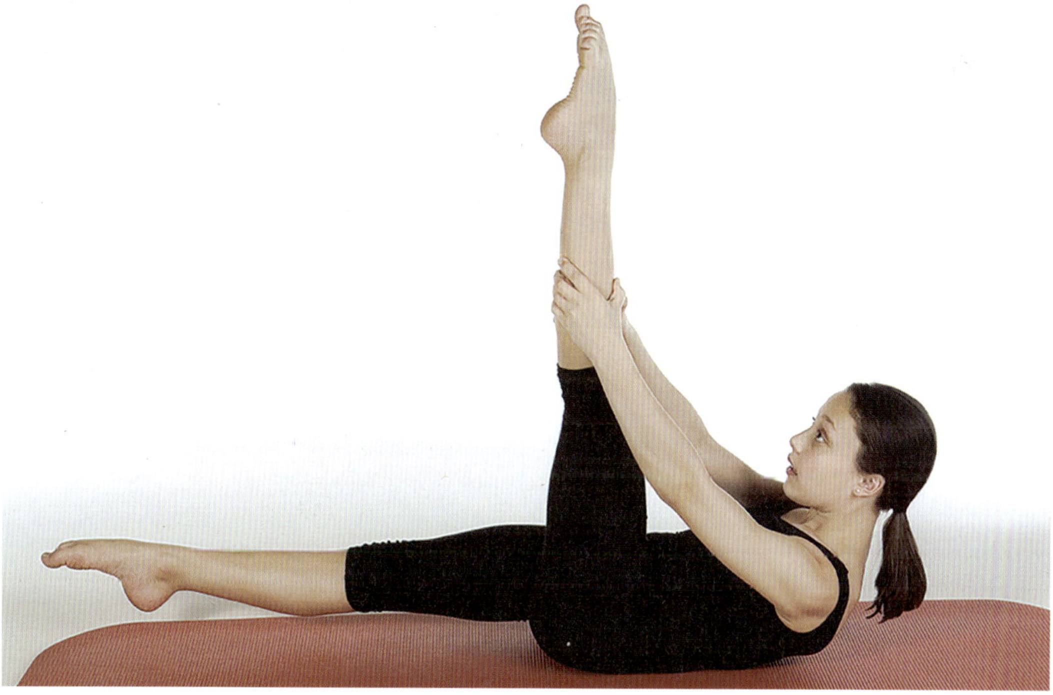

왼쪽 다리를 들어올리고, 오른 다리는 앞쪽으로 쭉 뻗는다. 이때 골반의 지세를 조절하면서 오른 다리를 바닥 쪽으로 내린다. 상체를 매트로부터 들어 올리고, 양 팔을 위쪽으로 뻗어서 왼쪽 다리의 종아리 부위를 잡는다. 들숨을 쉬면서, 왼쪽 다리를 몸통 쪽으로 당긴다.

수정(Modification)
양 손을 장딴지 부위에 배치하지 않고, 허벅지 뒤쪽에 배치할 수도 있다.

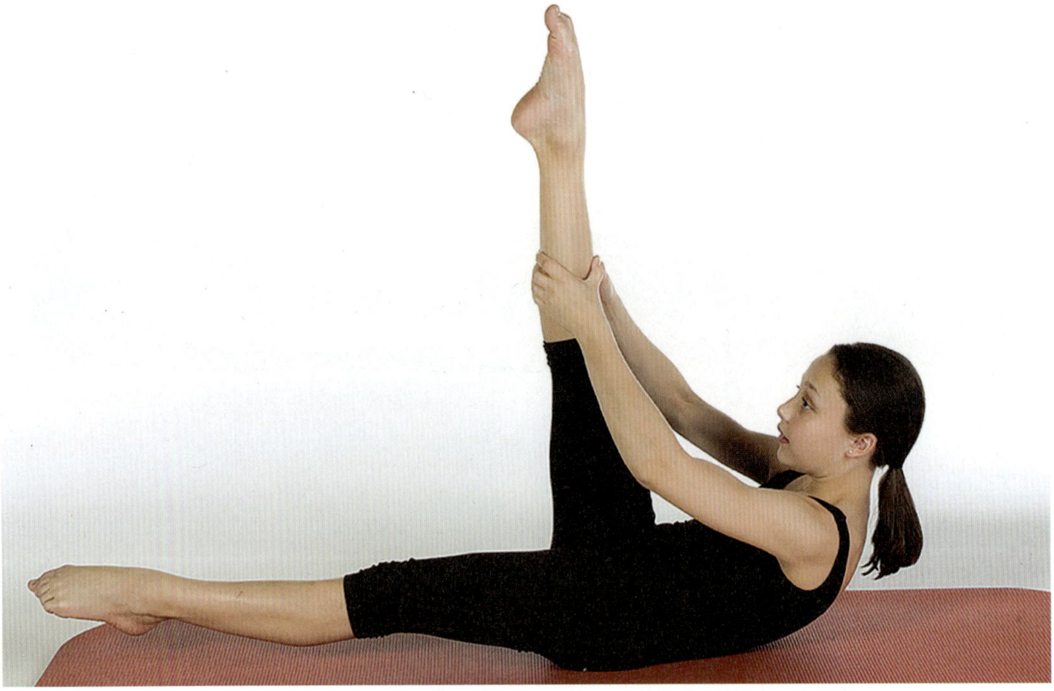

짧은 날숨을 쉬면서, 양쪽 다리로 가위질한다. 그런 다음, 들숨을 쉬면서 위쪽 다리를 가슴쪽으로 당긴다.

운동을 6-10회 수행한다.

형상화(Imagery): 양쪽 발에 페인트 붓을 부착했다고 생각해 보자. 붓칠 하듯이 양 다리를 가위질 하듯이 움직이면, 짙어지는 2개의 평행선이 그려질 것이다.

수정(Modification)
양 손으로 다리를 잡지 않고, 깍지 끼워서 목 뒤에 배치할 수도 있다.

수정(Modification)
수정 방법으로써, 머리를 바닥 위에 내려 놓거나 머리 밑에 베개나 공, 혹은 감은 타월을 받친다.

주의점

다리 뒤쪽에 강한 힘을 유지한다.
새로운 강조가 종아리에 가해질 수 있다.

크리스-크로스: 수정 - 피트 다운 [Criss - Cross (Modified - Feet Down)]

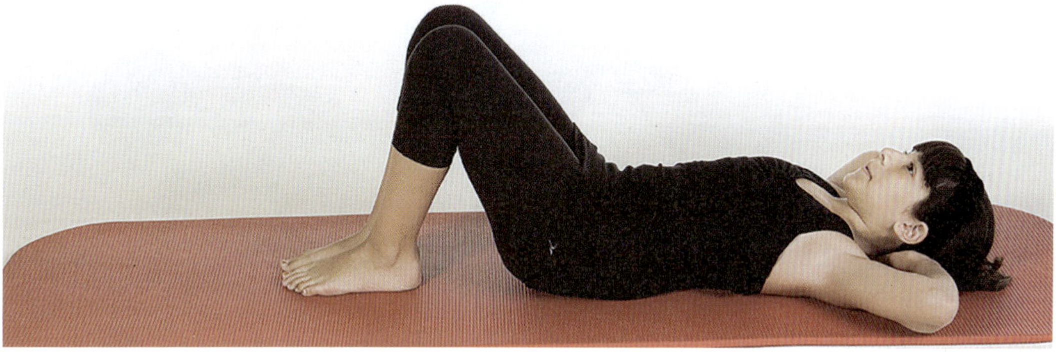

누운 자세에서, 양쪽 발바닥을 매트에 놓고 무릎을 세운다. 그리고 목의 뒤쪽을 길어지게 만든다. 양 손을 겹쳐서 목 뒤에 배치한다.

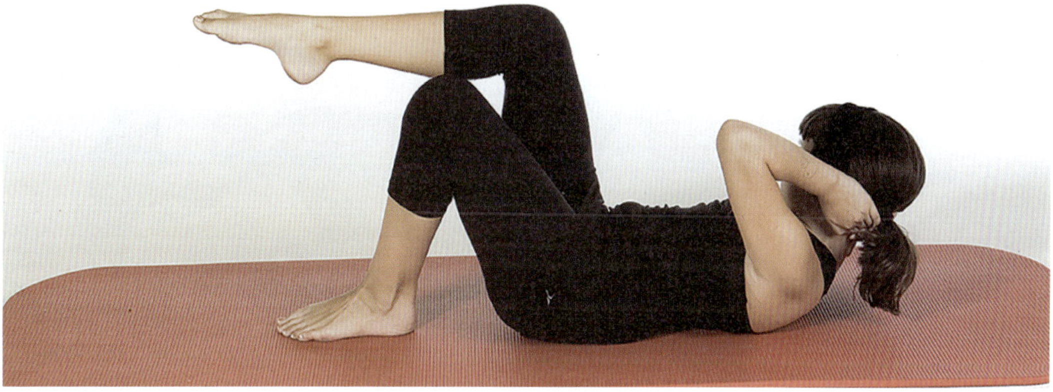

들숨을 쉬면서, 상체를 오른쪽으로 비틀고 굽힌다. 이때 오른쪽 무릎을 90° 자세(table top)로 만든다.

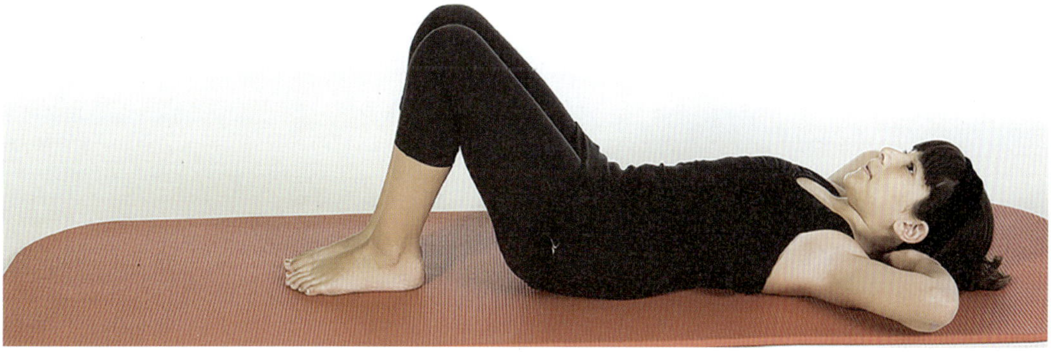

날숨을 쉬면서, 시작자세로 되돌아온다.

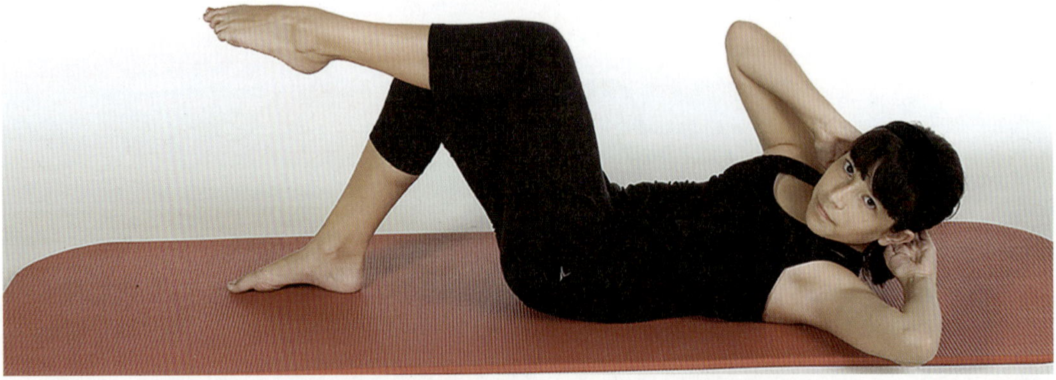

들숨을 쉬면서, 상체를 왼쪽으로 비틀고 굽힘한다. 이때 왼쪽 무릎을 90° 자세(table top)로 만든다.

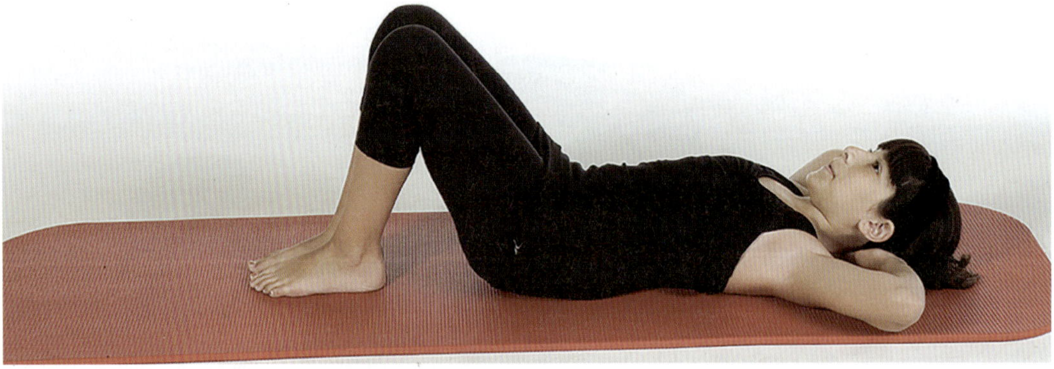

날숨을 쉬면서, 시작자세로 되돌아온다.

양쪽을 교대로 하여, 운동을 5회 수행한다.

크리스-크로스: 수정 - 90° 자세 [Criss - Cross (Modified - Table Top)]

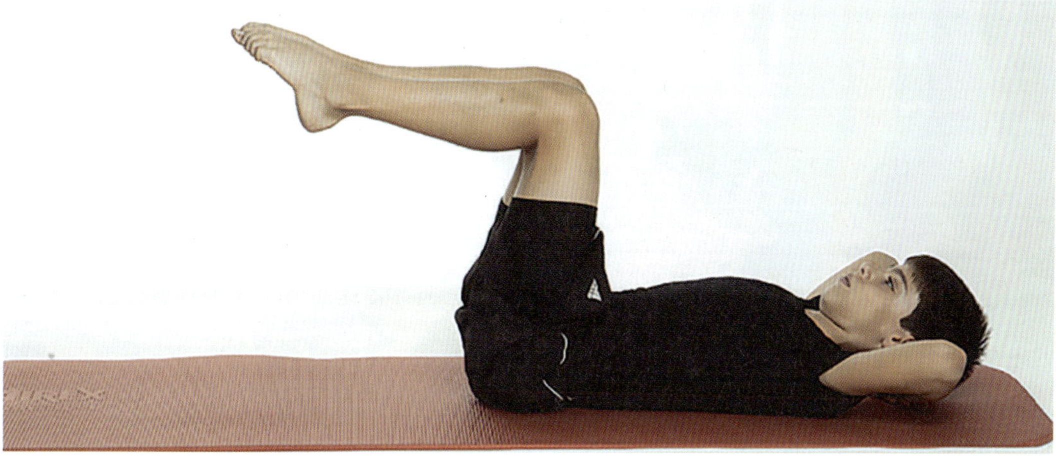

누운 자세에서, 목의 뒤쪽을 길어지게 만든다. 양쪽 다리를 가슴 쪽으로 움직여, 90° 자세를 취한다. 그리고 양 손을 겹쳐서 목 뒤에 배치한다.

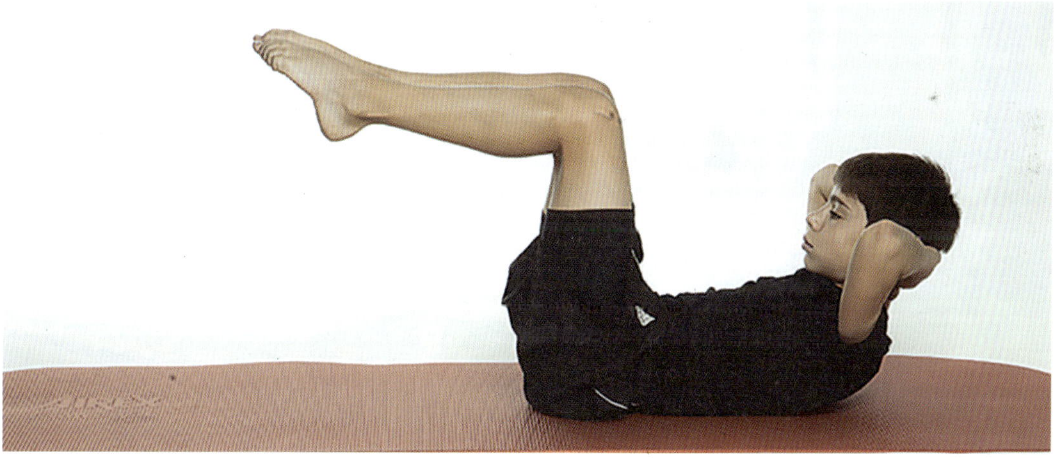

들숨을 쉬면서, 목 뒤쪽을 더욱 길게 늘인다. 날숨을 쉬면서, 어깨뼈를 매트로부터 들어올려 몸통을 구부정하게 만든다.

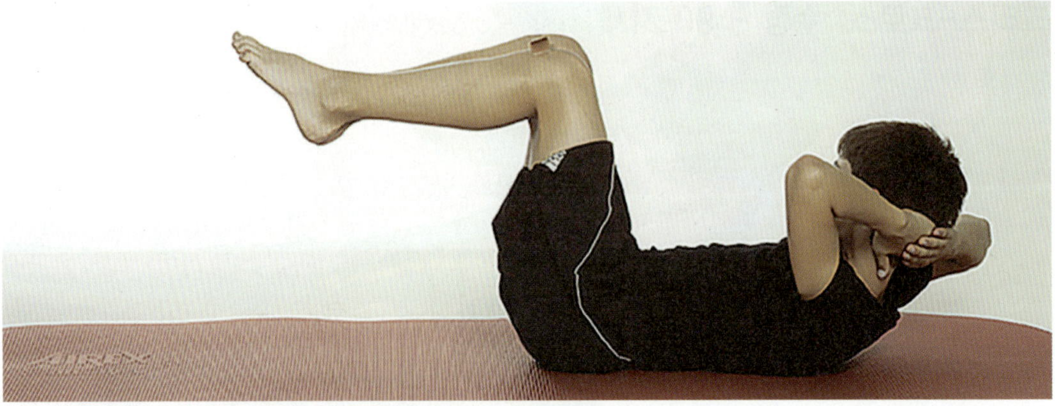

들숨을 쉬면서, 상체를 오른쪽으로 비튼다.

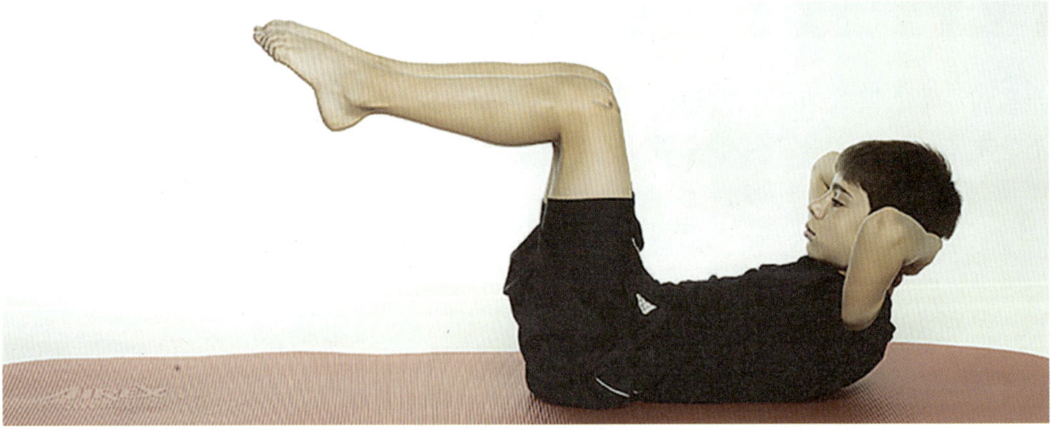

날숨을 쉬면서, 90° 자세로 되돌아온다.

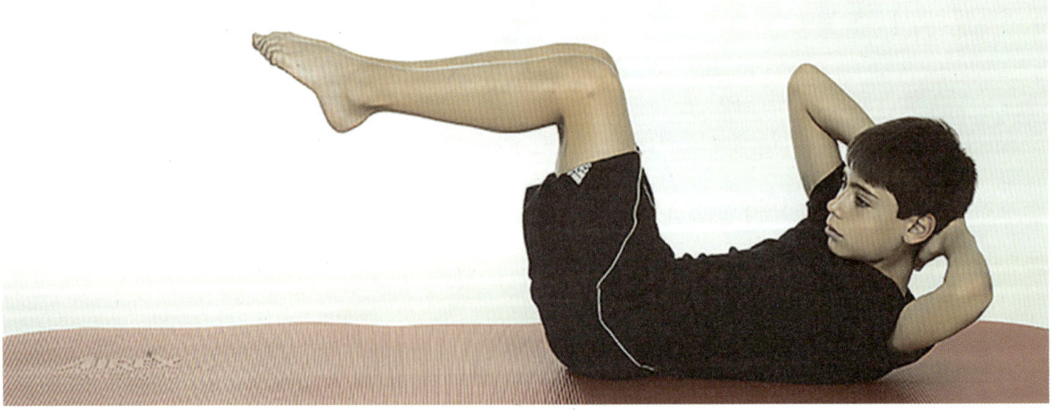

들숨을 쉬면서, 상체를 왼쪽으로 비튼다.

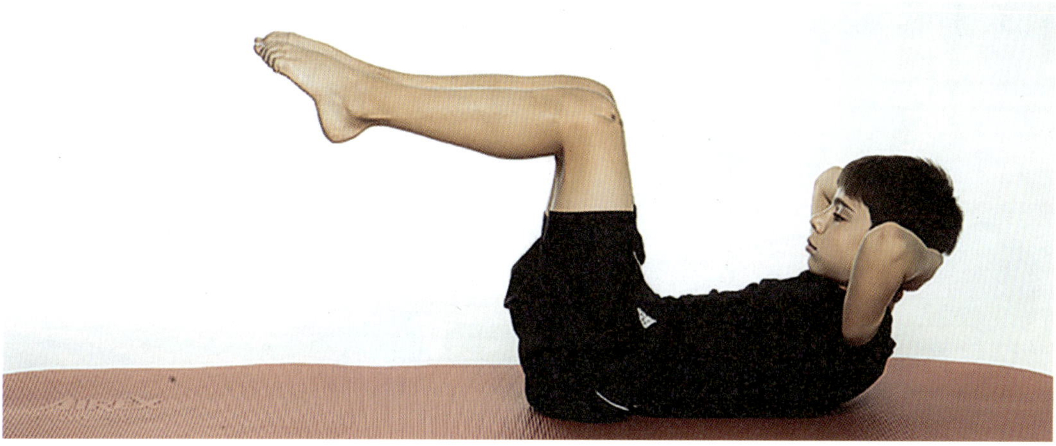

날숨을 쉬면서, 90° 자세로 되돌아온다.
교대로 5회씩 운동을 수행한다.

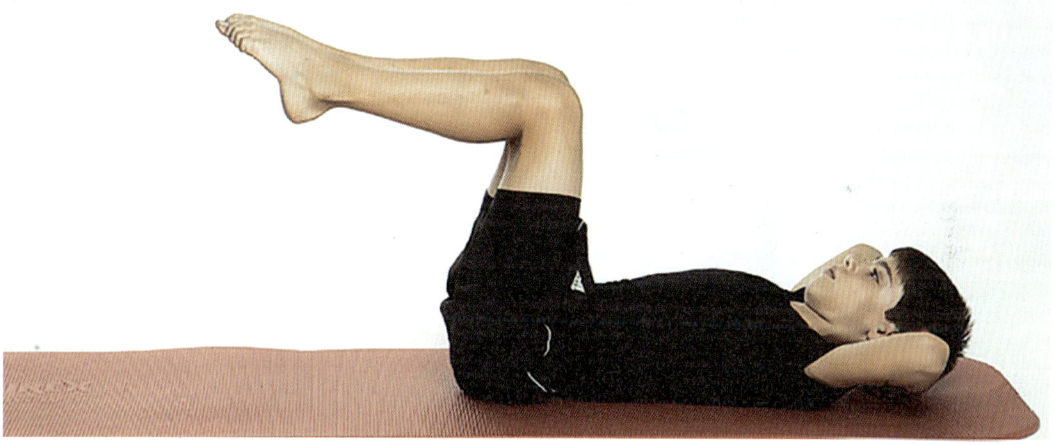

누운 자세로 되돌아와서, 휴식을 취한다.

주의점

운동을 하는 동안, 하체를 90° 자세로 유지한다. 매트 위에 가해지는 꼬리의 무게를 느껴본다.

넥크 롤 (The Neck Roll)

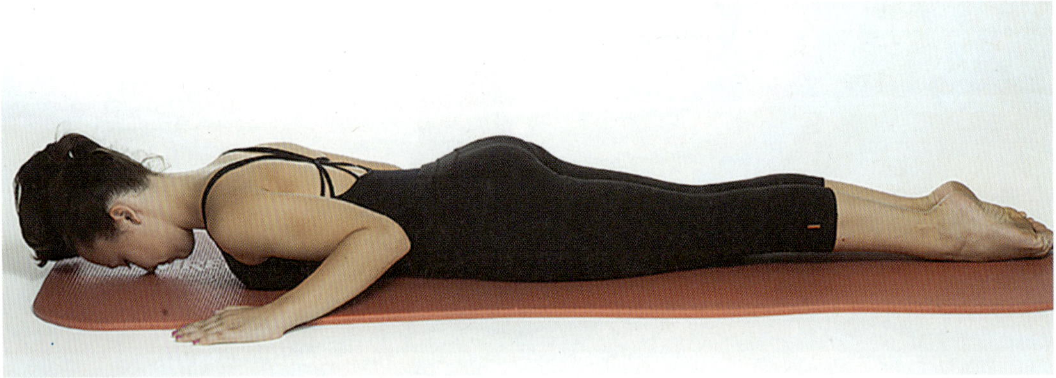

엎드린 자세에서, 양 다리를 붙이고 쭉 뻗는다. 그리고 양 손을 어깨넓이 만큼 매트 위에 배치한다.

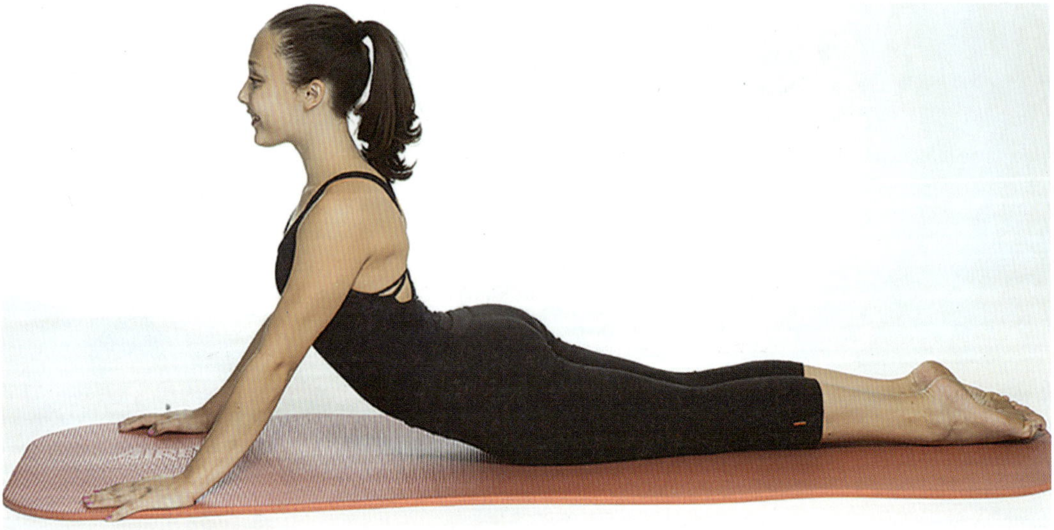

들숨을 쉬면서, 머리와 가슴을 매트로부터 들어올린다. 팔꿈치가 쭉 펴질 때까지 척추를 편한다. 어깨를 이완시켜 아래쪽으로 내림한다.

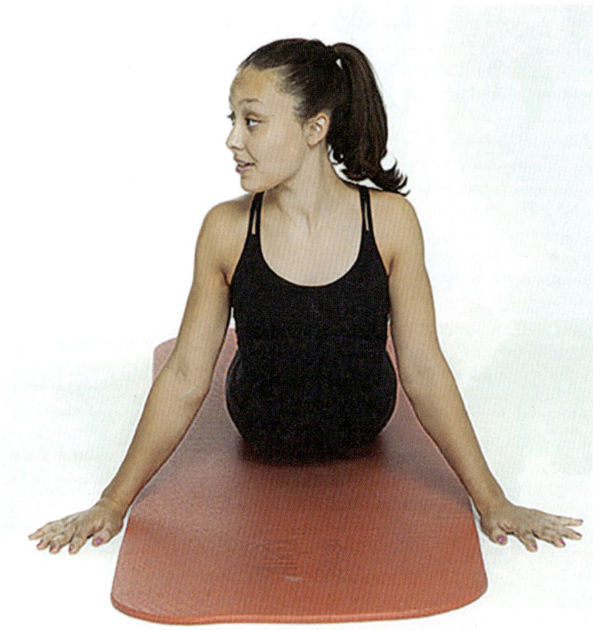

들숨을 쉬면서, 머리를 부드럽게
오른쪽으로 돌림한다.

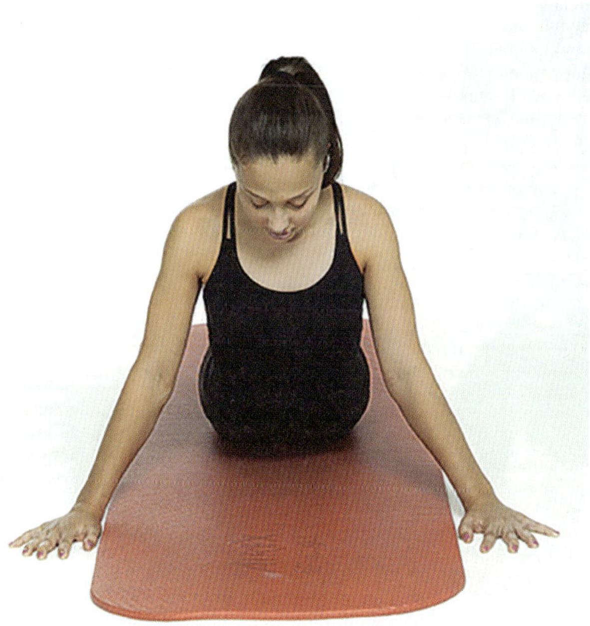

계속 들숨을 쉬면서, 머리를
아래쪽으로 내려 중앙으로 되돌린다.

수정(Modification)
양 손을 어깨넓이 이상으로 벌릴 수도 있다.

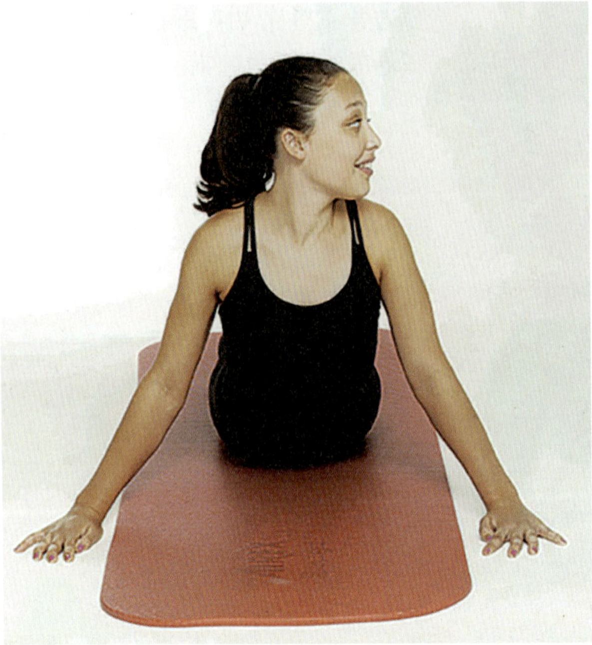

날숨을 쉬면서, 머리를 왼쪽으로 돌림하고, 그 다음 앞쪽을 응시하면서 다시 중앙으로 머리를 되돌린다.

머리를 왼쪽으로 돌리면서 운동 순서를 반복한다.

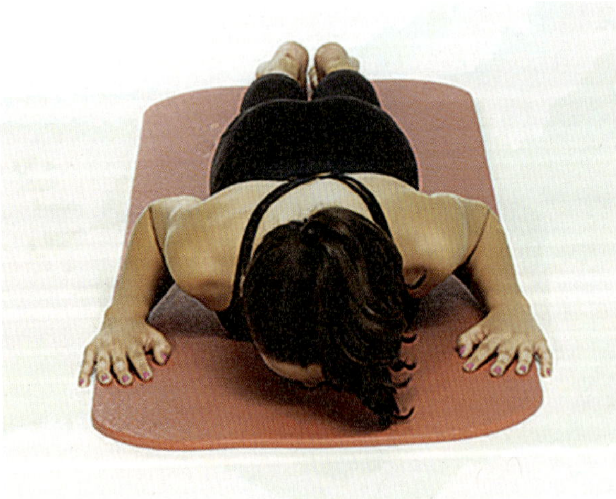

양 팔을 굽혀 상체가 매트 위로 내려오기 시작할 때 들숨을 쉬고, 상체가 계속 매트 위로 내려올 때는 날숨을 쉰다.

주의점

배꼽을 안쪽과 위쪽으로 당김으로써 허리뼈를 지지한다.

수정(Modification)

아랫등에 과도한 긴장이 있으면, 양쪽 다리를 벌린 상태로 이들 운동을 수행한다.

더블 킥 (The Double Kick)

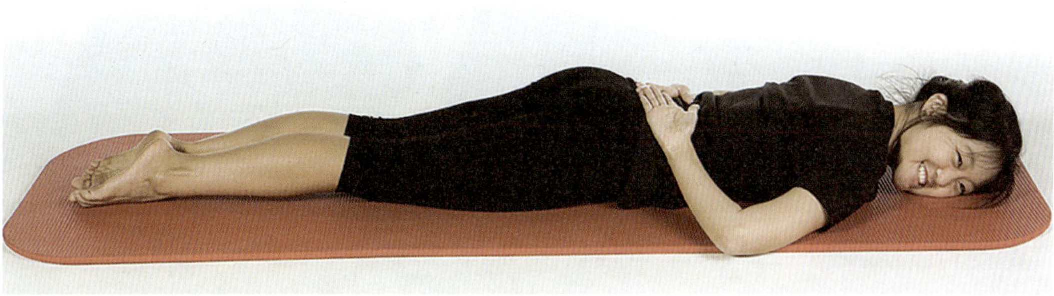

엎드린 자세에서, 머리를 한 쪽으로 돌림하고 양쪽 다리를 붙인 채로 쭉 뻗는다. 이때 "열중 쉬어" 하듯이, 양 손을 허리 뒤에 올려놓는다.

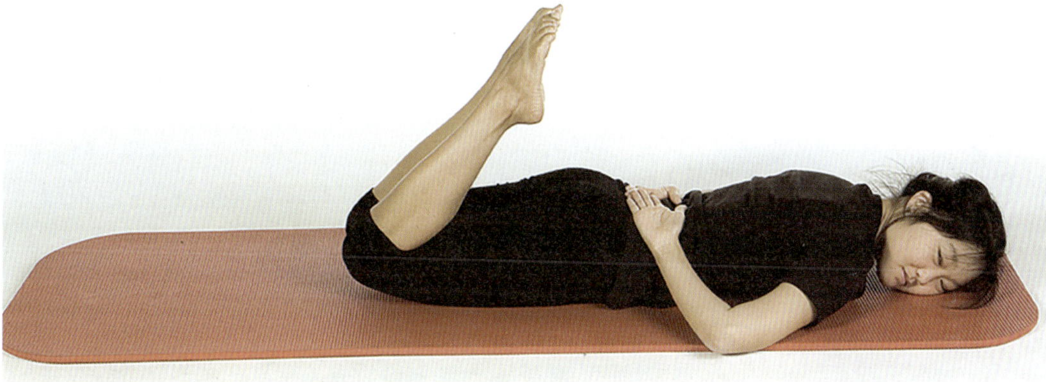

들숨을 한 후, 날숨을 쉬면서 양쪽 다리를 붙인 상태로 동시에 엉덩이 쪽으로 움직인다.

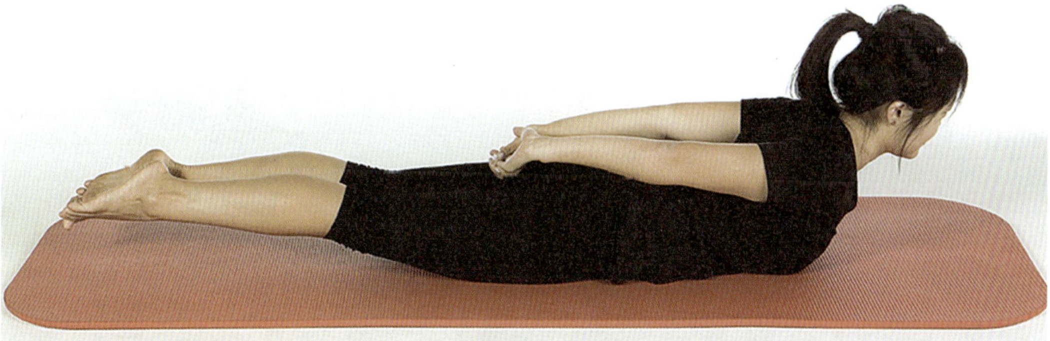

들숨을 쉬면서, 양쪽 다리를 쭉 뻗고, 복장뼈를 매트로부터 들어올린다. 그리고 양 팔을 들어올리고, 최대한 등을 신장한다.

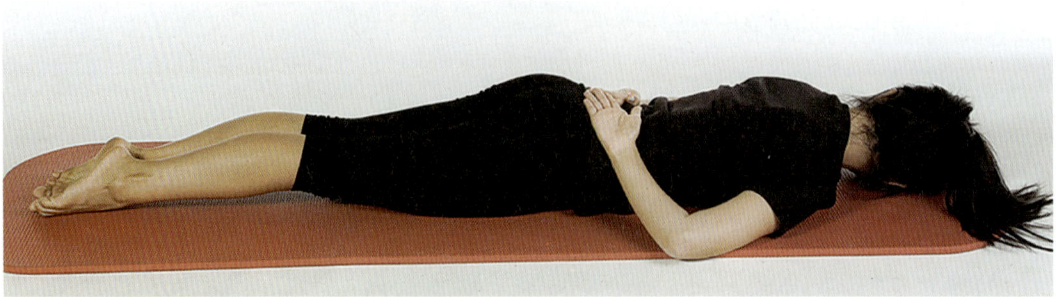

날숨을 쉬면서, 몸을 다시 매트 위로 내려놓는다. 얼굴을 반대쪽으로 돌린다.

얼굴을 반대로 배치하여 3세트의 운동을 수행한다.

주의점

척추를 길게 뻗는다. 신체의 앞쪽이 신체의 뒤쪽을 지지할 수 있도록, 복부, 가슴, 목 및 눈을 들어 올릴 때, 목과 아랫등이 압박을 받지 않도록 조심해야 한다.

변형(Variation)
선택할 수 있는 머리 자세로는 머리를 한 쪽으로 돌리지 않고, 턱을 바닥에 내려놓는 자세이다.

수정(Modification)
어린 아동의 경우는, 아래 사진에서처럼, 학생들이 양 팔을 몸통으로부터 벌리고 손바닥을 바닥 쪽으로 향한 자세를 취할 수 있다.

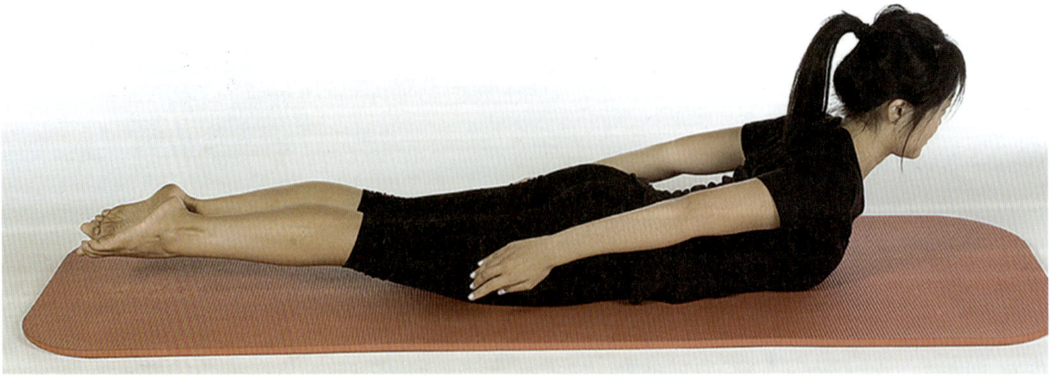

들숨을 하면서 동시에 양쪽 다리와 복장뼈를 매트로부터 들어올린다. 이때 손바닥이 매트를 향하도록 팔을 돌림한다.

스파인 트위스트 (The Spine Twist)

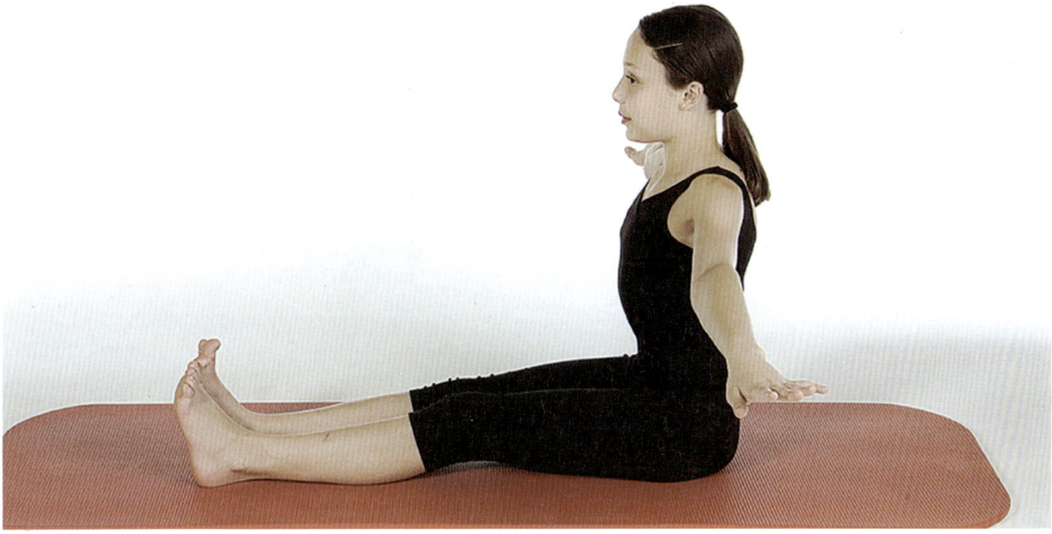

양쪽 다리를 쭉 뻗고 발목을 굽힘한 똑바른 앉은 자세에서 시작한다. 머리를 어깨 위에 똑바로 놓이도록 하고, 또 어깨를 엉덩관절 위에 똑바로 놓이도록 한다. 양 팔을 옆으로 벌림하여, 양쪽 손의 집게손가락들이 같은 선 상에 있게 한다. 척추를 늘이기 위해, 들숨을 쉬면서 머리를 하늘 쪽으로 쭉 뻗고, 꼬리뼈를 아래쪽으로 쭉 뻗는다.

주의점

갈비우리가 앞쪽으로 벌어져서는 안 된다.

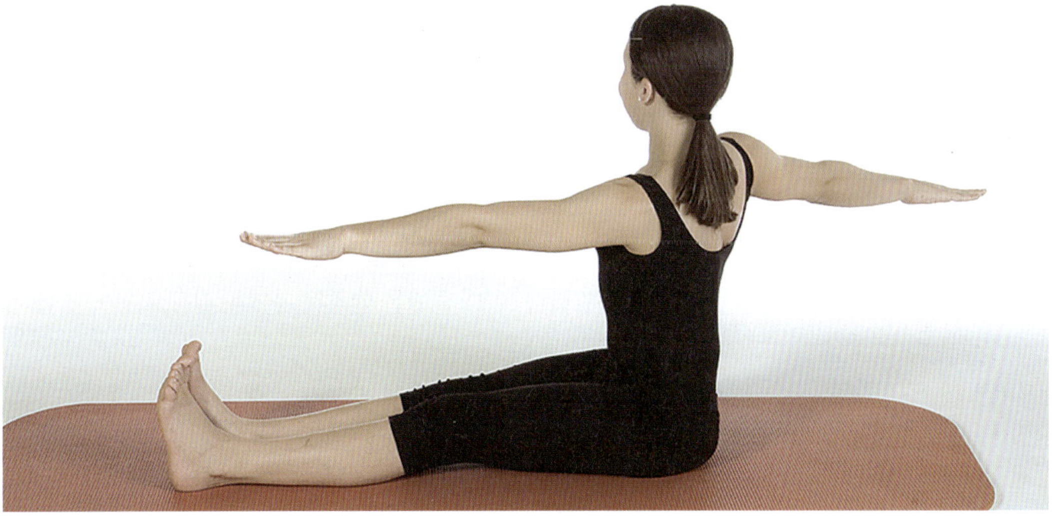

날숨을 쉬면서, 최대한 척추를 오른쪽으로 돌림한다. 이때 골반은 안정된 자세를 취하고 있어야 한다. 팔이 아니라, 척추가 돌림되어야 한다.

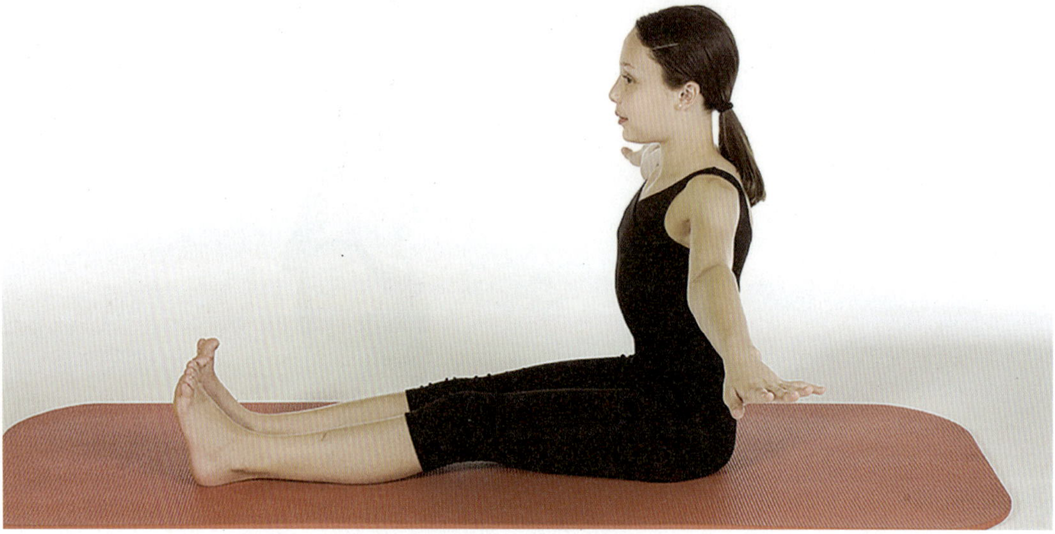

들숨을 쉬면서, 몸통을 중앙으로 되돌린다.

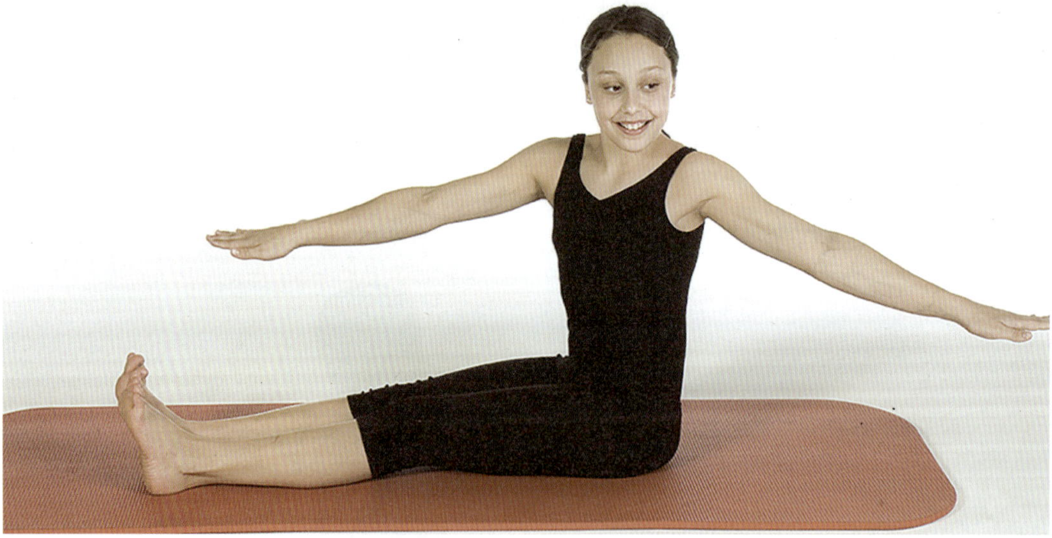

날숨을 쉬면서, 최대한 척추를 왼쪽으로 돌림한다. 이때 골반은 안정된 자세를 취하고 있어야 한다.

팁(Tip): 갈비우리가 앞쪽으로 벌어져서는 안 된다.

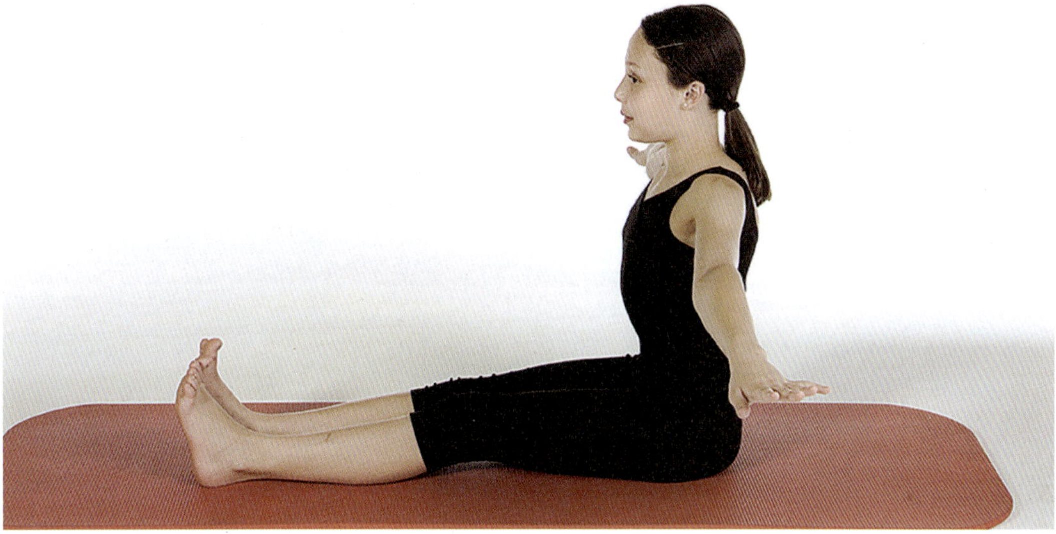

들숨을 쉬면서, 몸통을 중앙으로 되돌린다.

3세트를 수행한다.

형상화(Imagery): 몸통을 비틀 때, 헬리곱터의 프로펠러를 생각해 본다.

진전(Progression)
날숨을 쉬면서, 척추를 오른쪽으로 비튼다. 들숨을 하면서 척추를 중앙으로 되돌린다.
날숨을 쉬면서, 척추를 왼쪽으로 비튼다. 들숨을 하면서 척추를 중앙으로 되돌린다.

주의점

- 앞쪽 팔이 빗장뼈와 일직선을 유지하는 동안, 뒤쪽 팔은 비틀림 움직임을 이끈다.
- 몸통이 비틀림할 때, 양쪽 발꿈치가 마치 벽에 붙어 있듯이 서로 나란하게 유지되어야 한다.
- 양 팔은 다른 자세에서 작용할 수 있다. 예를 들어, 양 팔을 교차하여 어깨 위에 손을 올려놓은 자세.
- 비틀림할 때 들숨을 쉬고, 원래 자세로 되돌아올 때 날숨을 쉬듯이, 다른 강조를 위해 호흡이 바뀔 수 있다.

수정(Modification)
학생은 양반다리 자세를 취할 수도 있다.

티저 – 수정: 원 레그 [The Teaser (Modified – One Leg)]

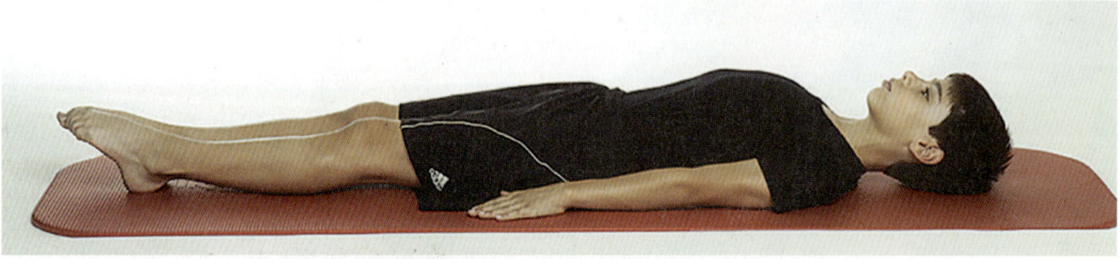

누운 자세에서, 양 다리를 붙이고, 또 양 팔을 몸통 옆에 배치한다.

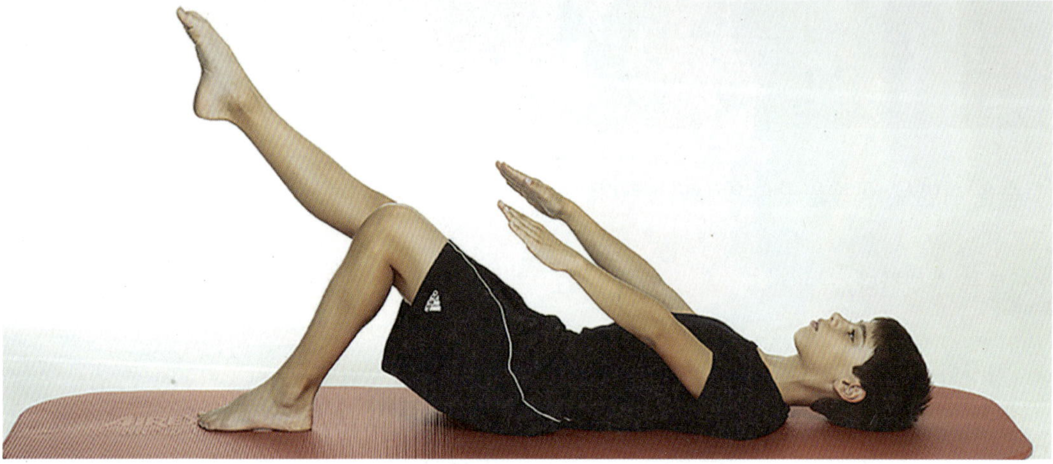

왼쪽 무릎을 굽혀, 그 발을 바닥에 붙이고, 반대쪽인 오른 다리를 바닥으로부터 들어 올려서 쭉 뻗는다. 이때 양쪽 무릎을 서로 압박한다. 뻗은 오른 다리 쪽으로 양 팔을 쭉 앞으로 뻗는다.

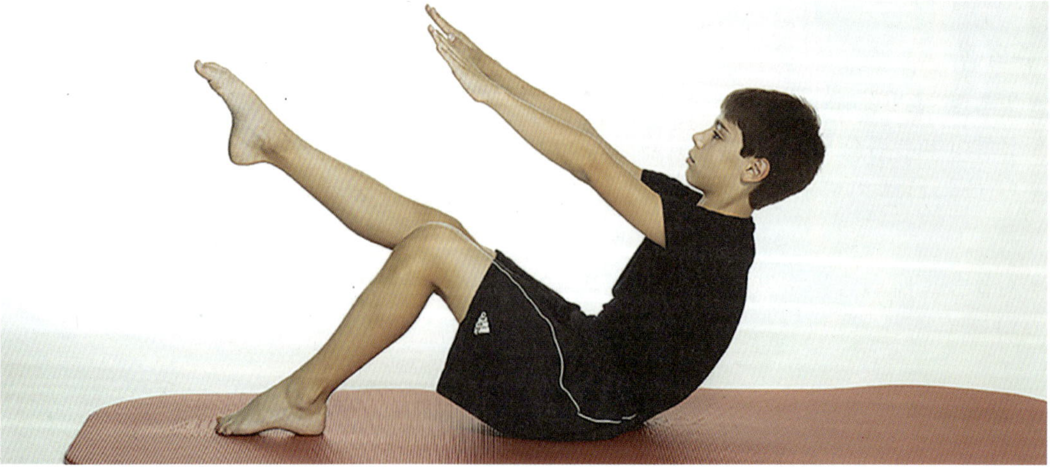

들숨을 쉬고, 복벽을 안쪽과 위쪽으로 당기면서 변형된 티저 자세로 몸을 구부정하게 말아 올린다.

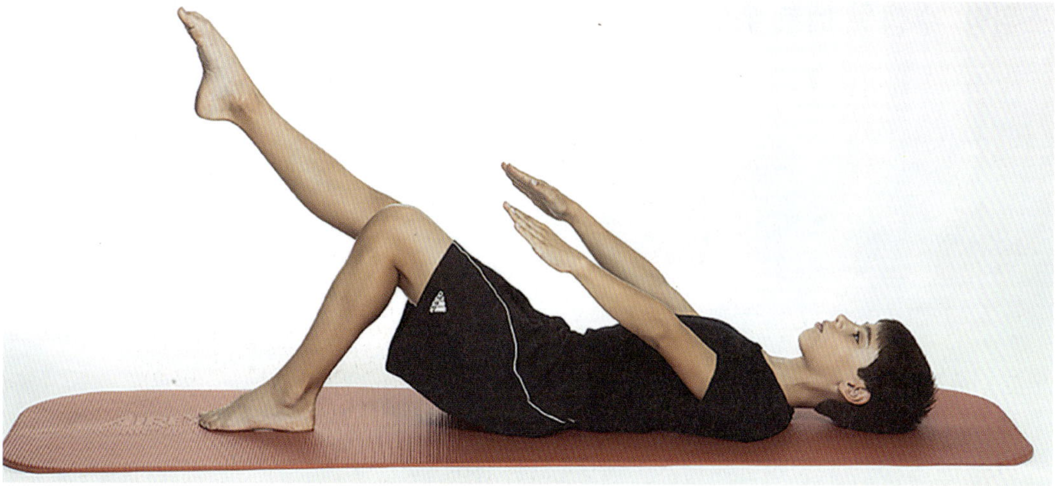

날숨을 쉬면서, 뻗은 다리를 그대로 유지하면서 원래 자세인 매트 위로 되돌아온다.

한쪽 다리씩 3-5회 운동을 수행한다.

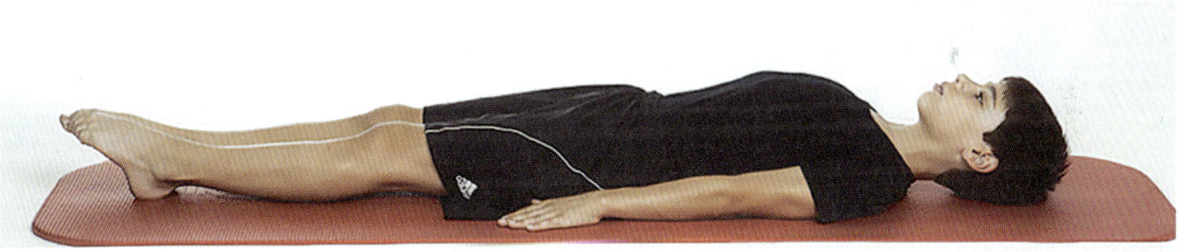

누운 자세로 이 운동을 마무리한다.

주의점

롤-업은 갈비우리 뒤쪽으로 들숨을 쉬면서 시작된다.

주의(Caution): 롤링 업이나 롤링 다운을 할 때, 머리를 앞쪽으로 굽힘하듯이 당김해서는 안 된다.

스위밍: 수정 - 매트 위의 반대 다리 [Swimming (Modified - Opposite Limbs on Mat)]

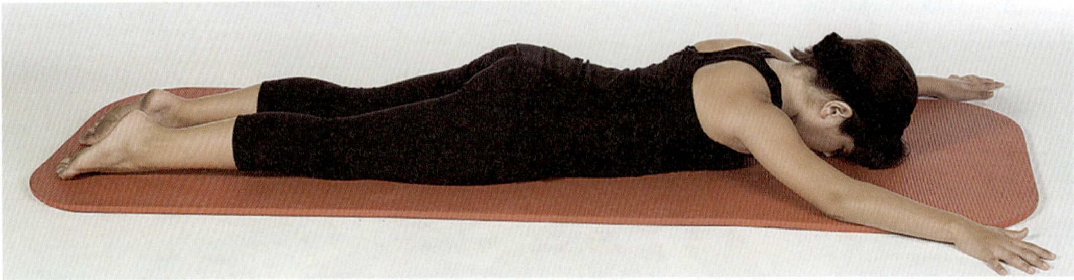

매트 위에서 엎드린 후, 양 팔과 양 다리를 쭉 뻗는다.

그 다음, 들숨을 쉬면서, 머리와 가슴을 매트로부터 들어올린다. 이때 양 팔과 양 다리는 매트 위에 그대로 위치한다.
날숨을 쉬면서, 이 자세를 그대로 유지한다.

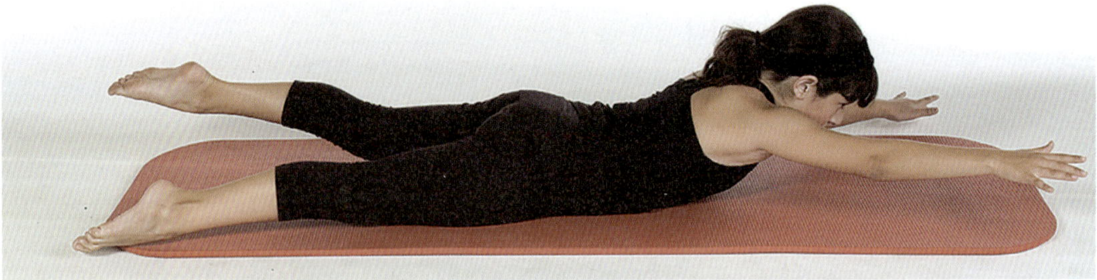

들숨을 쉬면서, 오른 팔과 왼 다리를 동시에 매트로부터 들어올린다. 이때 반대쪽 팔과 다리는 매트 위에 그대로 위치한다.

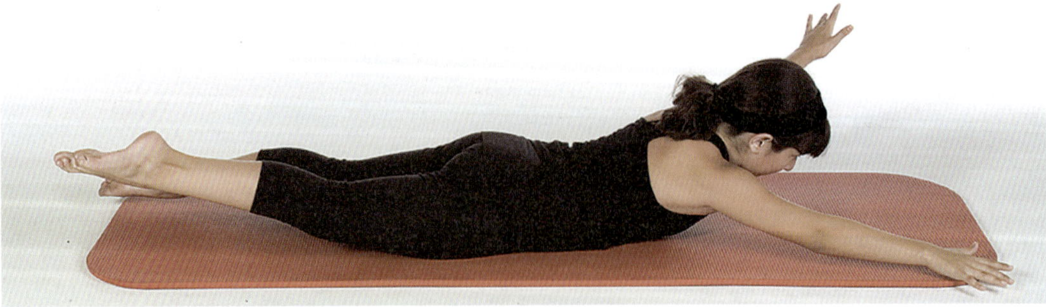

들숨을 쉬면서, 동시에 왼쪽 팔과 오른쪽 다리도 들어올린다.
날숨을 쉬면서, 팔다리를 매트 위로 내린다. 이때 가슴과 머리는 그대로 매트로부터 떨어져 있어야 한다.

이런 순서를 3-5회 수행한다.

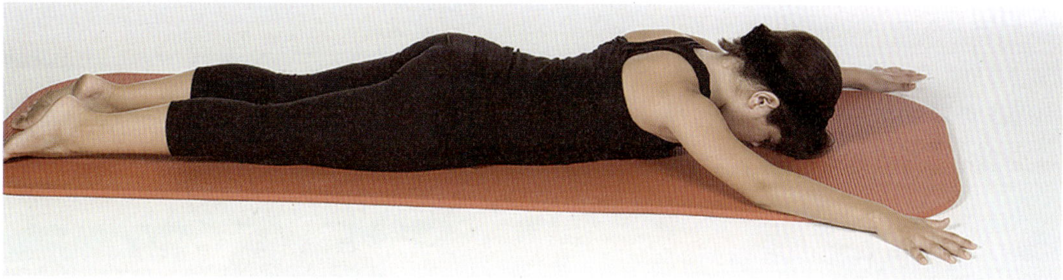

엎드린 자세로 되돌아온 후, 휴식을 취한다.

스위밍 (Swimming)

시작을 하기 위해, 들숨을 쉬면서, 머리와 가슴을 매트로부터 들어올린다. 이때 양 팔과 양 다리는 매트 위에 그대로 놓인다. 날숨을 쉬면서, 이 자세를 그대로 유지한다.

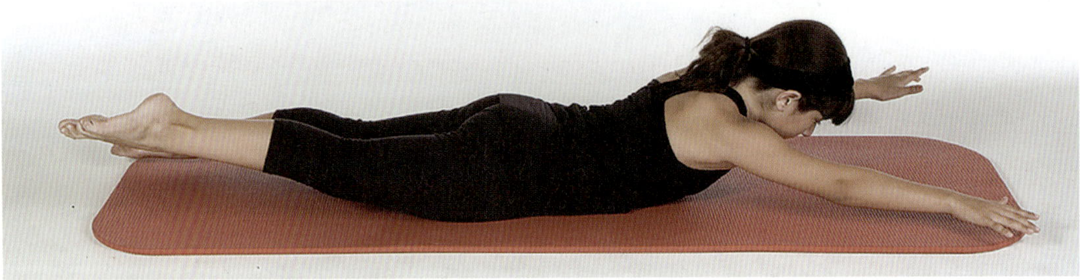

팔과 다리를 움직이는 동안, 자연스럽게 들숨과 날숨을 쉬고, 팔과 다리를 매트로부터 들어올린 상태에서 수영 동작을 계속 수행한다.

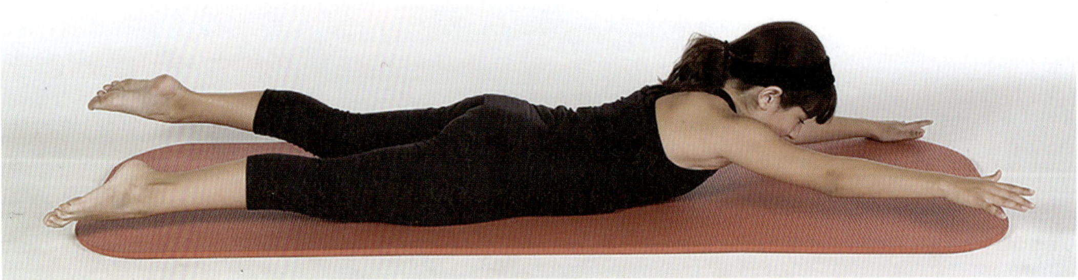

계속 수영 동작을 실시한다.

10까지 세는 동안 수영 동작을 수행한다.

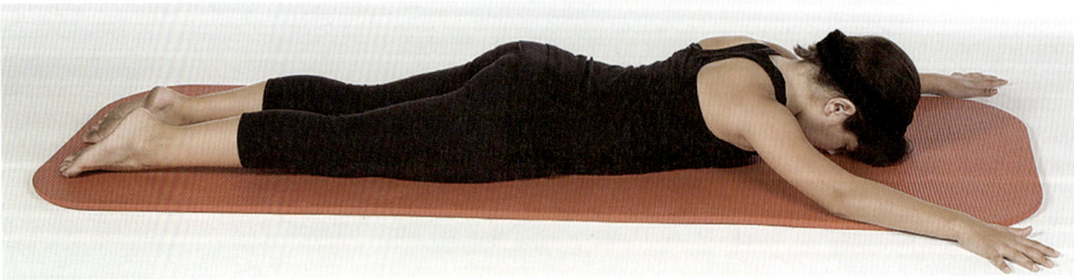

엎드린 자세에서 날숨을 쉬면서, 휴식을 취한다.

9장(Chapter 9)

청소년(12-18세)을 위한 필라테스 운동

(Pilates Exercises for Adolescents, Ages 12–18)

본 장의 운동들 (Exercises Included in this Chapter)

본 장의 운동들은 8장의 매직 윈도우기 학생을 위해 프로그램 된 운동을 향상시킨다.

- 헌드레드(The Hundred)
- 더블 스트레이트 레그 스트레치(Double Straight Leg Stretch)
- 로커 위드 오픈 레그스(Rocker with Open Legs)
- 코크-스크루(Cork-screw): 수정 – 매트에 몸통을 댐
- 소우(The Saw)
- 넥크 풀(The Neck Pull)
- 사이드 킥(The Side Kick)
- 크리스 크로스(Criss Cross)
- 티저(The Teaser)
- 티저(진전: 몸통을 움직이면서)

헌드레드 (The Hundred)

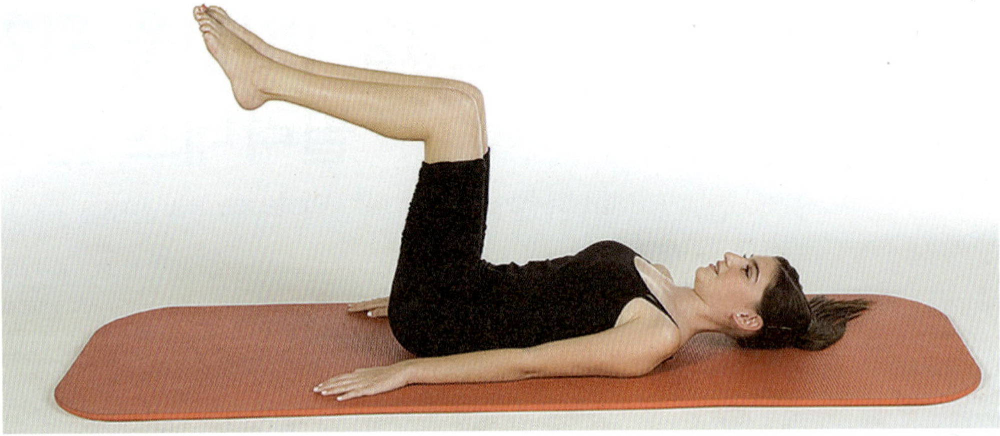

누운 자세에서 양쪽 다리를 90° 자세(table top)로 가져간다. 이때 양 팔을 몸통 옆에 배치한다.

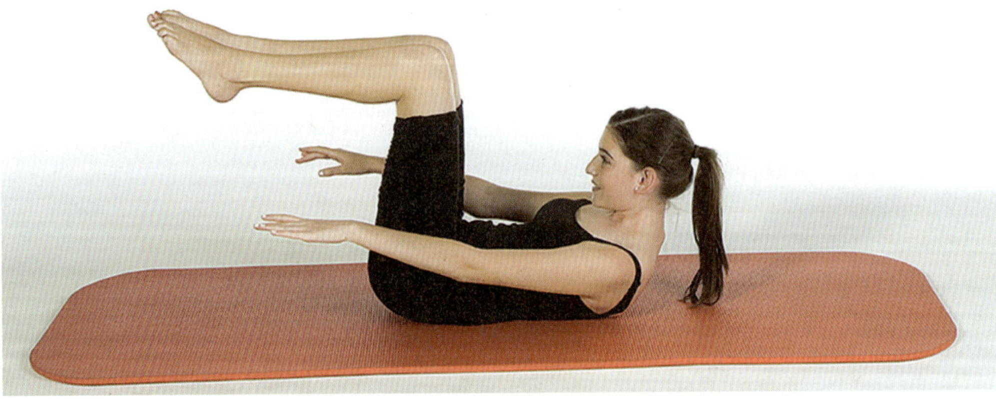

들숨을 쉬면서, 다리 쪽으로 머리를 숙이고, 어깨뼈 아래쪽 까지 상체를 감아올린다(roll-up). 양 팔을 바닥으로부터 6인치 들어올리고, 앞쪽으로 뻗는다.

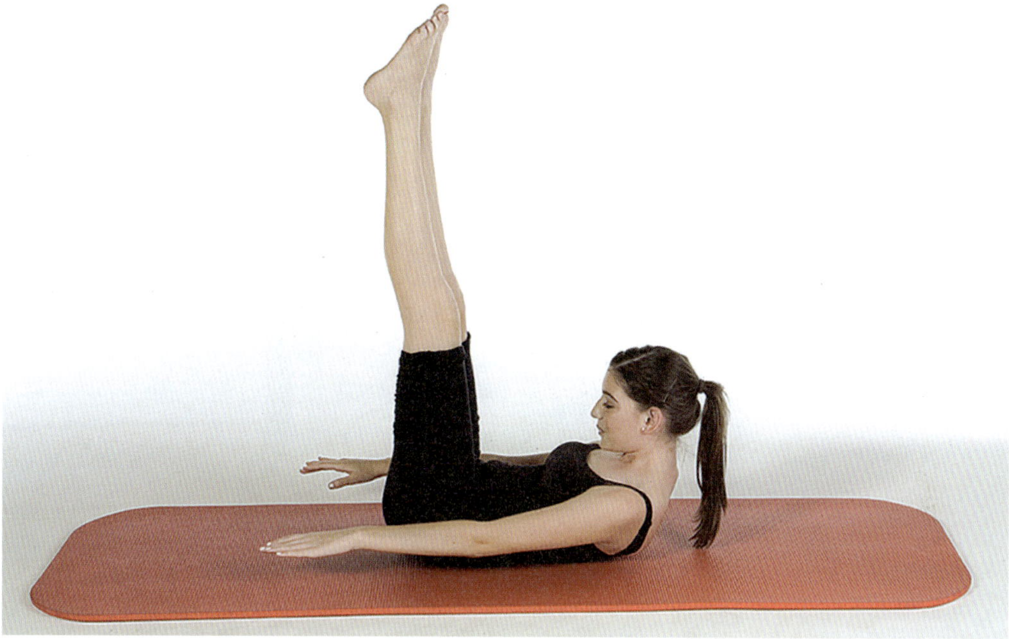

날숨을 쉬면서, 천장 쪽으로 양쪽 다리를 뻗는다.

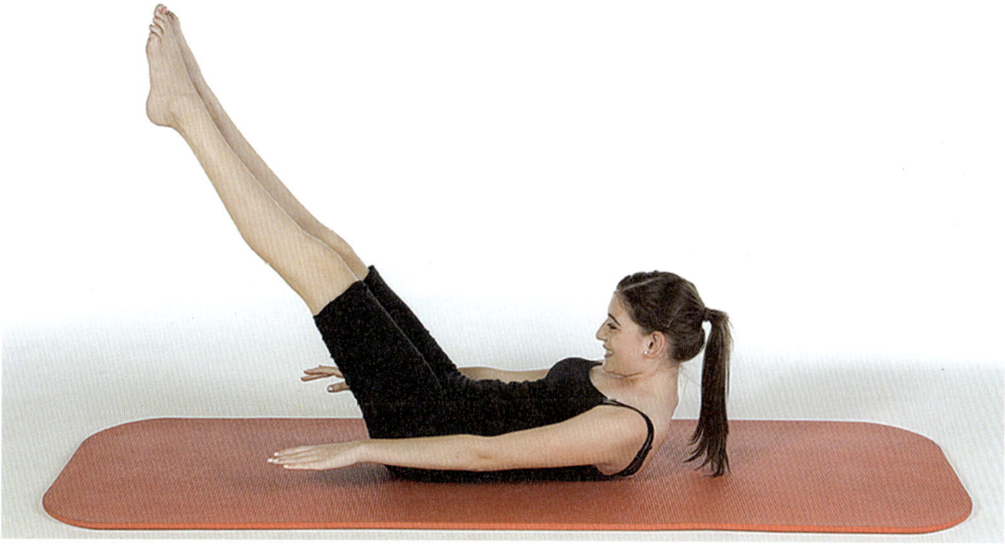

몸통의 자세를 변화시키지 않고, 할수 있을 만큼 천천히 양쪽 다리를 바닥으로 내린다.

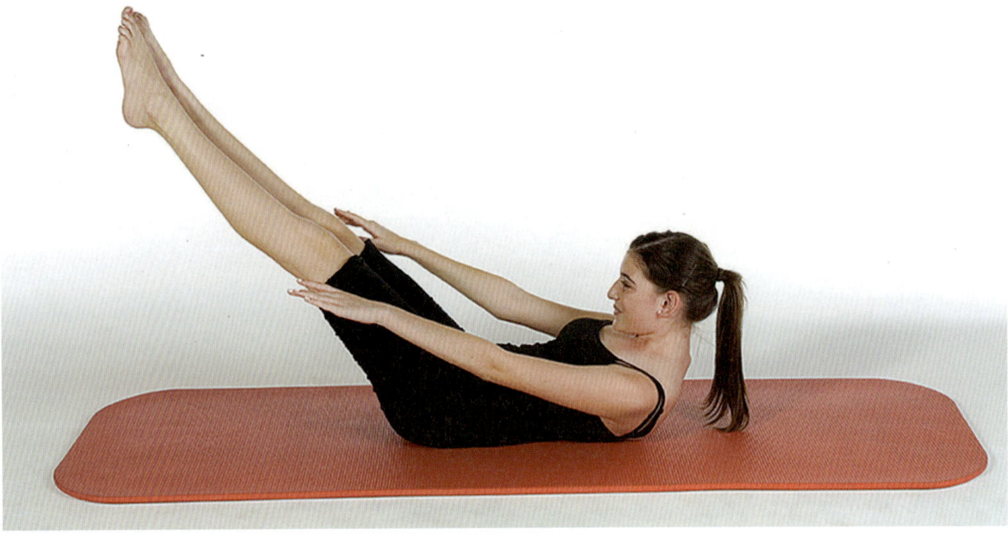

5를 세는 동안 양 팔을 펌핑하면서 천천히 코로 들숨을 쉰다. 그런 다음, 5를 세는 동안 양 팔을 펌핑하면서 천천히 코나 입으로 숨을 내쉰다. 10회를 수행한다. 그리고 양 팔을 바닥으로부터 6인치 정도 떨어지게 유지한다.

주의점

여전히 몸통의 유지에 집중하고, 팔을 펌핑하는 동안에 복부를 안쪽으로 당긴다.

더블 스트레이트 레그 스트레치 (Double Straight Leg Stretch)

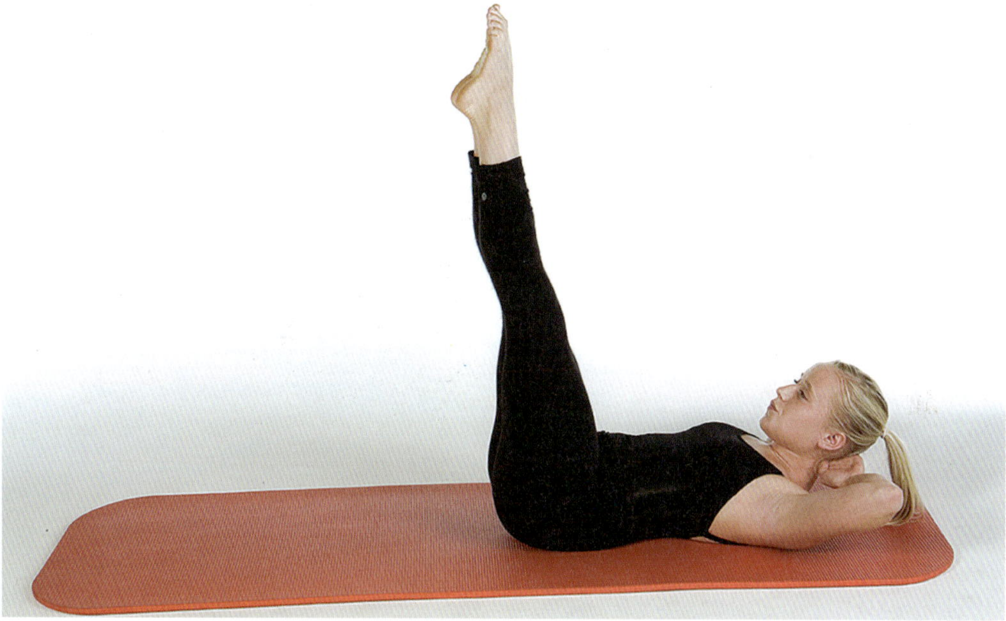

누운 자세에서 양 손을 깍지 끼고 머리 뒤에 배치하고, 팔꿈치를 벌린다. 양쪽 무릎을 가슴으로 가져간다(힙 폴드). 들숨을 쉬면서 양쪽 다리를 쭉 뻗어서 위쪽으로 들어올린다. 어깨뼈를 매트에 붙인 상태에서, 날숨을 쉬면서 머리와 어깨를 매트로부터 들어올린다.

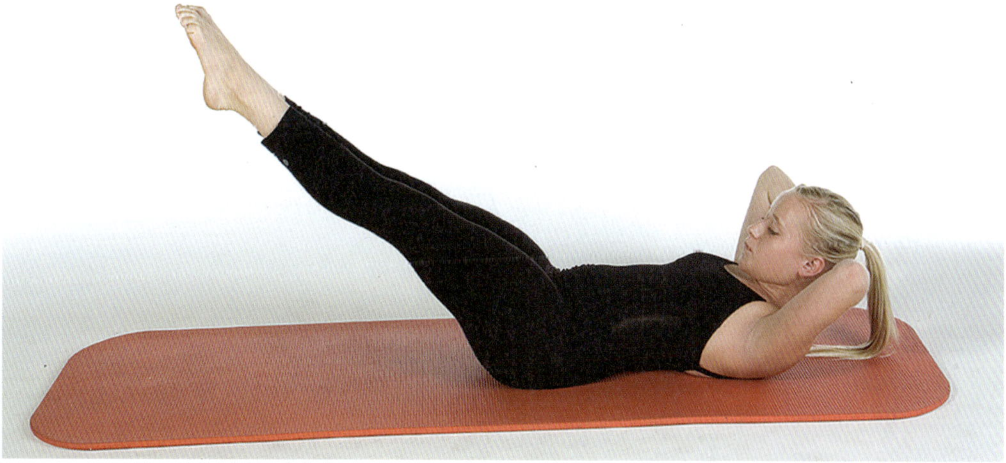

들숨을 쉬면서, 양쪽 다리를 내림한다(허리가 휘어지지 않도록 복부 근육을 통제하면서 엉덩관절의 앞쪽을 길게 늘인다).

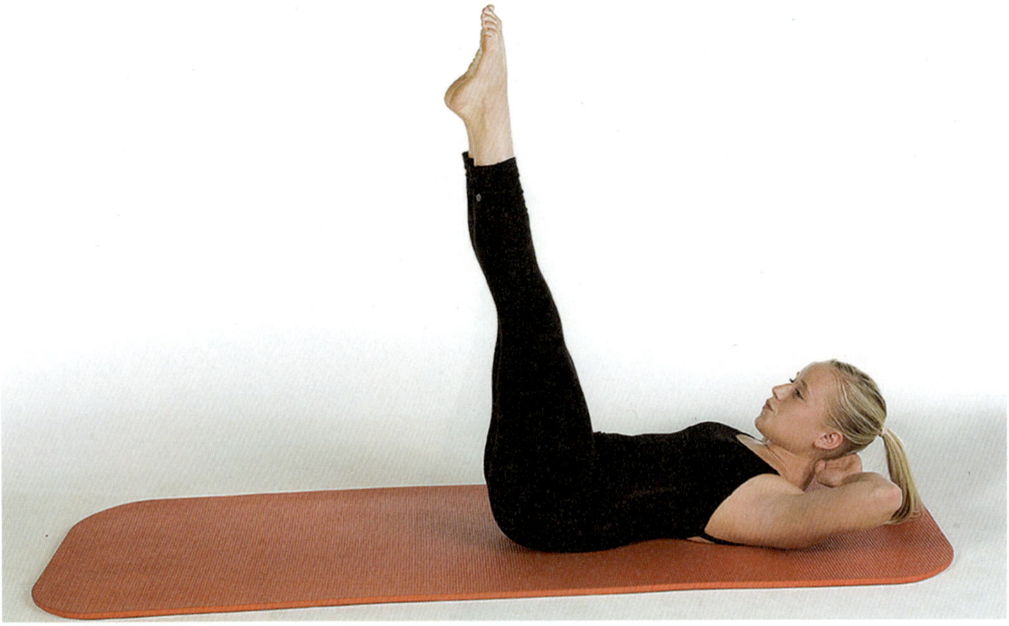

날숨을 하면서, 양쪽 다리를 천장 쪽으로 다시 되돌린다.

6-10회 수행한다.

수정(Modification)

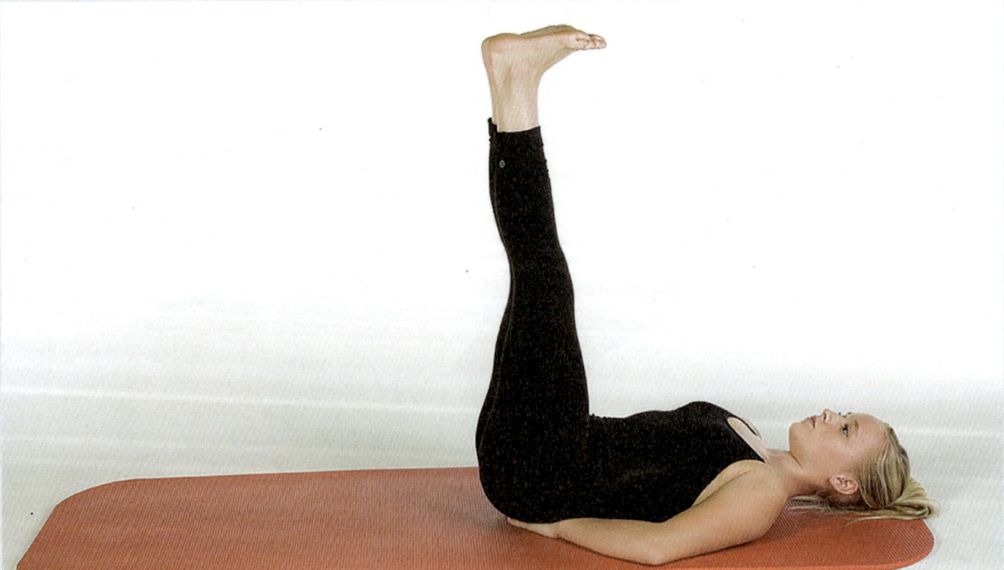

양 손을 엉덩이 밑에 배치하고, 몸통과 머리를 매트 위에 그대로 유지시킨다. 다리를 움직이는 동안 양 손은 몸통을 유지시키는데 도움을 준다.

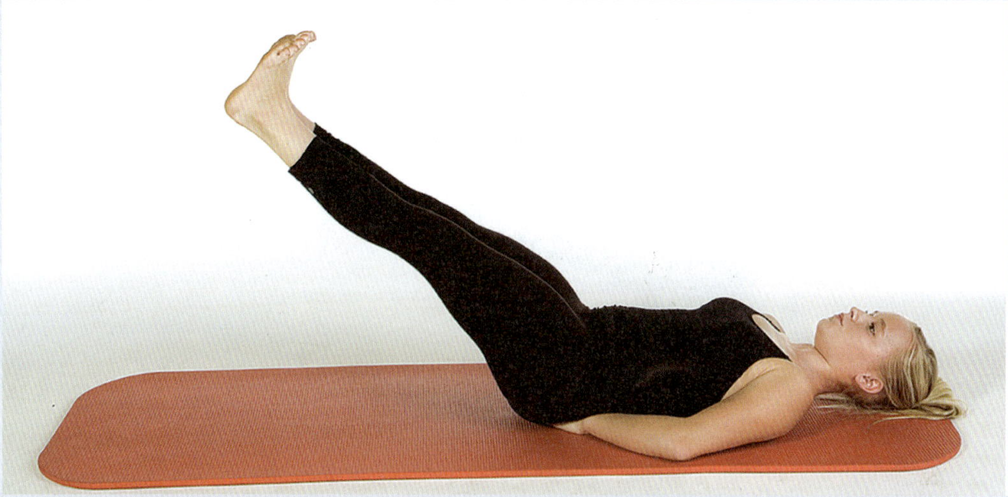

들숨을 쉬면서, 양쪽 다리를 내림한다(허리가 휘어지지 않도록 복부 근육을 통제하면서 엉덩관절의 앞쪽을 길게 늘인다).

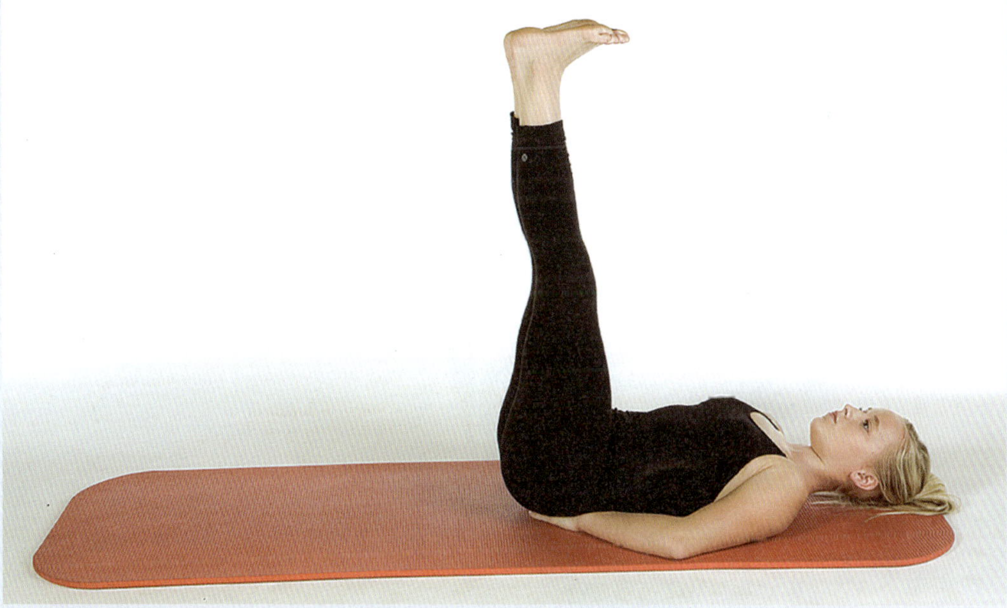

날숨을 하면서, 양쪽 다리를 천장 쪽으로 다시 되돌린다.
6-10회 수행한다.

로커 위드 오픈 레그스 (Rocker with Open Legs)

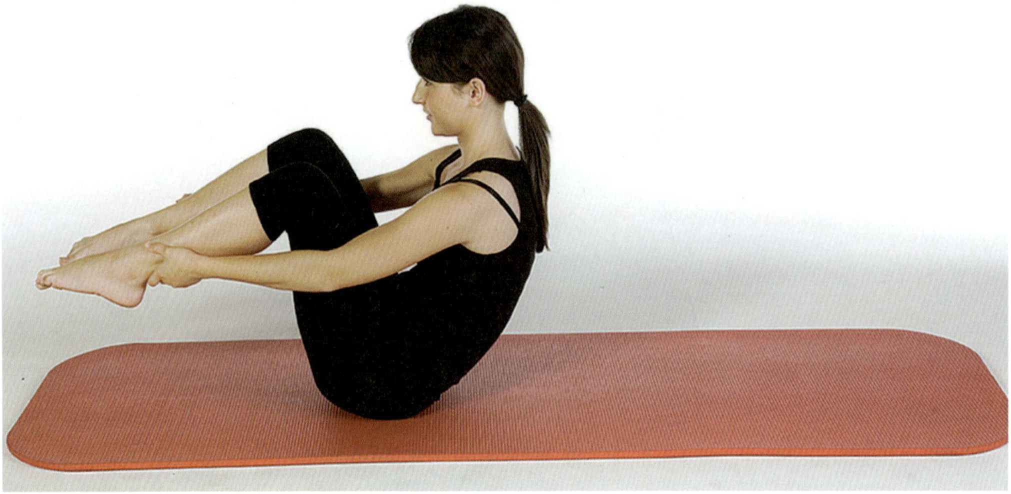

매트의 앞쪽에 앉아서, 양쪽 무릎을 가슴 쪽으로 가져가고, 궁둥뼈로 균형을 잡고 앉는다. 이때 손으로 종아리나 발목을 잡는다.

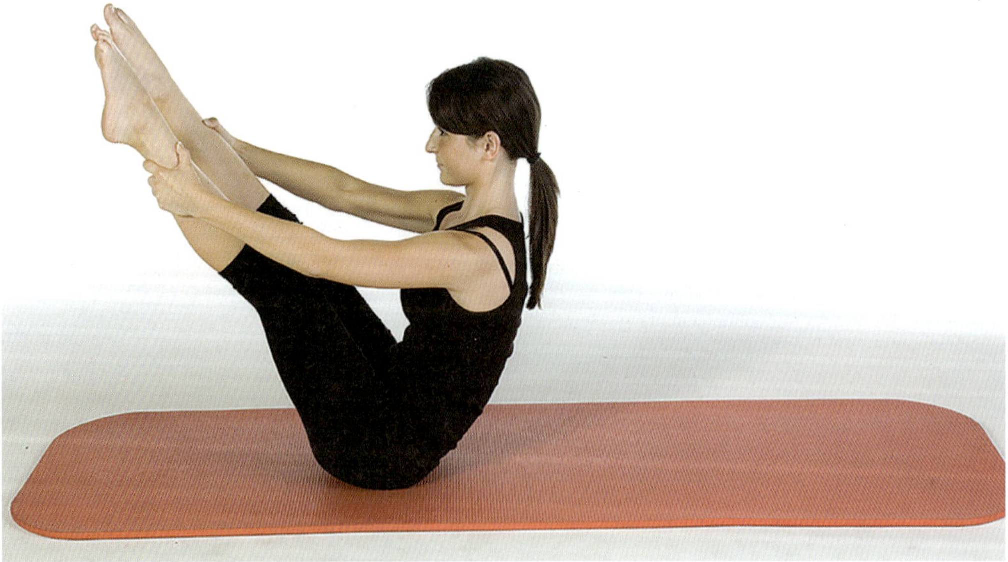

들숨을 쉬면서 양쪽 다리를 위쪽으로 들어올려서 "V"자 모양으로 벌림한다. 허리를 들어올리고 어깨를 이완하면서, 척추를 굽힘한다.

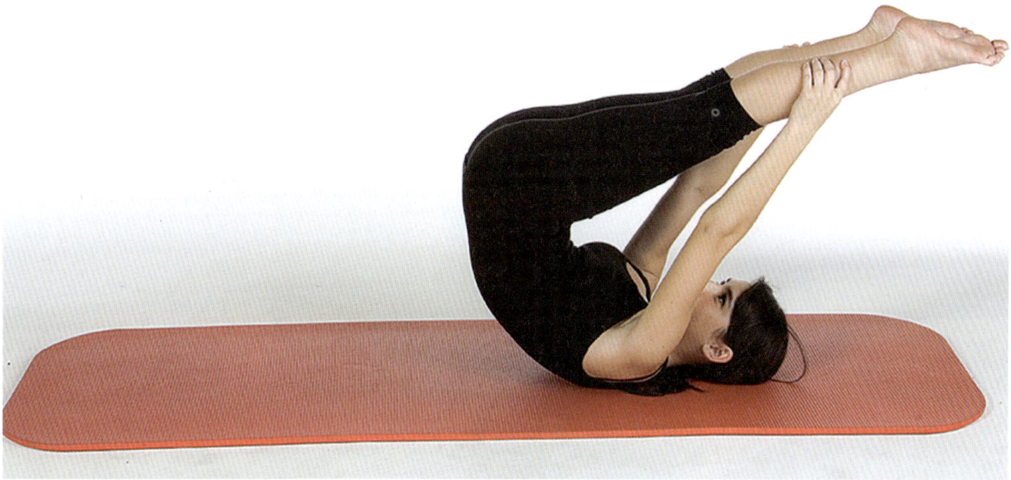

날숨을 쉬면서 신체를 뒤쪽으로 구른다. 움직임 내내 그 다리를 유지시킨다. 구르기는 위쪽 어깨까지 부드럽게 이루어진다. 구르는 동안에, 머리와 목에 압박이 가해져서는 안 된다.

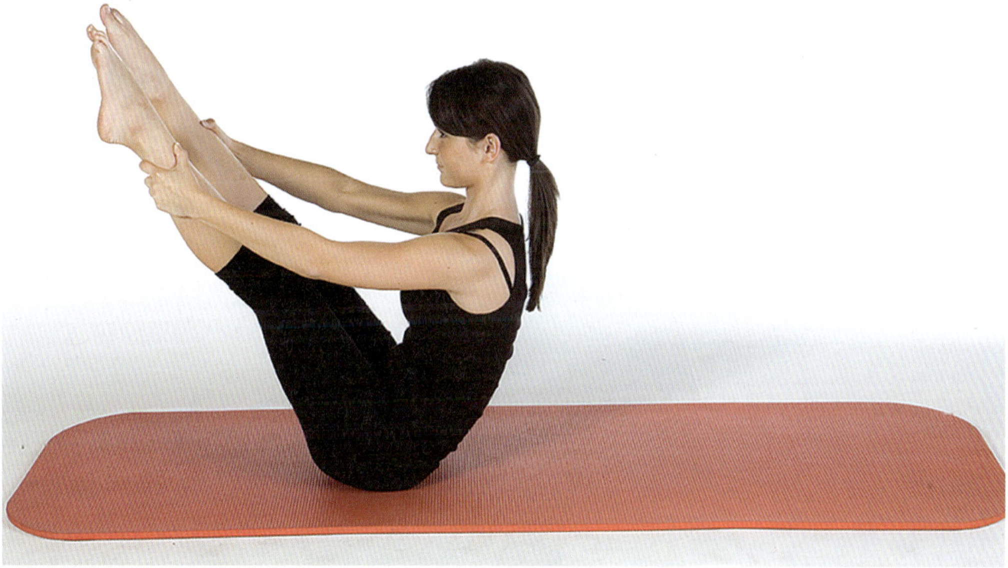

들숨을 쉬면서, 시작 자세로 롤-업하고, 궁둥뼈로 균형을 잡는다(궁둥뼈 앞쪽으로의 구르기는 길어진 C자 만곡이 사라지게 될 것이다).

6회 수행한다.

주의점

척추를 보호하기 위해 쿠션이 좋은 매트 위에서만 이 운동을 수행할 수 있다. 매트의 두께는 적어도 3/4인치는 되어야 한다.

코크-스크루: 수정-매트에 몸통을 댐 [The Cork-Screw (Modification: Torso on Mat)]

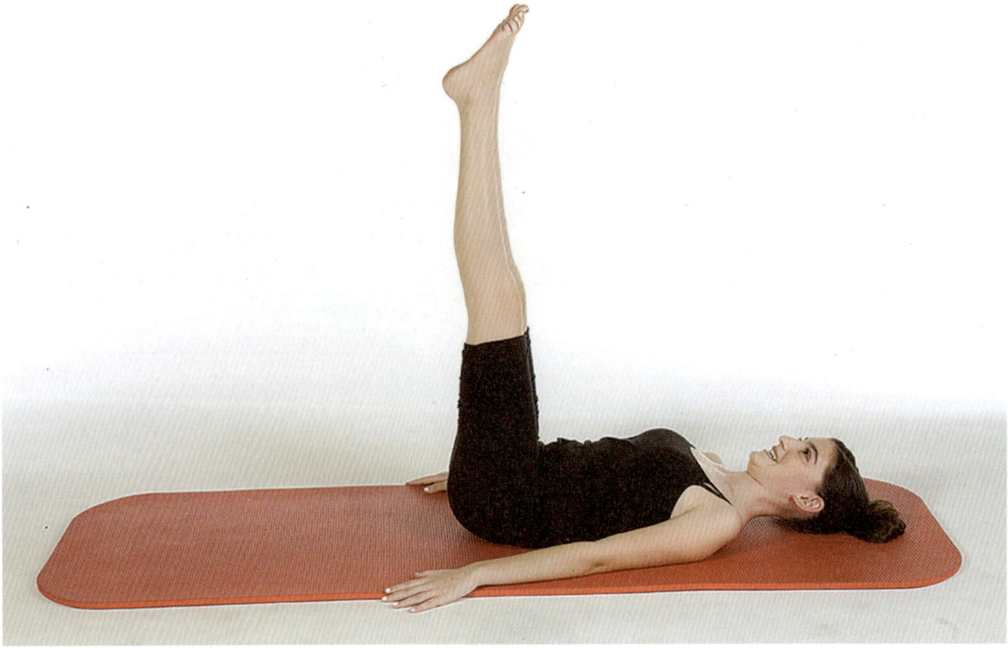

머리를 매트 위에 대고 누운 자세를 취한다. 양 팔을 몸통 옆에 붙이고 매트를 누른다. 엉덩이를 매트에 붙인 상태에서, 양쪽 다리를 천장 쪽으로 쭉 뻗는다. 들숨과 날숨을 쉰다.

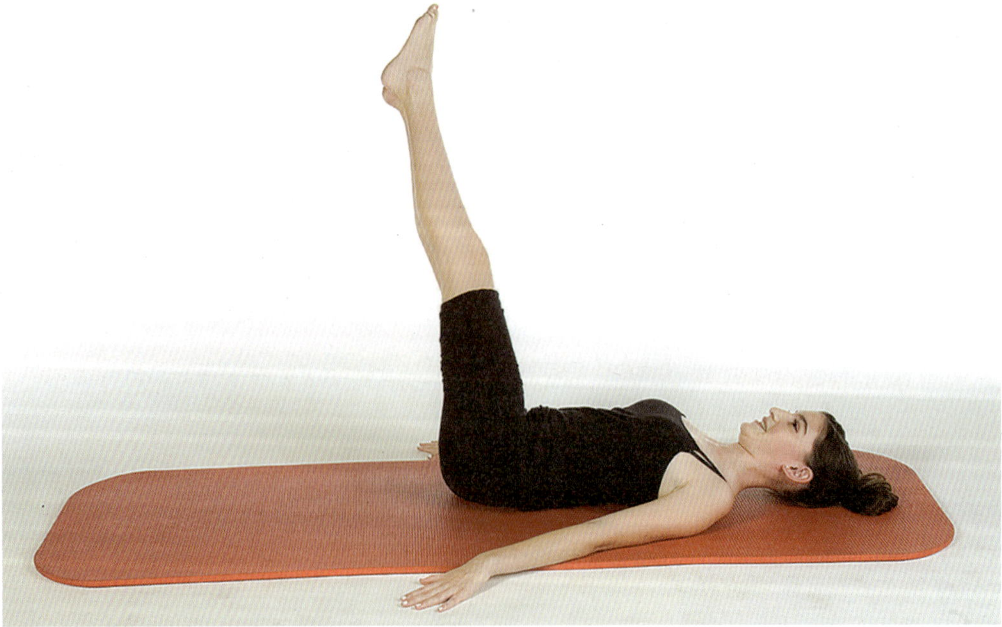

들숨을 하면서, 양쪽 다리를 오른쪽으로 기울인다. 이때 양쪽 다리가 붙어 있도록 한다.

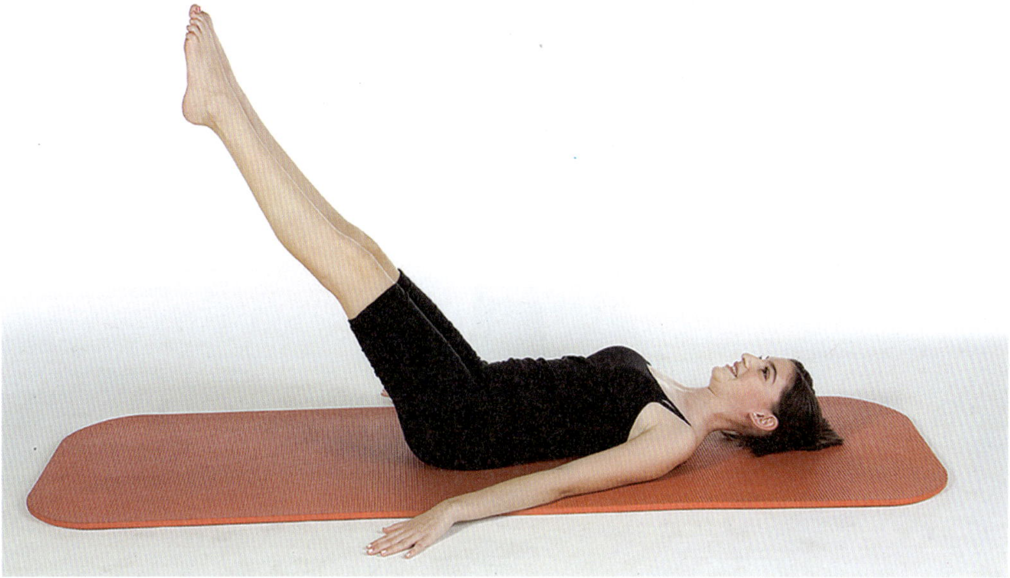

천천히 날숨을 쉬면서, 양쪽 다리를 매트 쪽으로 내린다. 이때 엉덩관절의 높이는 그대로 유지한다.

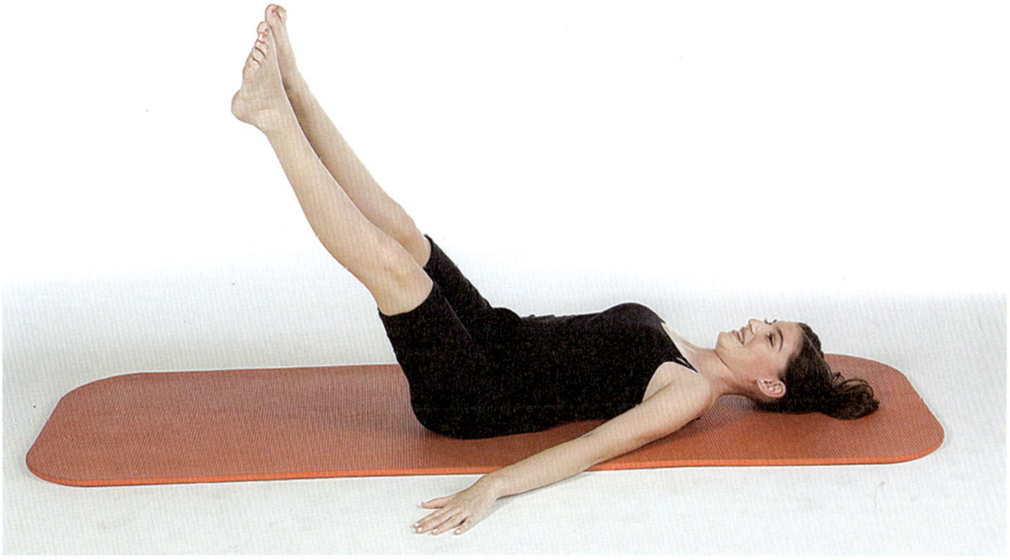

계속 날숨을 하면서, 양쪽 다리를 왼쪽으로 기울인다. 그 다음 다시 원래 위치로 돌아온다.

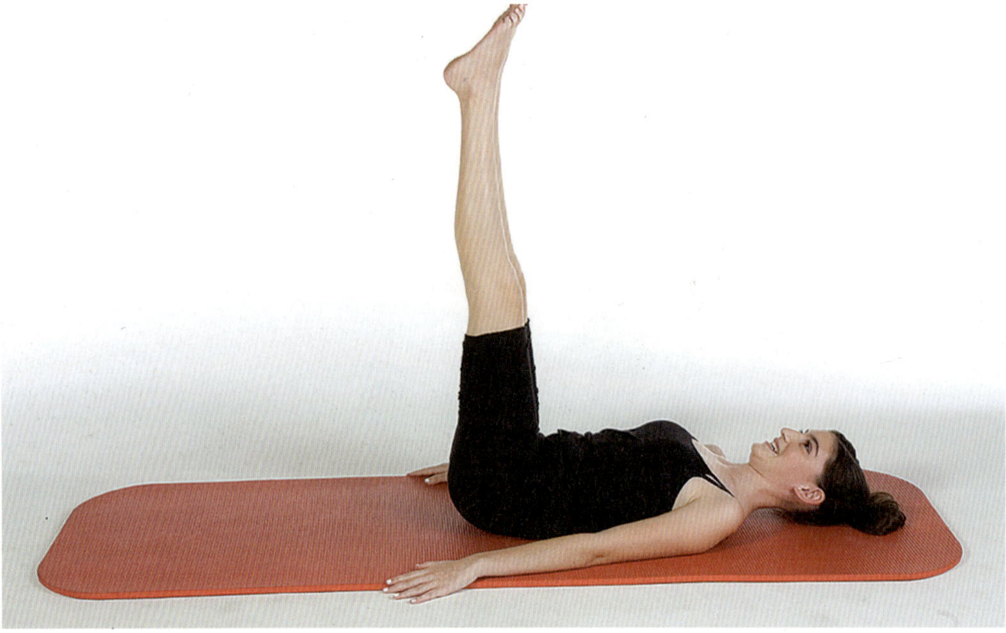

들숨과 날숨을 하면서, 양쪽 다리를 천장 쪽으로 뻗는다.

왼쪽에서 오른쪽으로 먼저 다시 한 번 운동을 한다.
이번에는 오른쪽에서 왼쪽으로 운동을 실시한다. 각 방향으로 3회를 수행한다.

수정(Modification)
양쪽 다리를 90° 자세로 유지하고, 이들 운동을 시도해 본다.

소우 (The Saw)

운동을 하는 내내, 엉덩관절 넓이만큼 다리를 벌리고 앉아 있는다.

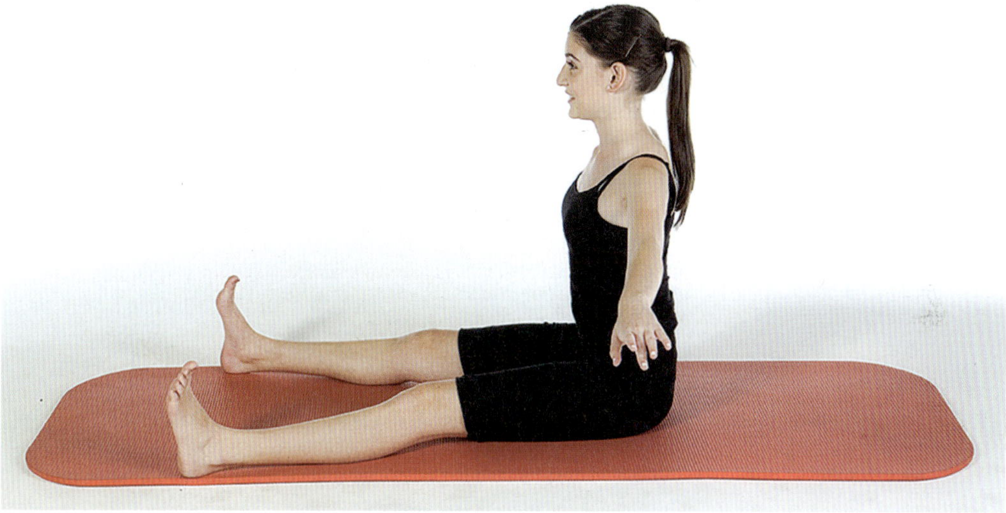

마치 척추를 벽에 붙이고 앉아 있듯이, 척추를 길게 늘이고 매트 위에 앉는다.
양쪽 다리를 앞쪽으로 쭉 뻗고, 골반 넓이보다 약간 넓게 벌리고 앉는다. 이때 발목을 굽힘한다.
양 팔을 옆으로 벌린다(약간 어깨 앞쪽으로).

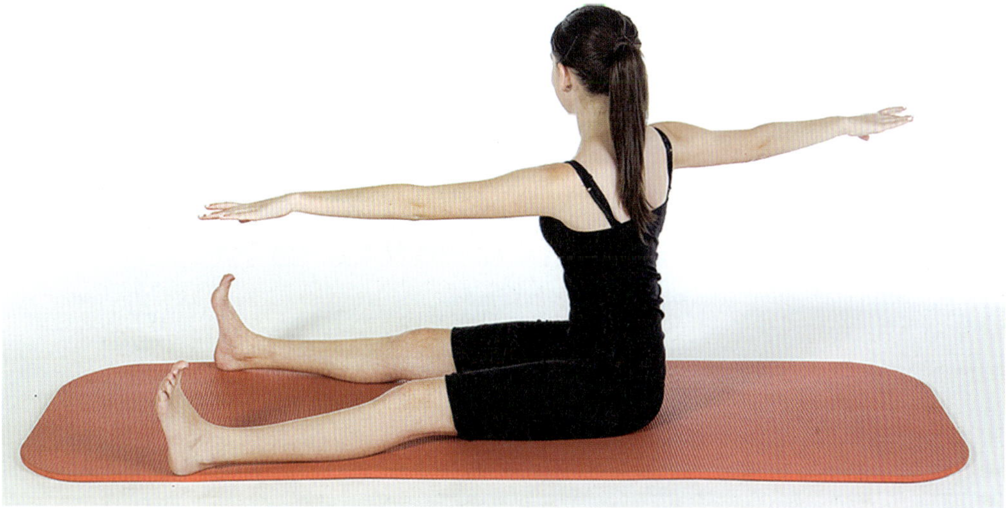

들숨을 쉬면서, 윗몸통을 오른쪽으로 돌림한다.

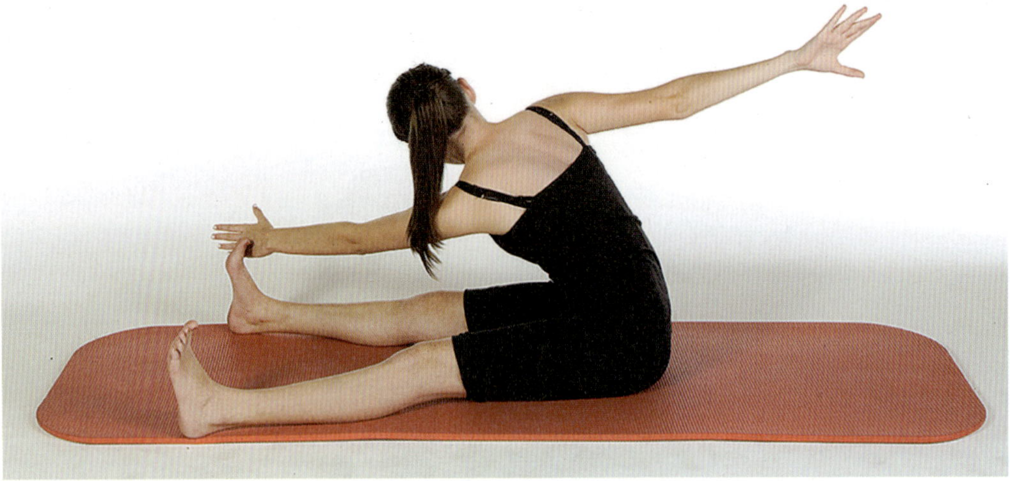

날숨을 쉬면서, 척추를 오른 다리 쪽으로 숙이고, 왼손을 오른 발에 바깥으로 뻗는다. 이때 오른 팔은 왼팔과 대각선 방향으로 뒤쪽으로 뻗는다. 시선은 뒤쪽 팔을 쳐다본다.

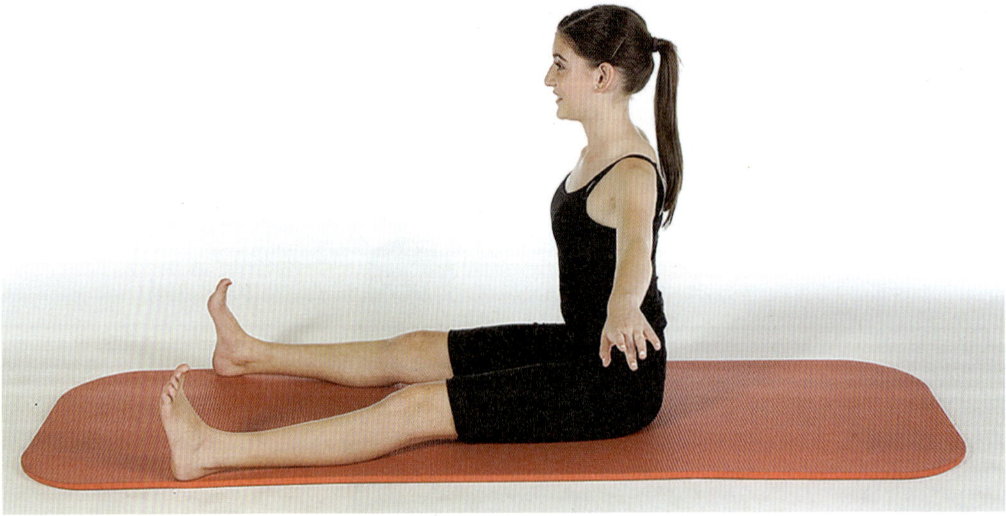

들숨을 쉬면서, 원래 자세로 되돌아온 후, 똑바르게 앉는다. 그리고 날숨을 쉬면서, 그 자세를 유지한다.

이번에는 왼쪽으로 몸을 돌려 숙이면서 위의 운동을 그대로 따라한다.

각각 3회씩 수행한다.

수정(Modification)
만약 학생이 타이트한 뒤넙다리근을 가지고 있다면, 더 나은 척추 정렬을 위해 돌돌 감은 매트나 블록 위에 앉을 수도 있다.

주의점

이 운동의 초점은 척추 가동성을 증가시킬 수 있는 척추의 돌림과 굽힘이다. 뒤넙다리근을 너무 과도하게 신장해서도 안되고, 또 학생들이 발 쪽으로 손을 뻗는 것에 너무 집중해서도 안 된다.

형상화(Imagery): 젖은 수건을 짜듯이, 폐속에 있는 공기를 압박하여 밖으로 내민다고 생각해 보자.

넥크 풀 (The Neck Pull)

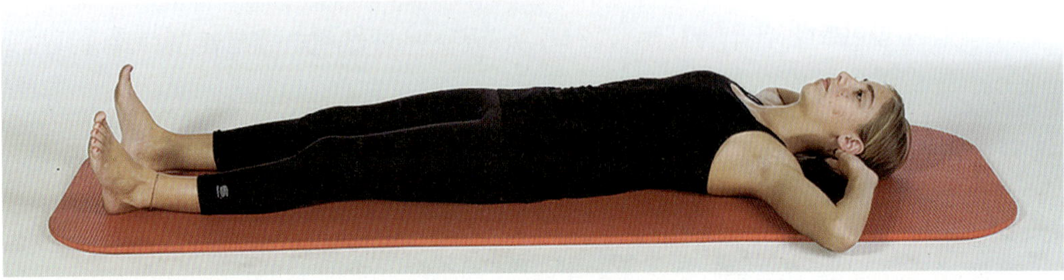

누운 자세에서 손을 깍지 끼고 머리 뒤에 배치한다. 갈비우리가 벌어지지 않도록 팔꿈치를 약간 앞으로 움직인다(변형된 방법으로써, 갈비우리가 벌어지지 않는다면 가능한 넓게 팔꿈치를 벌림한다). 양쪽 다리를 어깨넓이만큼 나란하게 벌려서 배치하거나 양쪽 다리를 모아서 붙인다. 이때 발목을 굽힘한다.

형상화(Imagery): 양 발로 벽을 민다고 생각해 보자.

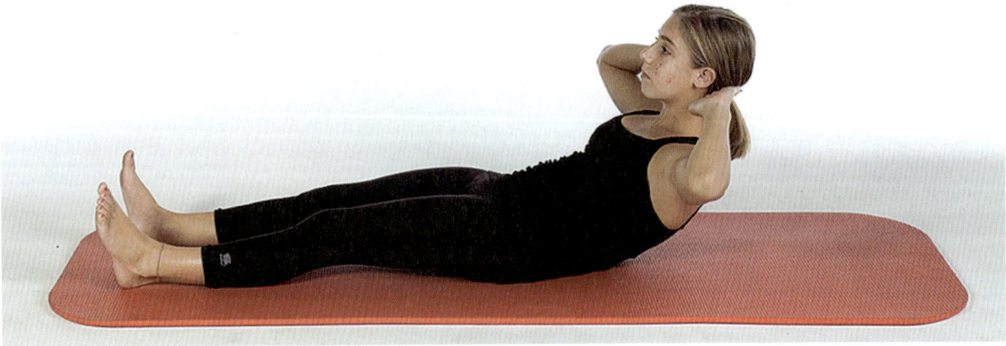

들숨을 쉬면서, 목 뒤쪽과 윗등을 길게 신장한다. 날숨을 쉬면서, 머리를 숙이고, 갈비우리가 바닥으로부터 떨어지도록 앞쪽으로 굽힘한다. 양 손으로 목 뒤쪽을 신장하고 견인한다.

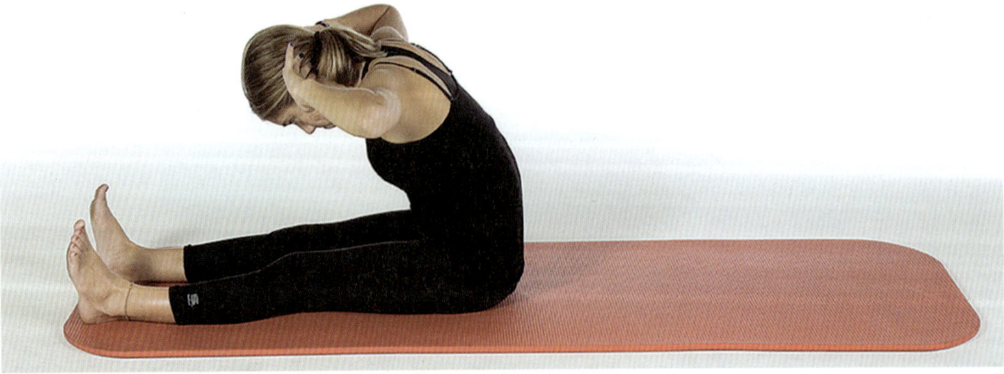

계속 날숨을 쉬면서, 스파인 스트레치(The Spine Stretch) 자세가 될 때까지 앞쪽으로 몸통을 숙인다.

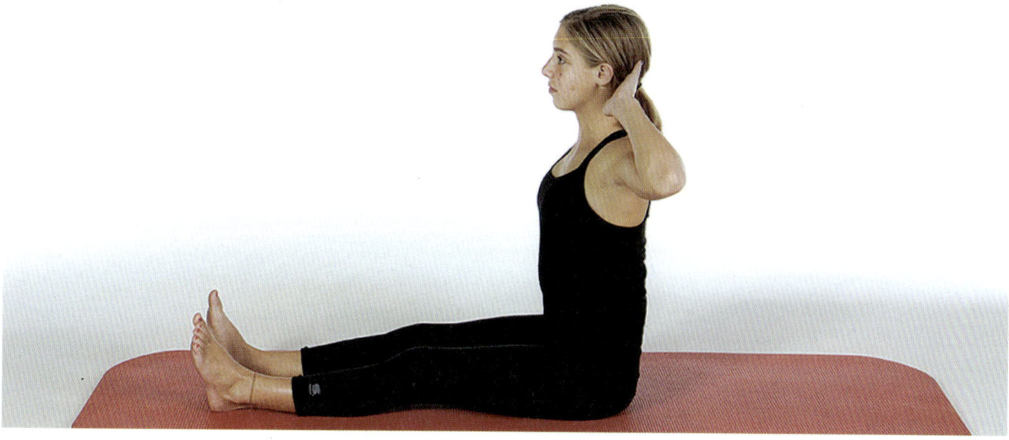

들숨을 쉬면서, 몸통을 구부리지 않고 앉은 척추를 펴서 앉은 키를 키운다.

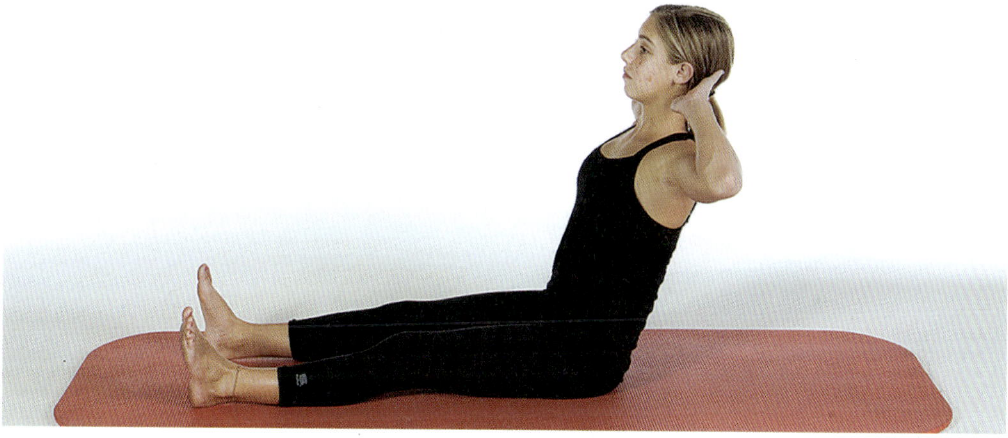

들숨을 계속하고 뒤쪽으로 기울인다.

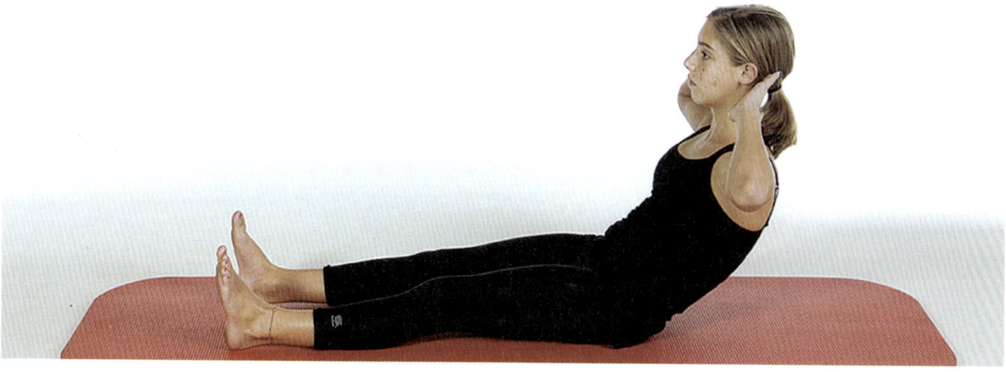

날숨을 쉬면서, 몸통을 롤-다운하기 시작하여, 천천히 시작자세로 되돌아온다.
3-5회 수행한다.

수정(Modification)
양 팔을 앞쪽으로 뻗거나, 혹은 요정 자세처럼 양 팔을 교차시켜 팔꿈치 위에 손을 올려놓는다.

사이드 킥 (The Side Kick)

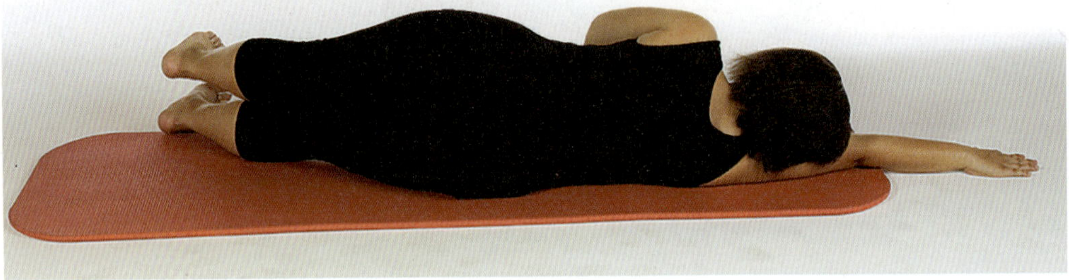

옆으로 누워서, 머리, 윗등 및 골반이 일직선 상에 있도록 한다. 위쪽 어깨와 골반을 아래쪽 어깨와 골반에 수직으로 놓이도록 한다. 양쪽 다리를 엉덩관절 보다 2피트 정도 앞쪽으로 내민다.

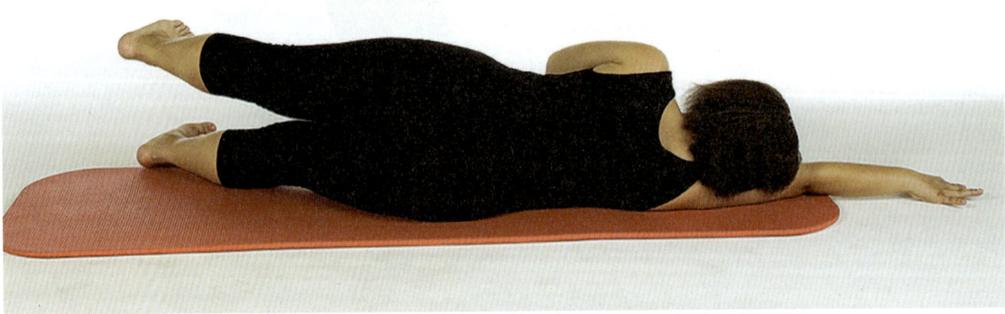

아래쪽 다리를 약간 바깥쪽으로 돌림하고, 위쪽 다리를 매트와 평행하게 들어올린다. 머리를 아래쪽 팔 위에 놓는다(팔을 뻗거나 약간 굽힌다). 몸 위에 위쪽 팔을 올려놓거나, 균형을 잡기 위해 몸 앞쪽의 매트 위에 위쪽 손을 내려놓기도 한다. 오른쪽 허리를 매트로부터 약간 들어올린다.

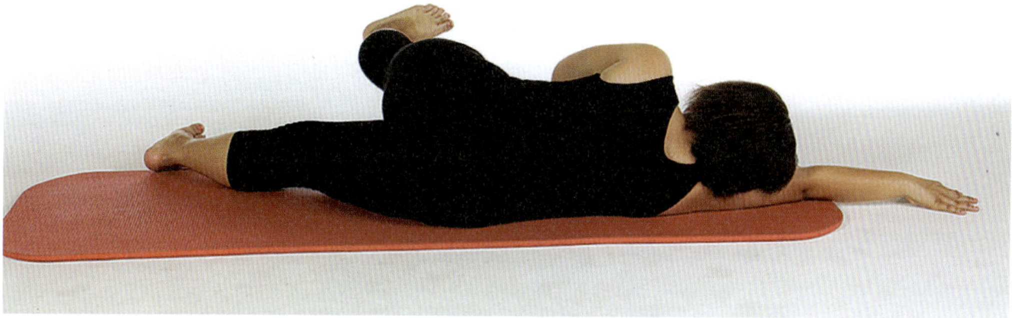

들숨을 쉬면서, 위쪽 다리를 앞쪽으로 움직인다.

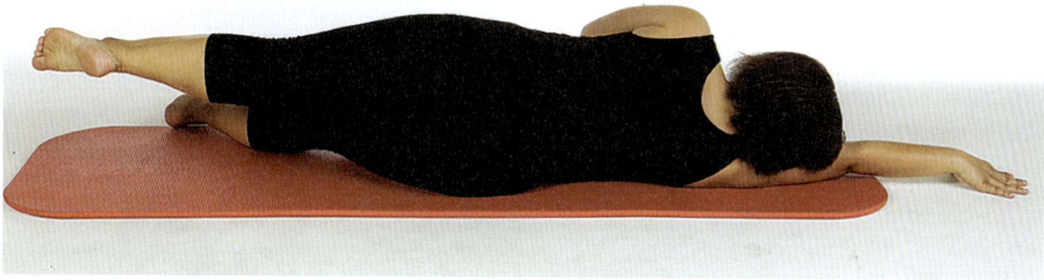

날숨을 쉬면서, 다리를 뒤쪽으로 움직인다. 몸통을 안정되게 유지하고, 위쪽 다리를 앞쪽과 뒤쪽으로 움직인다.

앞쪽과 뒤쪽으로 다리를 6-10회 움직인다. 운동 내내 움직이는 다리와 몸통의 길이와 안정성에 초점을 맞춘다.

주의점

다른 경험으로서, 날숨을 쉬면서 다리를 앞쪽으로 움직이고, 들숨을 쉬면서 다리를 뒤쪽으로 움직인다.

형상화(Imagery): 진자처럼 다리를 움직인다. 마치 무지개 모양처럼 다리를 움직인다.

크리스-크로스 (Criss Cross)

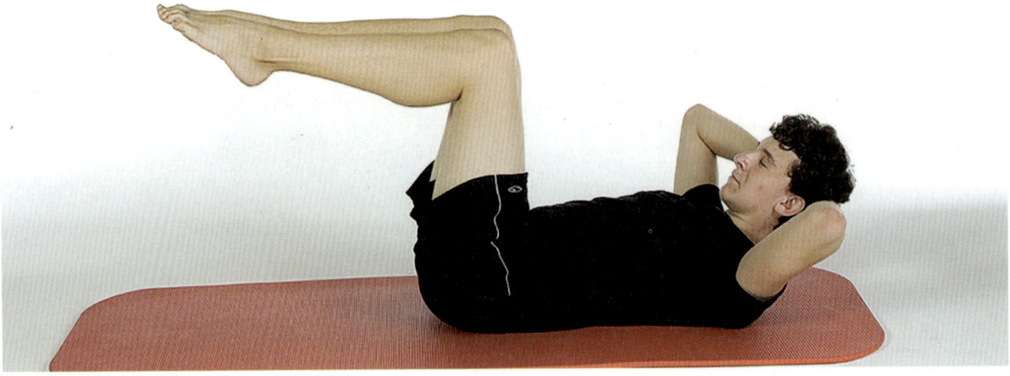

누운 자세에서, 양쪽 다리를 굽힘하여 90° 자세로 만든다. 양 손을 깍지 끼고 머리 뒤에 배치한다. 들숨을 쉬면서, 목의 뒤쪽과 윗등을 길게 늘이고, 머리와 갈비우리를 바닥으로부터 들어올려 앞쪽으로 굽힘을 한다.

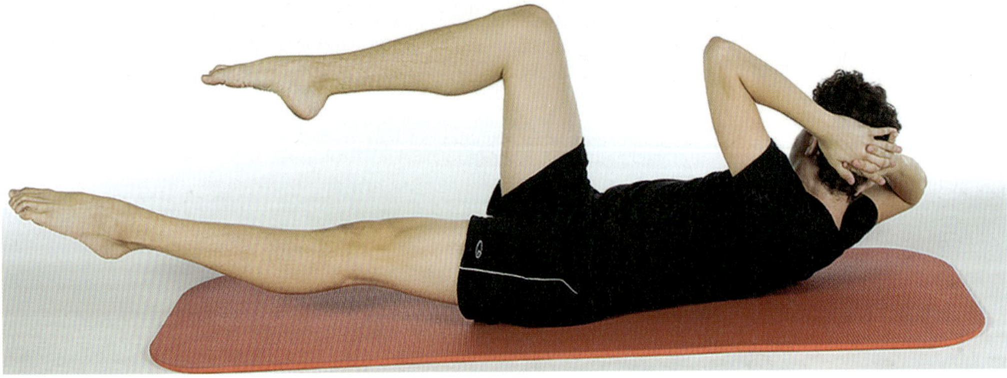

날숨을 쉬면서, 상체를 오른쪽으로 비튼다. 이때 오른쪽 다리를 왼쪽 어깨 쪽으로 움직이고, 왼쪽 다리를 뻗는다.

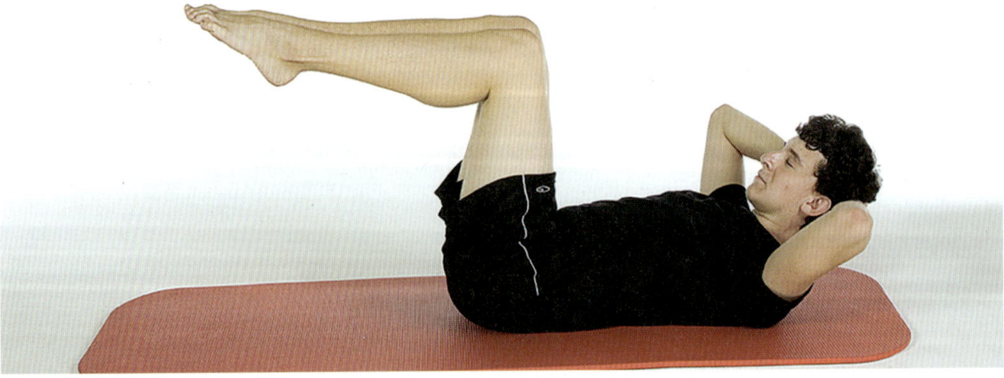

들숨을 쉬면서, 시작 자세로 되돌아간다.

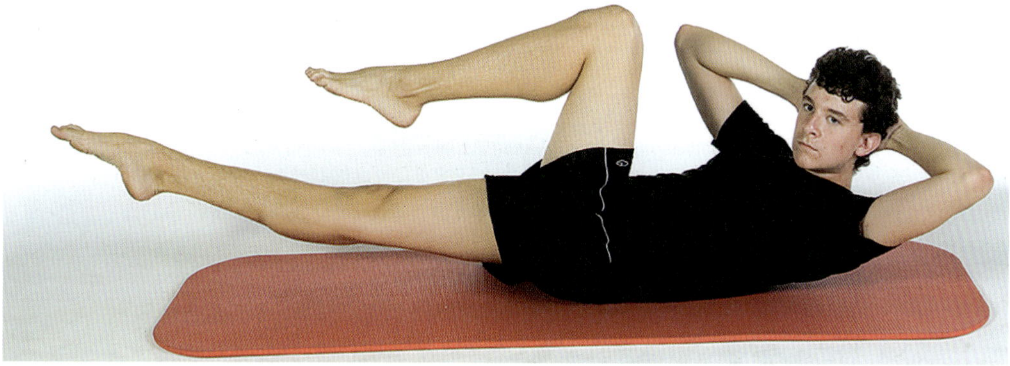

날숨을 쉬면서, 상체를 왼쪽으로 비튼다. 이때 왼쪽 다리를 오른쪽 어깨 쪽으로 움직이고, 오른쪽 다리는 뻗는다.

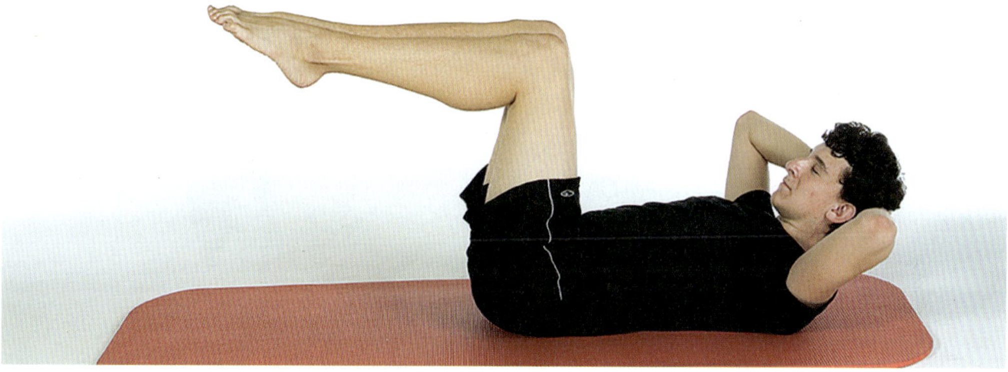

들숨을 쉬면서, 시작 자세로 되돌아간다.

각각 5회씩 수행한다.

주의점

다른 경험으로서, 호흡 패턴을 바꾸어 본다.

진전(Progression)

90° 자세에서 중단하지 않고, 우측에서 좌측으로 대체한다.

티저 (The Teaser)

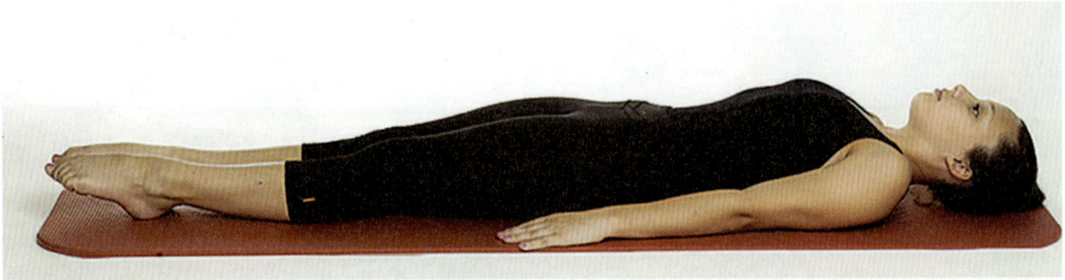

누운 자세에서, 양쪽 팔과 양쪽 다리를 길게 뻗는다. 이때 손바닥을 아래쪽으로 향하게 하고, 양쪽 다리를 붙이고, 발끝을 뾰족하게 만든다.

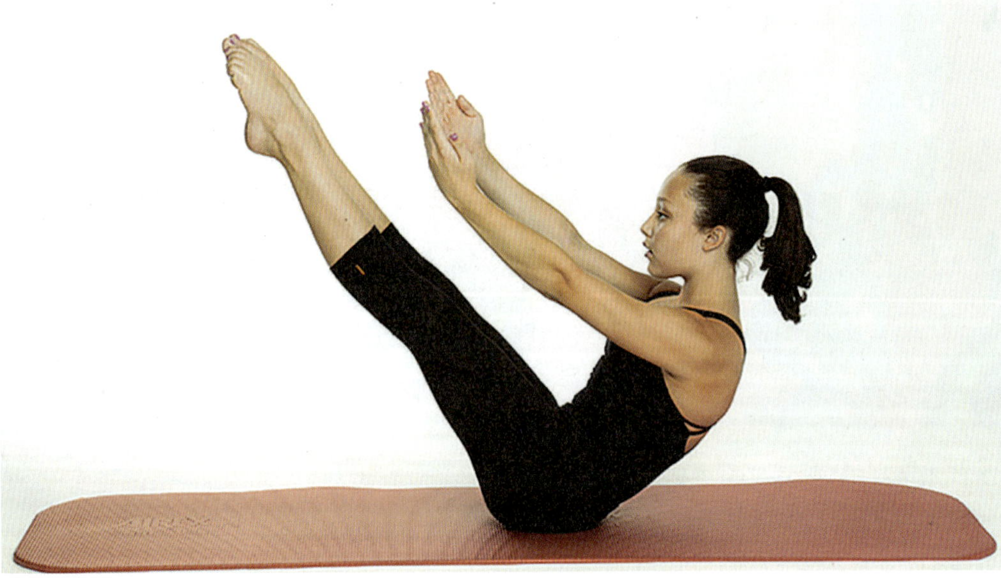

들숨을 쉬면서, 목 뒤쪽을 늘이고, 위쪽으로 몸을 감아올려서, 티저 자세(V자)를 취한다. 이때 궁둥뼈로 균형을 잡는다. 발가락쪽으로 양 팔을 뻗는다. 이 자세를 유지하면서 날숨을 천천히 쉰다.

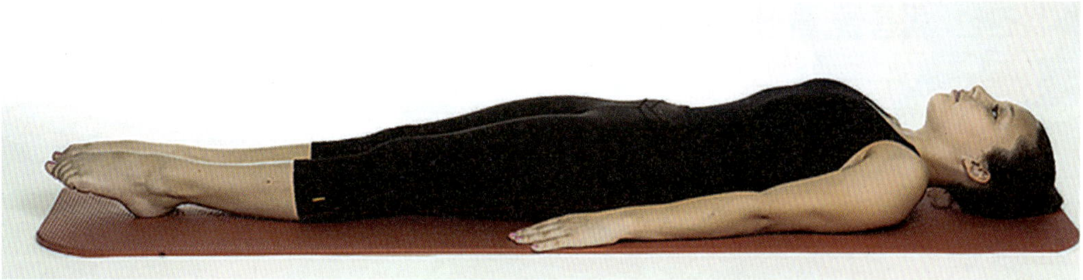

그런 다음, 날숨을 쉬면서, 골반과 몸통을 롤-백하기 시작하고, 매트에 완전히 누울 때까지 다리를 내림한다.

3회 수행한다.

주의점

티저 자세에서 척추의 긴 굽힘 만곡을 유지한다.
척추의 폄과 골반의 앞쪽경사를 피한다.

형상화(Imagery): 신체를 2개의 팜 나무 사이에 설치된 해먹처럼 가시화해 보자.

수정(Modification)
수성 방법으로서 "싱글 레그 티저"를 취한다. 8장의 티저 운동에서 알려져 있듯이, 한쪽 다리는 지면에 대고, 다른쪽 다리를 굽힘한다,

티저 (진전: 몸통을 움직이면서) [The Teaser (Progression: Moving the Torso)]

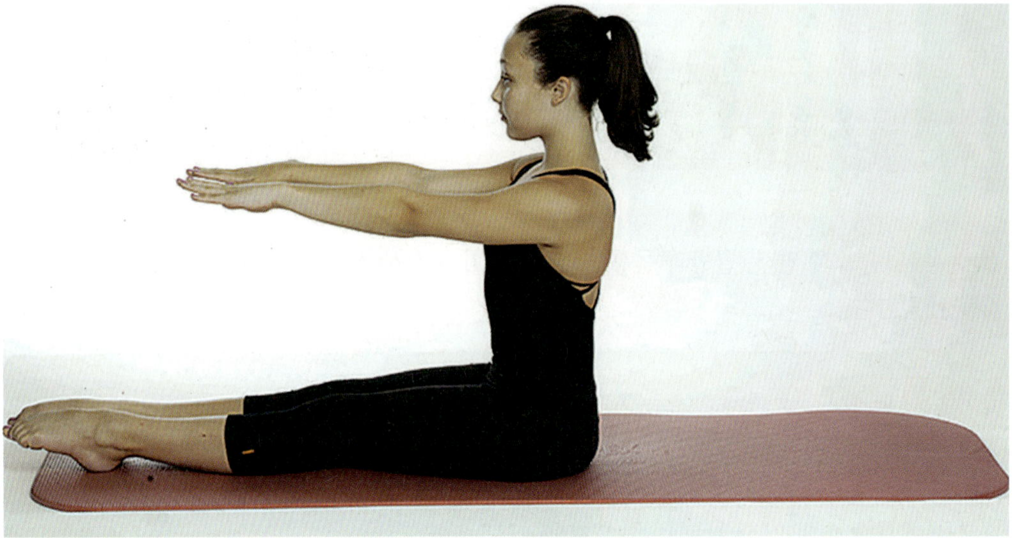

양쪽 다리를 붙인 채, 길게 앉은 자세를 취하고, 양 팔을 앞쪽으로 쭉 뻗는다. 천천히 들숨을 쉬면서 키를 크게 만든다.

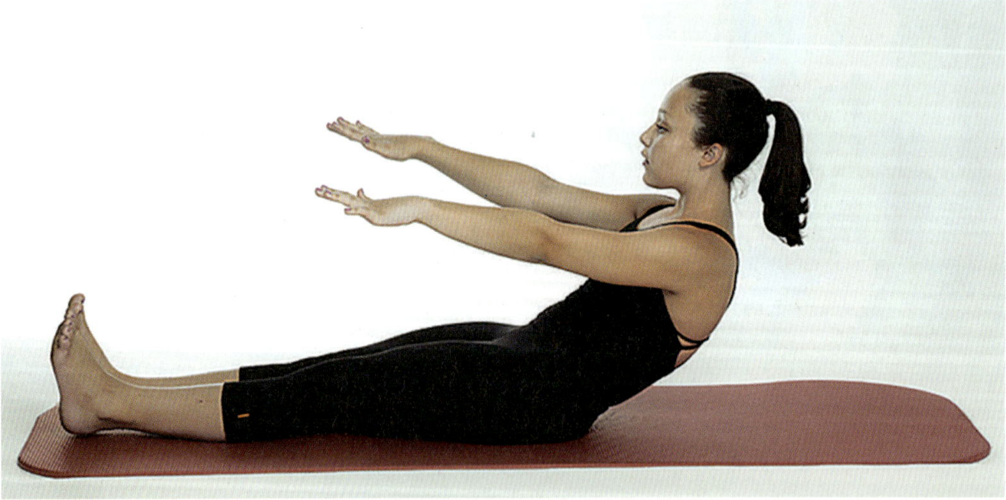

날숨을 쉬면서, 골반과 척추를 뒤쪽으로 감는다.

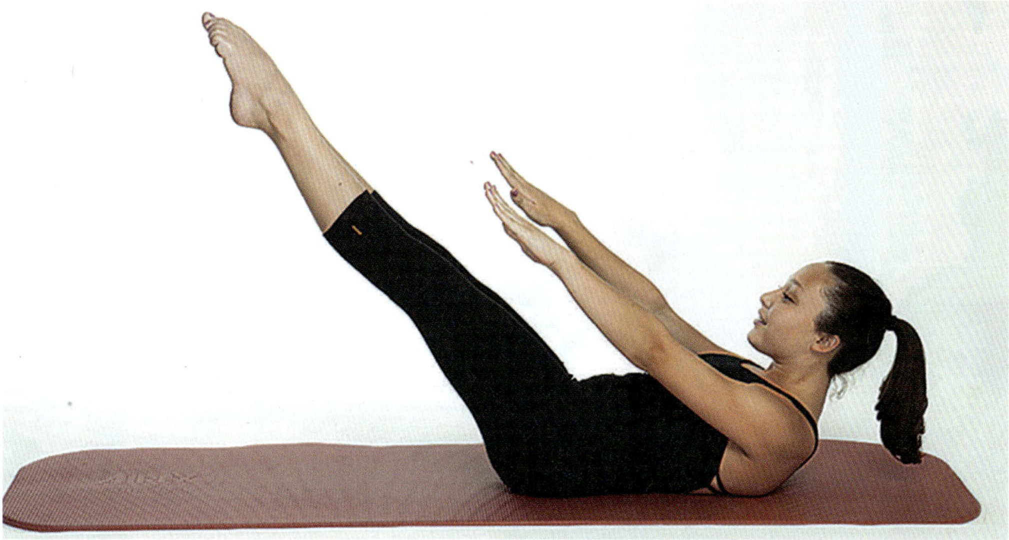

롤-백을 하는 동안, 양쪽 다리를 45° 까지 들어올린다.

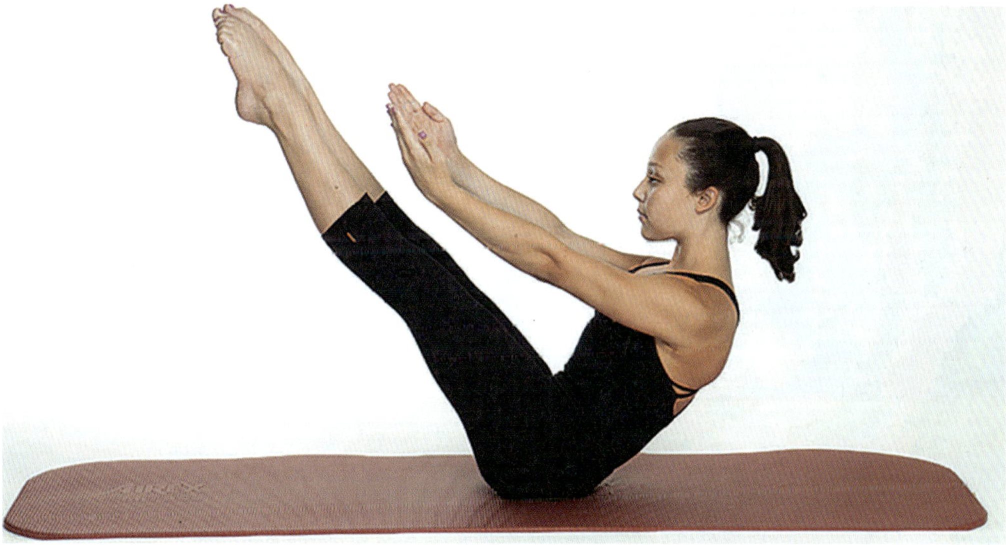

45° 를 유지하는 동안, 들숨을 쉬면서 롤-업(감아 올린다)을 하면서 티저 자세로 간다.

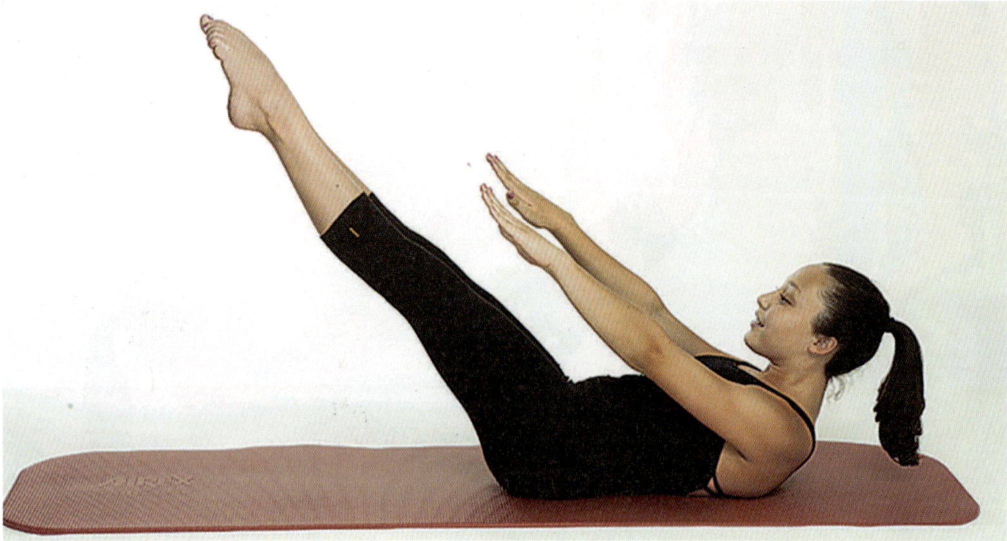

날숨을 쉬면서, 양쪽 다리를 45° 로 유지하고 롤-백을 한다.

3-5회 수행한다.

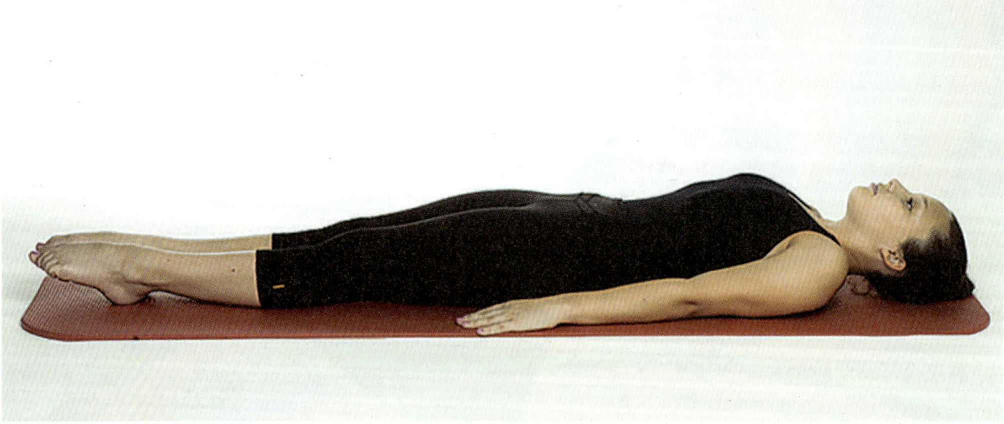

그런 다음, 누운 자세로 되돌아와서, 운동을 마무리하고 휴식을 취한다.

주의점

롤링-업과 롤링-다운을 하는 동안, 팔의 높이와 다리의 높이를 유지해야 한다.

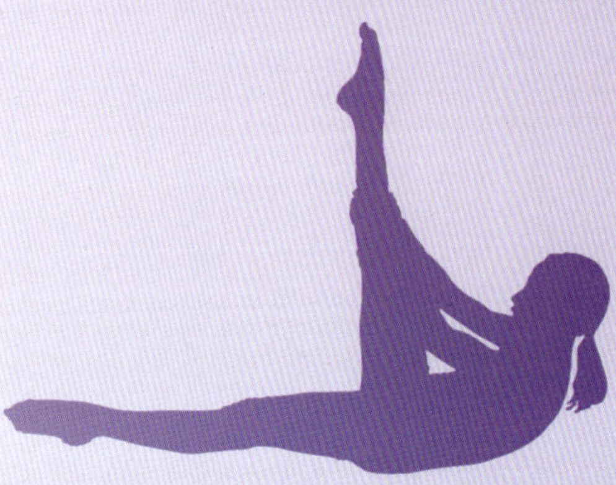

Section Three

단원 3
커리큐럼
(Curriculum)

10장(Chapter 10)
학교를 위한 커리큘럼
(Curriculum for Schools)

커리큘럼 프리젠테이션 (Curriculum Presentation)

학교에서 필라테스 프로그램을 가르치길 원하는 필라테스 강사들은 자신의 프로포잘(proposal)을 승인하거나 거절할 수 있는 학교 선생님이나 행정가에게 좋은 프리젠테이션을 보여줄 필요가 있다. 프로포잘은 커리큘럼 형식으로 작성되어야 된다. 공식 교육의 커리큘럼은 학생의 계획된 상호 작용과 교과 내용, 교육 자료와 교육 자원 등을 개요하고, 또 교육 목표가 충족되었는지를 평가하는 과정을 다루고 있다.

커리큘럼 프리젠테이션은 바쁜 학교 선생님이나 행정가가 빠르게 프로포잘을 읽을 수 있도록, 주요 요점을 잘 알 수 있도록, 그리고 프로포잘에 대한 세련된 결정을 할 수 있도록 설계되어야 한다. 그것 자체로, 프로포잘은 명확하고 설득력 있어야 한다.

커리큘럼은 단지 몇 페이지로만 직성되어야 하고, 프로포잘을 읽는 사람의 눈에 맞추기 위해 가장 중요한 정보에 대한 내용을 테이블이나 블렛 포인트를 이용하여, 잘 정리되고 간결한 방법으로 이들 정보를 제시해야 한다. 이상적인 커리큘럼은 교육이 이루어질 개별 학교나 개별 구역에 맞추어져야 한다. 그러므로 만약 가능하다면, 필라테스 강사는 학교의 우선사항, 자원 및 시설에 조언을 할 수 있는 학교장이나 담임선생님과 상담할 필요가 있다. 예를 들어, 어떤 학교는 현재 운영되고 있는 체육이나 건강과 관련된 교과목에 필라테스 프로그램을 포함시킬 수도 있다. 또 다른 학교는 방과후 프로그램이나 학기 중 프로그램으로써 필라테스 프로그램을 단독 운영하길 원할 수도 있다. 학교에 대한 이런 정보들은 커리큘럼 프리젠테이션을 그 학교에 맞게 준비하는데 도움이 된다. 프로포잘을 준비하기 전에, 여러분은 해당 학교의 행정가나 그들이 갖고 있는 기대를 알고 있어야 한다.

커리큐럼 내용 (Curriculum Content)

커리큐럼 프로포잘을 승인하거나 거절할 수 있는 학교 행정가는 제안된 필라테스 프로그램에 대한 기본적인 사실을 다시 한 번 더 확인할 필요가 있다. 작성된 커리큐럼의 포맷이 설정되어 있지 않다면, 필라테스 강사는 특정 학교에 대한 프로포잘에 아래의 모든 혹은 몇몇 내용이 포함되는 것을 고려해야 한다.

- 서론/개요
- 해당 연령대
- 타이밍: 교육과정의 기간 (예, 12주 혹은 학기)과 강의 시간 (예, 50분)
- 필요한 도구 (매트/기타 도구)
- 교육의 논리적 근거
- 목표와 목적
- 체육에 대한 국가 기준
- 교육 내용 (레슨 내용의 개요)
- 샘플 레슨 계획
- 펀드 (fund는 학교 예산이나 사친회[PTA]으로도 나올 수 있다.
  프로포잘은 펀드에 관련해서 "예"라는 답변을 이끌어내야 한다).
- 평가 방법

샘플 커리큐럼 (Sample Curriculums)

프리젠테이션이 어떻게 수행되는지를 보여주는, 2개의 샘플 커리큐럼을 제시하고 있다. 필라테스 강사는 해당 학교의 우선사항을 가장 잘 충족하기 위해, 커리큐럼 프리젠테이션이 그 학교에 맞춰질 수 있음을 명심해야 한다.

주의점

필라테스 강사는 두께가 최소 3/4 인치되는 매트가 필라테스 수업을 준비하는데 꼭 필요함을 알아야 하고, 또 몇몇 학교의 경우는 장비나 프로프의 요구가 비용 때문에 프로포잘의 수용을 방해할 수 있음도 인지해야 한다. 필라테스 강사는 프로프(prop)가 레슨 계획에 포함될 것인지를 고려해야 하고, 또 그 학교가 프로프를 제공할 수 있는지를 고려해야 한다. 중요한 것은, 필라테스 운동의 레퍼토리와 형성화에 엄격히 근거한 아동과 청소년을 위한 훌륭한 레슨 계획을 만들 수 있음을 기억해야 한다.

프로포잘 - 샘플 A (Proposal - Sample A)

필라테스 커리큐럼 (Pilates Course Curriculum)

서론 (Introduction)

나는 ( )학교의 약 10-11세를 대상으로 학교에서 필라테스 프로그램을 가르치는 것을 제안한다. 그 교육 과정은 12주 동안, 1주에 1회씩 50분간 수업이 이루어질 것이다. 각 학생들은 적어도 두께가 3/4 인치 이상되는 매트를 가지고 있어야 하며, 만약 매트의 두께가 3/4 인치보다 얇으면, 손상을 당할 수 있을 것이다.

논리적 근거 (Rationale)

본 프로그램을 수행하는 이유는 학생들에게 그들의 전체 건강을 강화하거나 유지시키고 또 삶의 질을 향상시키는 전략을 가르치는 것이다. 필라테스 운동은 아동의 근력, 유연성, 균형, 안정성, 협응, 집중력, 자세, 뼈밀도, 관절 건강 및 호흡 능력 등을 향상시킨다. 필라테스 호흡 기법은 신체를 이완시키고, 마음을 진정시키고, 또 학교 환경과 나머지 삶에 있어 학생의 수행 능력을 향상시키는데 도움을 줄 수 있다. 커리큐럼은 아동을 적절하게 발달시키기 위해 그리고 신체 자각과 자기효능감을 조성하기 위해 특별하게 설계된다.

목적 (Aims)

본 커리큐럼의 목적은 아동들에게 그들의 신체를 교육하고, 아동에세 긍성석이고, 비경쟁적인 운동 경험을 세공하고, 또 건강한 운동 습관을 만들어 주는 것이다. 커리큐럼의 목적은 아래의 국가 기준에 맞추어 신체적으로 뛰어난 사람을 만드는 것이다.

K-12 체육에 대한 국가 기준 (National Standards for K-12 Physical Education)

- **기준 1**: 신체적으로 뛰어난 사람이 다양한 운동 스킬과 운동 패턴의 적격성을 시범해 보인다.
- **기준 2**: 신체적으로 뛰어난 사람이 운동과 수행에 관련된 개념, 원리, 전략 및 전술의 지식을 적용한다.
- **기준 3**: 신체적으로 뛰어난 사람이 신체 활동과 피트니스의 건강 강화 수준을 달성하고 유지하기 위해 지식과 스킬을 시범해 보인다.
- **기준 4**: 신체적으로 뛰어난 사람이 자신과 다른 사람을 고려하는 책임있는 개인의 행동과

사회적 행동을 보여준다.

- **기준 5**: 신체적으로 뛰어난 사람이 건강, 즐김, 도전, 자기표현 및 사회적 상호작용에 대한 신체 활동의 가치를 인지한다.
(http://www.aahperd.org/naspe/standards/nationalStandards/)

목표 (Objectives)

- 학생들은 필라테스 호흡이 어떻게 신체를 이완하고, 정신을 침착하게 하는지를 경험할 것이다.
- 학생들은 그들의 몸에 맞는 효율적인 운동 패턴을 설정한 운동순서를 배울 것이다.
- 학생들은 안뜰기관(전정기관)의 감각과 고유수용성 감각을 높이는 운동을 수행할 것이다.
- 학생들은 더 큰 근력, 유연성, 민첩성, 균형 및 안정성을 달성하기 위한 운동을 실습할 것이다.
- 학생들은 보다 나은 자세와 협응을 달성하기 위한 운동을 실습할 것이다.
- 학생들은 관절 건강과 뼈 밀도를 유지하고, 호흡을 향상시키는 운동을 실습할 것이다.
- 학생들은 근육계와 뼈대계의 특정 부분을 확인할 수 있을 것이다.
- 학생들은 필라테스 바디 컨디셔닝 방법의 주요 운동 원리를 확인할 수 있을 것이다.

교육 내용 (Course Content)

본 커리큐럼은 아래의 움직임 원리에 초점을 맞춤으로서 필라테스 방법의 원리를 연구하고 있다:

- 전신 운동
- 호흡
- 균형잡힌 근육 발달
- 집중(concentration)
- 통제(control)
- 중심화(centering)
- 정교성(precision)
- 리듬(rhythm)

신체는 중심화됨으로써 조직화된다. 균형잡힌 근육 발달은 효율적인 움직임과 적절한 관절 역학을 허용한다. 일정한 정신 집중은 신체를 발달하는데 필수적이다. 정교성은 정확하고,

국한적이고, 특별하고, 의도적인 움직임이며, 올바른 형태를 만드는데 필수적이다. 단지 몇 번만의 반복 운동으로도, 각 운동의 반복이 통제(필요한 근육과 필요한 힘만을 사용하여)를 통해 적절하게 수행될 수 있다. 호흡은 자연스런 움직임과 리듬을 촉진하고, 근육의 활동을 자극한다. 필라테스 운동의 수행은 전신을 이용함으로써 항상 구분된다(PMA 자격시험 사례 가이드, 2014).

펀드 (Funding Required)

필라테스 강사 × 12주 = $Y를 위한 $X/회기

평가 방법 (Assessment Methods)

- 규정을 통해 평가된 과제 실행
- 기사 작성
- 이그지트 슬립. (각 학생들은 그 날 레슨에 대한 질문과 함께 이그지트 슬립 프린트물을 제출한다. 학생들은 교실을 벗어나기 전에 자신들이 느꼈던 수업 내용을 작성하여 필라테스 강사에게 제출한다).

샘플 규정 (Sample rubric)

영역	훌륭함(1)	매우 좋음(2)	좋음(3)	좋지 못함(4)	점수
필라테스 매트운동의 실행	필라테스 매트 운동의 실행에 몰두하고 집중한다. 매우 빠르게 향상시킨다.	필라테스 매트 유동의 실행에 집중한다. 빠르게 향상시킨다.	필라테스 매트 운동을 실행한다. 향상시킨다.	필라테스 매트 운동을 실행하지 않는다. 향상시키지 못한다.	
신체	근력, 유연성, 균형, 안정성, 협응 및 자세 등이 매우 뚜렷하게 향상된다. 매우 좋은 신체 인지 감각을 가진다.	근력, 유연성, 균형, 안정성, 협응 및 자세 등이 좋게 향상된다. 좋은 신체 인지 감각을 가진다.	근력, 유연성, 균형, 안정성, 협응 및 자세 등이 향상된다. 약간의 신체 인지 감각을 가진다.	근력, 유연성, 균형, 안정성, 협응 및 자세 등이 향상되지 않는다. 낮은 신체 인지 감각을 가진다.	

결론 (Conclusion)

미국 스포츠체육학회(NASPE)에 따르면, "체육의 목표는 신체적으로 뛰어난 사람이 건강한 신체 활동을 즐길 수 있도록 자신의 신체를 발달시키는 것이다." (http://www.aahperd.org/naspe/standards/nationalStandards/). 필라테스 커리큐럼은 K-12 체육에 대한 국가 기준을 충족해야 할 것이고, 필라테스 바디 컨디셔닝 방법을 학생에게 가르치는 것은 학생들이 그들의 공부, 일 및 놀이에 참여할 수 있도록 돕는 것이다.

프로포잘 - 샘플 B (Proposal - Sample B)

필라테스 커리큐럼 (Pilates Course Curriculum)

서론 (Introduction)

이 커리큐럼은 전신 움직임, 호흡, 균형잡힌 근육 발달, 집중, 통제, 중심화, 정교성 및 리듬 등의 운동 원리에 초점을 맞추어 필라테스 방법의 원리를 공부하는 것이다. 필라테스 교육의 목표는 전반적인 삶의 질을 향상시키는 것이다.

미국 스포츠체육학회(NASPE)에 따르면, "체육의 목표는 신체적으로 뛰어난 사람이 건강한 신체 활동을 즐길 수 있도록 자신의 신체를 발달시키는 것이다"(http://www.aahperd.org/naspe/standards/nationalStandards/). 필라테스 커리큐럼은 K-12 체육에 대한 국가 기준을 충족해야 할 것이고, 필라테스 바디 컨디셔닝 방법을 학생에게 가르치는 것은 학생들이 그들의 공부, 일 및 놀이에 참여할 수 있도록 돕는다.

교과목의 목표 (Course Objectives)

- 근력, 균형 및 유연성을 증가시키기는 운동 프로그램에 참가하기 위해
- 필라테스 방법, 그들의 이점과 운동 원리와 친숙해지기 위해
- 필라테스 호흡 실습의 이점을 이해하고 경험하기 위해
- 신체-정신의 통합을 향상하기 위해

교과목에 대한 설명 (Course Description)

이 과정에서, 학생들은 필라테스 교재(return to life)에 있는 34개의 매트 운동을 배울 것이다. 학생들은 모든 필라테스 운동의 근본이 되는 필라테스 운동 원리도 공부할 것이다. 이 과정은 근력, 안정성, 협응, 균형, 자세 및 유연성과, 그리고 신체-정신의 통합을 향상시킴으로써, 참가자를 돕도록 설계되었다. 이 운동 프로그램은 중간 정도의 운동 수행 수준에 맞도록 설계되어 있고, 정교한 정렬, 적절한 호흡 및 효율적인 운동 순서로 이루어져 있다.

이런 포괄적인 과정은 필라테스의 티칭과 실습에 관련된 근육뼈대 해부학(몸통, 엉덩관절, 팔이음뼈, 팔 및 목)과 기본 운동학 원리를 공부한다. 이 과정은 강좌와 실습으로 이루어져 있다. 교육과정의 전반에 걸쳐, 학생들은 자신의 근육, 뼈 및 인대를 촉진해 봄으로써, 자신의 경험을 얻는다. 핵심근 안정성과 공통 긴장 패턴과 같은, 부가적인 주제에 대해서도 설명한다.

수업 횟수와 연령대 (Class Frequency and Age Group)

수업은 1주에 2회로 9주 동안 총 18회로 이루어진다. 고등학생(15-18세)을 위한 수업은 11 등급이나 12등급으로 설계된다.

강의 교재 (Course Resources)

프린트물
교재: *Return to life*, by Joseph Pilates

필요한 도구 (Equipment Required)

"매트", "피트니스 서클", "웨이트 공", "플렉스 밴드" 및 "스타빌리티 볼"

교과목의 개요 (Course Overview)

1주
토의: 필라테스 방법은 무엇인가? 필라테스의 이점은 무엇인가? "*return to life*"로 묘사되는 기본 운동 원리는 무엇인가? 사전-피스 운동을 소개한다.

2주
필라테스 운동 동안 호흡과 골반 정렬에 대해 토의해 본다.
정규 필라테스 실습의 이점에 대해 토의해 본다. 필라테스 실습을 시작한다.

3주
필라테스 실습을 계속한다. 정렬과 유연성에 대해 토의한다. 주요 근육군과 그것들의 기능을 묘사하고, 안정성과 균형을 일으키기 위해 그들이 어떻게 함께 할 수 있는지에 대해 묘사한다.

4주
필라테스 운동을 계속 실습하는 동안, 필라테스 운동 원리를 더 공부한다.
운동 원리가 각 운동 내에서 어떻게 확인될 수 있는가?

5주와 6주
필라테스 실습을 계속하고, 해부학적 관점에서 운동 레퍼토리와 관련된 운동원리의 복습을 계속한다.

7주

운동 실행 수준을 중간 수준으로 높이고, 운동을 수행하는 동안 운동 원리의 인지에 집중한다. 필라테스 호흡 운동의 이점을 강조한다.

8주와 9주

간헐적으로 필라테스 운동을 실습하고, 교육과정에서 달성된 신체 스킬을 복습한다.

펀드 (Funding Required)

$500 - "피트니스 서클", "웨이트 공", "플렉스 밴드" 및 "스타빌리티 볼"

평가 (Assessment)

- 올바른 실습의 데몬스트레이션
- 기사 작성하기(journaling)
- 프로젝트

샘플 레슨의 개요 (Sample Lesson Outline)

- 강좌: 필라테스가 무엇인가? 필라테스의 기본 운동 원리는 무엇인가?
- 주요 근육군을 설명하고, 핵심근의 근력과 조절의 개념을 설명한다.
- 운동을 시범보이고, 운동을 티칭하기 시작한다.
  - 사전-필라테스: 준비운동
  - 운동
  - 마무리 운동
- 읽기, 쓰기, 운동 실습 및 기타 숙제를 할당한다.

부모님에게 보내는 샘플 편지 (Sample Parent Letter)

부모님은 1차 교육자로서 역할을 하고, 학교와 부모 사이의 파트너십은 학생의 학습 경험을 강화한다. 어떤 학교들은 필라테스와 같은 새로운 프로그램에 대해 부모님과 직접 소통하길 원할 것이고, 아래의 샘플 편지는 부모님의 지지와 이해를 확보하는 하나의 방법이다. 이와 같은 편지를 학교 행정가에게 제공하는 것은 그들의 일을 보다 쉽게 만들 수 있고, 승인된 프로포잘을 가지는데 도움을 줄 것이다.

날짜

샘플

부모님에게,

우리 (　　　　)학교는 전체 아동을 교육시키는 것이 중요하다고 믿고 있습니다. 운동과 관련된 건강한 습관과 긍정적인 태도를 개발함으로써, 아동의 전반적인 삶의 질을 향상시키고자 합니다. (　　　　) 학교는 (날짜)일 부터, 학생들에게 필라테스 수업을 시작하고자 합니다. 본 프로그램은 학생에게 긍정적이고 비경쟁적인 운동 경험을 제공할 목적 뿐만 아니라, 근력 향상에 초점을 맞추고 있습니다. 필라테스 운동은 안정성, 협응성 및 자세를 향상시킬 뿐만 아니라, 관절의 건강과 호흡 능력도 향상시킬 것입니다.

(제안: 필라테스 강사와 그의 이력 소개. 간단하게)

부모님들이 어떤 질문이나 관심을 가지고 계시거나, 필라테스 프로그램에 여러분의 아동이 참가하지 않길 원한다면, 우리는 요구할 것입니다.

우리가 여러분의 결정에 대해 이야기할 수 있도록, 부모님께서는 (　　) 일까지 다음의 연락처(이메일 혹은 전화번호 기재)로 연락해 주시기 바랍니다.

내일의 건강을 창조하려는 우리의 노력에 많은 지지를 부탁드립니다.

학교장의 이름　　　　　　　　　　필라테스 강사/담임선생님의 이름

레슨 계획의 샘플 (Sample Lesson Plans)

연령에 맞는 적절한 활동에 기반된 완전한 프로그램을 설계함에 있어서, 필라테스 강사는 자신의 상상을 자극하는데 도움을 주기 위해 초기 아동기, 중기 아동기 및 청소년기를 위한 샘플 레슨 계획에 아래와 같은 것을 포함한다. 비록 각 레슨에 대한 상세한 계획이 커리큐럼 프리젠테이션에 요구되지 않는다 하더라도, 필라테스 강사는 각 학급의 진전을 위해 이들 레슨을 계획할 필요가 있을 것이고, 또 그 계획을 학교 행정가에게 보여줄 수 있을 것이다.

초기 아동기 - 샘플 레슨 계획 (Early Childhood - Sample lesson plan)

스네이크 레슨 (The Snake Lesson)
이상적인 연령: 5-7세

학습 목표 (Learning objectives)
뱀이 움직일 수 있는 여러 가지 방법을 연구한 후, 수업이 끝날 때쯤,
학생들은 뱀의 여러 가지 움직임과 관련된 묘사적인 어휘를 알게 될 것이다.

평가 (Assessment)
학생이 묘사적 단어를 사용할 수 있는지 그리고 수업에서 배웠던 동작을
시범해 보일 수 있는지를 평가할 것이다.

수업시간 (Duration of Class)
30-40분

도구 (Materials)
나무 장난감 뱀, 매트, 공, 스카프, 커다란 종이, 마커
준비/특별 관리/일 도우미:

- 매트를 원형으로 배치한다.
- 공과 스카프를 준비한다.
- 도우미가 필요한 곳에 공과 스카프를 공급한다.

입장 전략(Entrance strategy)

학생들을 한 줄로 세우고, 앞 사람의 양쪽 어깨에 손을 올려놓도록 한다. 학생들은 일렬로 천천히 뱀처럼 움직이면서 교실로 들어오고, 교실 바닥에 디자인된 다양한 길을 따라 걷는다. 끝으로, 학생들은 강의실에 놓인 매트 앞에 멈춘다.

동기부여(Motivation)

나는 나무 장난감 뱀인 "Sylvester"를 학생들에게 소개함으로서 수업을 시작한다.

레슨 소개/관심 운동(Lesson introduction / focus exercise)

학생들 앞에 "Sylvester"를 내려놓고 작동시킨다. 모든 학생들은 "Sylvester"가 어떻게 움직이는지를 관찰한다.

질문(Guided question)

"Sylvester가 어떻게 움직이는지를 몇몇 단어로 표현할 수 있는가?"

레슨 소개(Lesson introduction)

뱀이 어떻게 움직이는지를 동작 단어로 큰 종이 위에 쓰게 하고, 각 학생들은 그 단어에 맞는 동작을 해 본다.

준비운동(Warm-up)

뱀의 호흡: 학생들은 숨을 내여 쉰 후, 할 수 있는 만큼 최대로 길게 날숨을 한다. 이때 뱀과 같은 소리를 낸다.

탐구(Exploration)

- 시작 자세, 롤링 다운과 롤링 업 - 척추를 위아래로 계속 움직이는 동작
- 뱀의 호흡 이용
- 공을 이용한 롤링-업: 안쪽과 바깥쪽으로 공을 감았다 풀었다함.
- 롤링-백(공처럼 구르기) - 신체를 공처럼 만들어서.
- 공을 이용한, 스완 다이브(준비동작): 코브라처럼 척추를 쭉 편다(엎드린 자세에서, 양 손으로 공을 잡고 머리 위로 뻗는다. 몸쪽으로 공을 굴려, 척추를 위쪽으로 쭉 편다. 그런 다음, 공을 몸으로부터 멀어지도록 굴리면서 척추를 천천히 원래 위치로 내려놓는다).
- 앞쪽으로 스파인 스트레칭 - 뱀이 미끄러질 때처럼 척추를 움직인다.

발달 (Development)

뱀 마법사 활동 (Snake Charmer Activity)

소매 밖으로 스카프를 빼서, 뱀처럼 스카프가 움직이는 것을 아동들에게 보여 주고, 그 스카프의 움직임을 기억하도록 주문한다.

창조/공유 (Creating / sharing)

아동들이 스카프 동작을 기억할 수 있으면, 학생들을 2인 1조씩으로 짝을 이루게 하여, 각 조에다 1개의 스카프를 제공한다. 한 학생이 마법사 역할을 하고, 다른 학생이 뱀 역할을 한다. 일정 시간이 지나면, 그들의 역할을 바꾸어 준다. 모든 학생들은 마법사와 뱀의 역할을 동등한 시간 동안 하게 될 것이다.

결론/반영 (Conclusion / reflection)

마무리 꿈틀 운동 (Cooling-down Wiggle exercise)

나는 해부학적 표식점을 아동에게 가르쳐 주고, 신체의 긴장을 풀어주기 위해 이들 표식점을 부드럽게 움직이도록 주문한다.

퇴장 전략 (Exit strategy)

학생들을 한 줄로 세우고, 앞 사람의 양쪽 어깨에 손을 올려놓도록 한다. 학생들은 일렬로 뱀처럼 천천히 움직이면서 교실을 빠져나간다.

중기 아동기 - 샘플 레슨 계획 (Middle Childhood - Sample lesson plan)

3가지 운동 서클 (The Three - Movement Circus)

이상적인 연령: 8-9세

학습 목표 (Learning objective)

움직임이 3차원적(시상면, 관상면, 수평면)으로 어떻게 일어나는지를 연구한 후, 수업이 끝날 때쯤, 학생들은 3차원 운동을 알게 될 것이고, 각 차원에서 일어나는 움직임의 예를 제시할 수 있을 것이다.

평가(Assessment)
학생이 여러 가지 움직임을 시상면, 관상면, 수평면의 운동으로 올바르게 시범해 보여줄 수 있는지를 평가할 것이다.

수업시간(Duration of Class)
45-55분

도구(Materials)
매트, 노란색 테이프, 녹색 테이프 및 빨간색 테이프, 공, 서커스 음악

준비/특별 관리/일 도우미(Preparation / Special Management / Job Helpers)
- 매트를 원형으로 배치한다.
- 모든 프로프를 미리 세팅해 놓는다.
- 노란색, 녹색 및 빨간색 테이프로 마루바닥에 원형을 그려 놓는다.
- 공과 매트를 정리하는 도우미 뿐 만 아니라, 수업을 도와주는 도우미도 있다.

입장 전략(Entrance strategy)
필라테스 강사는 학생들을 일렬로 세운 후, 4명씩("1, 2, 3, 4 들어가고", "1, 2, 3, 4 들어가고", "1, 2, 3, 4 들어가고") 교실로 들어 가게 한다. 학생들은 교실의 빈 공간으로 찾고, 대리석 동상처럼 자신들이 좋아하는 포즈를 취한다.

준비운동, 선택 운동들(Warm-up, Selected exercises)
- 헌드레드(수정)와 헌드레드(진전)
- 원 레그 서클(무릎 굽힌 상태)
- 원 그레 스트레치
- 크리스-크로스(수정)
- 롤-업
- 롤링-백
- 더블 레그 스트레칭
- 스파인 스트레치

동기부여(Motivation)
나는 마루바닥에 공을 굴리거나 바운딩하면서 수업을 시작한다.

질문(Guided question)
"이들 공이 어떻게 그리고 어느 방향으로 움직이는가?"

레슨 소개/관심 운동(Lesson introduction / focus exercise)
학생들을 앞쪽과 뒤쪽 방향으로 움직이게 한다. 그들이 교실에서 어떻게 움직이고 있는지를 인식시키고, 주어진 과제를 완성하기 위해 어느 신체 부위가 움직이고 있는지도 알게 한다. 위쪽과 아래쪽으로 움직이고, 왼쪽과 오른쪽으로 움직이고, 그리고 교차 방식으로 움직이도록 지시한다.

탐구(Exploration)
학생들은 빠른 움직임이나 지속적인 움직임, 그리고 강한 움직임이나 약한 움직임을 이용하여, 앞쪽과 뒤쪽, 위쪽과 아래쪽, 왼쪽과 오른쪽, 그리고 교차 운동을 실시해 본다.

발달(Development)
학생에게 가상의 공을 삼키라고 주문하고, 가상의 공이 어떻게 움직여 몸 속을 통과하는지 말하도록 주문한다. 그리고 3개의 다른 차원으로 공을 움직이도록 주문한다.

창조/공유(Creating / sharing)
학생을 2인 1조로 나눈다. 각 학생들은 3개 차원 중 1개 차원의 간단한 동작을 개발해야 하고, 그 다음 그 동작을 파트너에게 알려주어야 한다. 각기 다른 3가지 색의 테이프로 바닥에 3개의 원을 그린다. 이들 원은 각기 다른 차원의 움직임을 나타낸다: 노란색 원은 시상면 운동, 녹색 원은 관상면의 운동, 그리고 빨간색 원은 수평면의 운동을 나타낸다. 학생들은 파트너가 만든 동작이 어떤 차원의 동작을 표현하는지 추측해야 하고, 또 그 동작을 기억해야 한다. 학생들은 짝을 이룬 후, 선택한 원 안에서 그 동작을 수행할 것이다: 혼자서 그 운동을 수행하지 않는다. 학생들이 올바른 원을 선택하는지를 평가할 것이다. 학생들이 운동을 수행할 때 서커스 음악을 틀어 준다.

결론/반영(Conclusion / reflection)
학생들은 파트너에게 돌아와서, 어떤 차원의 움직임을 서로 따라해 봄으로써 마무리 운동을 할 것이다. 학생들은 움직임을 리드하는 사람의 역할과 움직임을 따라하는 사람의 역할을 번갈아 경험할 것이다.

퇴장 전략(Exit strategy)
수업이 끝난 후 학생들을 교실 밖으로 내보낼 때, 필라테스 강사는 학생들을 1명씩 불러서, 달리기와 점프하여 필라테스 강사와 보조강사에게 "하이 파이브"하면서 나가도록 지시한다. 2명의 학생이 남아 있으면, 그들을 함께 불러서, 어느 누구도 마지막까지 남지 않도록 한다.

청소년기 - 샘플 레슨 계획(Adolescents - Sample lesson plan)

중심에 바깥쪽으로 움직이는 운동(Moving from the Center Out)

이상적인 연령: 14-18세

학습 목표(Learning objective)

태양계의 행성들이 태양 주위를 어떻게 평행하게 돌고 있는지를 학생들에게 알려주고, 또 신체의 말단 부위가 몸통으로부터 어떻게 뻗어 나오고, 또 어떻게 의존하는지를 학생들에게 알려준다. 학생들은 필라테스 운동을 분석하여, 움직임 시작을 연구할 것이다.

평가(Assessment)

필라테스 운동 분석에 대한 학생의 티칭과 시범에 의해 학습 목표가 충족되는지를 평가할 것이다.

수업시간(Duration of Class)

45-55분

도구(Materials)

스티로폼 플래넷(styrofoam planet), 스트링(string), 덤 태그(thumb tacks)

준비/특별 관리/일 도우미(Preparation / Special Management / Job Helpers)

교실의 천장에다 태양과 태양계 행성을 매달아 놓을 것이다.

동기부여(Motivation)

학생들에게 교실을 돌아다니면서 태양계의 여러 행성들이 어떻게 구성되어 있는지를 관찰하도록 주문한다.

질문(Guided questions)

"태양계의 중심은 무엇인가?", "만약 우리가 인체를 태양계라고 생각한다면, 신체의 어떤 부위가 태양이 될 것인가?"

레슨 소개/관심 운동 (Lesson introduction / focus exercise)

중심화의 원리를 강조하면서, 필라테스의 기본적인 운동 원리를 다시 공부하도록 학생에게 주문할 것이다. 그런 다음, 먼쪽에서 중심 쪽으로 학생들을 움직이게 하고, 그 다음에는 중심에서 먼쪽으로 학생들을 움직이게 할 것이다.

준비운동, 선택 운동들 (Warm-up, selected exercises)

헌드레드	코크-스크루(수정)
롤-업	소우
원 레그 서클	원 레크 킥
롤링-백	더블 레그 킥
원 레그 스트레치	넥크 풀
더블 레그 스트레치	사이드 킥
크리스-크로스	티저(수정)
스파인 스트레치	스위밍
로커 위드 오픈 레그스	물개

탐구 (Exploration)

워밍-업하는 목적으로서 3가지 운동을 선택하여 그들의 운동 구성을 분해해 보고, 중심에서 먼쪽으로 운동을 시작할 때와 먼쪽에서 중심으로 운동을 시작할 때 어떻게 느껴지고 보이는지를 알아본다.

발달 (Development)

학생들을 2인 1조로 구성하여, 동일한 3가지 운동을 수행해 본다. 먼쪽에서 중심으로 움직일 때와 중심에서 먼쪽으로 움직일 때 어떻게 느껴지는 지를 자신의 몸으로 느끼도록 학생들에게 주문한다.

창조/공유 (Creating / sharing)

학생들을 4 그룹으로 나누어, 그들에게 티칭 운동을 제공한다. 각 그룹은 워밍-업으로서 하나의 운동을 선택할 수 있다. 학생들은 선택된 운동이 어떤 동작으로 시작하고, 다음에 일어나는 동작은 무엇이고, 또 중심에서 먼쪽으로 움직임이 어떻게 시작할 수 있는지를 분석해 본다. 학생들은 나머지 학생들과 함께 그들의 소견을 공유한다.

결론/반영 (Conclusion / reflection)
우리는 다른 물체, 예를 들어, 교각의 주춧돌이나 나무의 몸통과 같은,
구조물의 실제 중심(태양계의 태양처럼)에 대해 브레인스토밍을 하면서 마무리할 것이다.

평가의 구성 (Assessment will consist of)

- 이그지트 슬립
- 기사 작성
- 다양한 활동의 동료 평가
- 과제의 실행

결론 (Conclusion)

커리큐럼 프리젠테이션 과정에 대한 본 장의 가이드라인을 따라함으로써, 필라테스 강사는 해당 학교의 행정가에게 승인받을 수 있는 위한 효율적인 프로포잘을 만들어낼 수 있어야 한다. 해당 학교의 우선사항, 자원 및 시설에 대한 비공식적인 연구라도, 필라테스 강사가 학교의 의사결정자에게 타당하고 의미있는 프로포잘의 정보를 어떻게 우선 순위할 것인지에 대한 전략적 결정을 내리는데 도움을 줄 것이다. 우리는 본 장에 있는 2개의 샘플 커리큐럼이 해당 학교에 맞는 커리큐럼 프리젠테이션을 설계하는데 유용한 로드맵으로 작용할 것이라고 희망한다. 우리는 그런 커리큐럼에 대한 기준 포맷이 없음도 기억해야 한다. 그러므로 각 학교에 맞는 명확한 계획을 가지고, 해당 학교만의 독특한 조건을 명심하면서, 그리고 학교 행정가들이 그들의 결정을 지지하는데 필요한 기본 정보를 제공하면서 해당 학교의 커리큐럼을 작성하는 것이 가장 좋다.

우리는 오랫동안 모든 연령대의 학생에 맞는 필라테스 프로그램을 찾으려고 노력해 왔다. 필라테스 강사와 학교 행정가가 학교 환경의 다양한 변화를 위해 필라테스 프로그램을 함께 구성한다면, 학생들은 그 필라테스 프로그램을 학교에서 매우 유용하게 이용할 수 있을 것이다.

마무리하면서, "*Return to Life*"라는 Joseph Pilates의 책에서 나온 아래의 메시지를 우리들 마음 속에 간직하자.

> *"신체, 정신 및 영혼이 조화로운 단일체로서 완벽하게 작동하면, 활동적이고, 집중적이고, 잘 훈련된 사람 이외에 그 이상 무엇을 합리적으로 기대할 수 있을까?"(Pilates, 1945).*

필라테스를 통한 아동과 청소년의 웰빙 향상은 미래의 성인인 아동과 청소년의 건강한 기능과 즐거운 삶을 이끌어낼 것이다.

부록 1 (Appendix 1)

학교에서의 필라테스 – 건강한 삶의 습관 (Pilates in the Schools – Healthy Habits for Life)

“건강한 삶의 습관”을 모토로 하는 PMA의 건강과 웰니스 프로그램이 아동과 청소년에게 필라테스의 장점인 정신적, 신체적, 정서적 피트니스를 경험할 기회를 제공하기 위해 2003년 설립되었다.

프로그램의 주요 목표는 알맞고 접근하기 쉬운 필라테스 교육을 학교에 제공함으로써 아동과 청소년에게 필라테스를 알려주는 것이었다. 본 프로그램은 삶의 배경과 환경에 관계없이 모든 아동과 청소년을 포함시켰고, 또 이런 종류의 프로그램은 아동과 청소년의 건강과 웰빙으로 전반적인 관심을 이동할 수 있다는 믿음을 바탕으로 하고 있다. 일련의 선행연구 프로그램들은 2004년 10월과 2008년 11월 사이에 이루어졌고, 참가자들의 핵심근 근력강화, 뒤넙다리근의 유연성 및 균형을 향상시켰다. 선행연구는 5등급자와 6등급자(약 9-13세)를 타켓으로 이루어졌고, 이 연령대를 건강한 삶의 습관을 만들 수 있는 “매직 윈도우”라고 했다. 학교의 필라테스는 전인적인 웰빙이 학생의 모든 면을 받아들여야 한다는 생각으로부터 나왔다.

미국 전역에서 온 필라테스 교육자들은 PMA의 선행연구 프로토콜을 따랐고, 선행연구의 결과를 기록하는 데이터를 수집하기 위해 선행연구의 사전과 사후의 결과를 측정했다.

선행연구는 총 10주간 45-50분의 수업으로 구성되었다. 학생들은 인지, 집중, 협응, 건강한 호흡 및 신중하고 통제된 움직임을 배워 자신들의 신체 자각력을 발달시키는 한편, 특별한 신체 기술을 배웠다. 선행연구는 5 등급과 6 등급의 아동에게 적합하고 안전한 필라테스에 기반된 운동을 선택하였다. 이들 운동은 현대 의학과 과학의 연구에 의해 밝혀진 건강과 웰니스 원리를 수용할 뿐 만 아니라, 신체적 발달과 인지적 발달의 주요 영역을 타켓으로 했고, California Department of Education Standards와 연관시켰다.

간단하지만 특별한 선행연구의 설계는 정신적 피트니스, 정서적 웰빙과 신체적 웰빙, 그리고 사회적 능력을 향상시킬 수 있는 커리큐럼을 통하여 적절한 긍정적 결과를 만들어냈다.

선행연구의 목적은 아래의 교육학 관점으로 일련의 집단 회의를 통해 실현되었다:

- **신체 자세와 자각 기술(인지, 주의 및 집중)**: 학생의 관심을 외적 자극에서 신체가 어디에 있는지에 대한 내적 자각으로 이동시키기 위해.
- **건강에 좋은 호흡**: 이완을 촉진하기 위해

- **협응된 호흡**: 움직임과 호흡 패턴을 협응하고, 호흡이 어떻게 움직임을 쉽게 혹은 어렵게 만드는지를 확인하기 위해
- **핵심근 근력강화 운동**: 핵심근을 강화하기 위해, 몸통과 팔다리의 건강한 성장과 발달을 지지하기 위해, 그리고 다양한 다른 스포츠나 비스포츠 활동에 도움을 줄 수 있는 핵심근을 어떻게 사용하는지의 자각을 발달시키기 위해
- **유연성**: 건강한 자세 균형에 영향을 주는 주요 근육에서 유연성이 있는지 혹은 없는지를 확인하기 위해
- **집중과 협응**: 템포의 변화와 움직임 순서를 조정함으로서, 운동과 집중의 발달을 돕기 위해
- **이완**: 균형과 안정을 촉진시키기 위해
- **그룹 토의**: 조사와 논평에 대한 기회를 학생들에게 제공하기 위해

선행연구 결과 (Pilot Outcomes)

프로그램 선행연구는 적절한 결과를 산출할 뿐 만 아니라, 정신적 피트니스, 정서적 웰빙과 신체적 웰빙, 그리고 사회적 능력을 향상시키기 위해 설계되었다.

신체 결과의 측정 영역은 아래와 같다:

1. 유연성
2. 근력
3. 균형

간단한 검사가 고안되었고, 필라테스 선행연구의 이전과 이후에 대한 데이터가 수집되었다. 이들 결과는 아래의 그래프로 제시되었다. 10주간의 선행연구는 모든 검사 결과에서 현저한 향상을 보였다.

앞쪽 굽힘 Forward bend

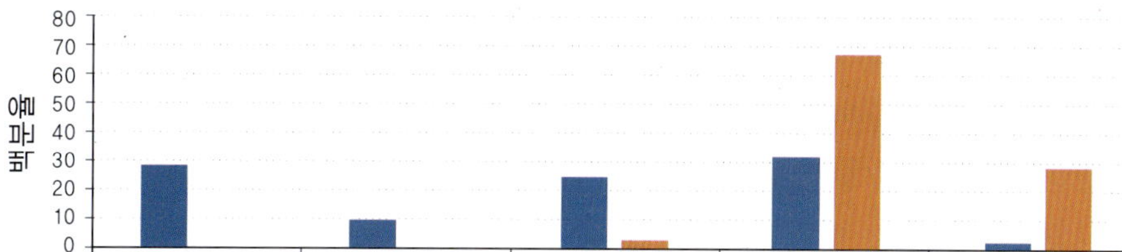

	1/4 정강이	1/2 정강이	발목	손가락끝 바닥 닿음	손바닥 바닥 닿음
■ 프로그램 이전	28.6	10.7	25	32	3.5
■ 프로그램 이후	0	0	3.6	67.8	28.6

위로 밀기 자세 유지 Push-up position hold

	프로그램 이전	프로그램 이후
■ 초(평균값)	19.14	28.2

한발 서기 Single leg stand

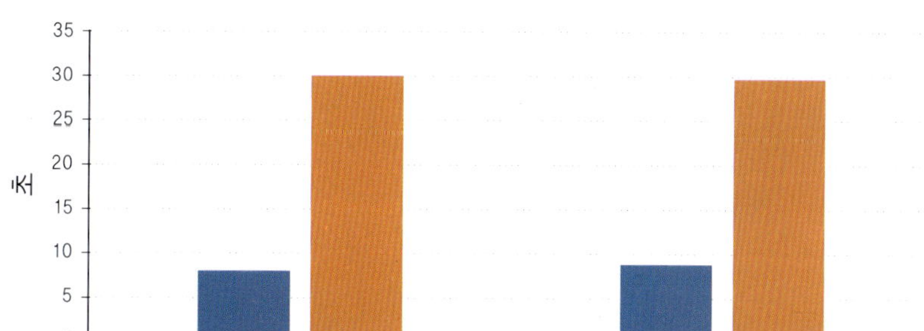

	오른발 - 초(평균값)	왼발 - 초(평균값)
■ 프로그램 이전	8	8.82
■ 프로그램 이후	30	29.94

학교 선생님을 위한 필라테스 프로그램 (Pilates Tools for Teachers)

학교 선생님을 위한 필라테스 프로그램(PTT)은 하루 동안의 훈련 과정이며, 다양한 학습 목표를 촉진시키기 위해 교실에서 필라테스를 어떻게 이용할 수 있는지를 학교 선생님에게 가르칠 수 있도록 설계되었다. 이 과정의 대상자는 필라테스 강사가 아니고, 필라테스 경험이 전무한 학교 선생님이다.

PTT는 필라테스 선행연구에 참가한 학생들에게서 행동의 향상을 확인했던 학교 선생님이나, 필라테스 프로그램에 흥미를 가진 학교 선생님들의 요청으로 만들어졌다. PTT의 목적은 선행연구에서 개발된 필라테스 기술이 삶의 도구로서 초점, 집중, 학습 준비, 스트레스 관리, 건강 및 자가 관리를 위해 교실에서 연습되고 강화될 수 있는 방법을 제공하는 것이었다.

PTT는 신중한 신체 활동, 자가인지, 이완 및 창조성이 통합된 필라테스에 기반된 운동을 5-10분간 이끌 수 있도록 학교 선생님을 훈련시켰다.

부록 2 (Appendix 2)

장애 아동(특별한 문제를 가진)을 가르칠 때 (Working with Young People With Special Needs)

세계보건기구는 "장애(disabilities)"를 "손상(impairment)", "활동 제한(activity limitation)" 및 "참가 제한(particupation restriction)"을 포함하는 포괄적인 용어로 정의한다. 장애 아동은 필라테스 운동 프로그램의 긍정적인 효과로부터 이점을 가질 수 있다.

신체 피트니스는 장애 아동들이 사춘기와 청소년기에 있을 때, 특히 중요하다. 지속적인 운동은 장애 아동들에게 신체적 문제와 정서적 문제를 헤쳐나갈 수 있는 능력을 갖게 한다. 각 학생들은 자신의 치료적 목표에 맞는 프로그램 뿐만 아니라, 연령과 관련된 독특한 피트니스 프로그램을 가지고 있어야 한다. 필라테스 강사는 아동의 물리치료사나 작업치료사와 정규적으로 의사소통을 유지하면서, 아동의 요구에 맞는 적절한 프로그램을 가이드할 필요가 있다.

특별한 운동 프로그램에 장애 아동을 참가시키기 전에, 주치의에 의한 철저한 의학적 검사가 이루어져야 한다. 학생의 건강관리팀 구성원 모두가 필라테스 운동 프로그램에 학생들의 참가를 동의하는 것이 중요하다.

장애 아동을 가르칠 것인지에 대한 결정은 움직임 교육자로서 실습과 경험을 갖춘 선생님에 의해 이루어져야 한다. 인터넷이나 책을 통한 자가-교육은 지속적인 교육, 실습 경험, 그리고 건강관리전문가, 레크레이션 치료사 및 자격을 갖춘 선생님의 관찰을 대체할 수 없다.

우리가 이 책에서 알 수 있듯이, 아동과 청소년의 교육은 성인을 대상으로 교육할 때와 다른 방법으로 이루어져야 한다. 신경학직, 근육뼈대적, 정시적 혹은 인지적 기능 장애로 인한 독특한 문제를 가진 아동들은 필라테스 운동 프로그램을 설계할 때, 중대한 고려사항이 된다.

운동은 뇌에 대한 긍정적인 효과를 갖는다. 일반적인 견지에서:

- 운동은 스트레스에 대한 신체의 생리적 반응을 조절한다.
- 호흡은 이완 반응을 일으키고, 신경계의 수용성을 향상시킨다.
- 필라테스 운동은 에너지 넘치는 집중적인 상태를 만들기 위해 모든 신체 계통을 활성화하고 통합한다.
- 운동은 뇌를 항상성 상태로 만들고, 신체의 화학물질, 기관과 전기시스템의 균형을 이루게 한다. 그리고 운동은 아동의 스트레스를 감소시키고 전반적인 웰빙을 향상시키는데 도움을 줄 수 있다.
- 운동은 항우울성 약물과 비슷한 효과를 가진다.

독특한 문제를 가진 아동에 대한 필라테스의 2가지 중요한 장점은:

1. 필라테스는 최상의 학습을 위해 뇌 기능을 촉진시킨다.
2. 집중적인 호흡과 신체 활동은 순환을 증가시켜, 산소와 글루코스를 뇌와 전체 몸으로 보낸다.

다음 단락에서 다루어질 필라테스 원리는 모든 기능 수준의 아동에게 이점에 있다.

장애 아동을 위한 필라테스 운동 원리와 그것의 장점 (Pilates Movement Principles and their Benefits for Young People with Special Needs)

필라테스에서 실습했듯이, 운동 동안의 호흡과 집중은 학생을 이완시키고, 운동에 대한 호흡의 효과를 확인할 수 있다. 운동의 어려움이 증가함에 따라, 호흡 협응이 더욱 중요해 진다. 아동과 청소년은 정교성과 조절을 통해 필라테스 운동을 수행함으로써 호흡 패턴과 운동의 협응을 배운다. 증가된 집중력은 신경계의 상태를 향상시키고, 최상의 움직임에 대한 전반적인 협응을 장려하는데 도움을 줄 것이다.

필라테스 운동을 통한 조절(통제,control)의 학습은 장애를 가진 많은 아동과 청소년을 자유롭게 할 수 있다. "다름"을 받아들이는 것은 아동에게 잠재적인 고통이다. 필라테스 운동을 통해 특정 측면의 조절을 배움으로써, 아동들은 자신의 힘을 강화하는 방법과, 그 힘을 나누어주는 방법을 배울 것이다.

정교한 신체 자세와 움직임으로 필라테스 운동을 연습하는 것은 자각, 주의 및 집중을 개발하는데 도움을 준다. 이런 기술은 관심을 외적 자극에서 신체의 위치를 아는 내적 자각으로 이동시키는데 중요한 가치를 가진다.

필라테스 운동은 좋은 자세를 지지하는 몸통 근육, 건강한 성장 및 몸통과 팔다리의 발달을 조절한다. 필라테스의 학습은 몸통의 깊은 근육이 다양한 기능적 활동을 어떻게 도울 수 있는지에 대한 자각을 향상시키고, 많은 장애 아동들로 하여금 그 문제를 찾을 수 있게 한다.

자가평가 질문을 학생에게 제시함으로써, 선생님들은 학생들 자신의 신체 역학에 대한 발견을 돕도록 할 수 있다. 균형잡힌 자세를 가능하게 하는 주요 근육군의 유연성과 근력을 확인하는 것은 학생들 사이의 개별적인 차이점을 지적하는 것이 아니라, 신체 문제를 가진 아동들에게 희망을 주고 장려한다.

템포의 변화와 움직임 순서는 장애 아동의 움직임과 집중을 발달시키고, 신경학적 기능에 긍정적인 영향을 준다.

필라테스 운동 원리의 긍정적인 효과 이외에, 신체 문제나 발달 문제를 가진 아동들은 호흡과 이완을 통해 필라테스의 장점을 찾을 것이다. 균형과 이완을 촉진하는 필라테스의 이완 기법을 아동들이 사용하면, 그들의 삶에 좋은 영향을 줄 수 있다. 수축을 촉진하는 호흡과 이완을 촉진하는 호흡 사이의 차이점을 알면, 호흡을 다양하게 이용할 수 있을 것이다.

흔한 신체 문제, 인지 문제 및 감각 문제에 대한 필라테스의 효과들
(Effects of the Pilates Method on Common Physical, Cognitive and Sensory Challenges)

저긴장증(근육의 긴장이 감소되거나 낮은 상태) [Hypotonicity (a state of decreased or low muscle tone)]

비록 모든 필라테스가 장애 아동에게 유익하다고 생각할 수 있지만, 호흡과 BDNF(뇌에서 분비되는 단백질) 자극의 이점이 저긴장성 아동과 청소년에게 특히 주목할 만 하다.

필라테스 운동시 호흡에 의해 자극된 혈류량의 증가는 뇌의 각성과 정신 집중에 필수적인 산소와 글로코스의 유도를 돕는다.

아동이 신체 활동을 할 때, BDNF(뇌에서 발생하는 향신경성 물질)가 뇌에서 분비된다. BDNF는 학습, 기억 및 사고 영역의 중추신경과 말초신경에 있는 특정 신경세포에 작용한다. BDNF는 앉은 후 20분쯤에 감소하고, 움직임에 의해 다시 활성화 된다. 중등도에서 심한 정도의 저긴장증을 가진 아동은 종종 특별하게 제작된 의자에서 장시간 동안 앉아 있는 경우가 많은데, 이것은 BDNF의 생산을 억제한다.

근육의 신장이 낮은 아동에게 특별히 유용한 운동들:

- 브릿지
- 헌드레드
- 더블 킥
- 원 레그 킥

과긴장증(근육의 긴장이 증가되거나 과도한 상태) [Hypertonicity, (a state of increased or excessive muscle tone)]

Diane Damiano(Dodd 등, 2002)는 과긴장증의 하나인 경직성 아동을 대상으로 한 근력강화 훈련의 중요성을 연구했다. 긴뼈(장골)를 통한 적절한 체중부하가 경직으로 약해질 수 있는 뼈밀도와 관절 구조물을 유지하는데 도움을 준다.

운동과 근력강화훈련은 과긴장증을 가진 아동에게 특히 중요하며, 강한 근육, 위축된 근육 및 약화된 근육의 과사용과 비만을 예방할 수 있다.

특별히 유용한 운동들(Exercises that are particularly helpful):

- 롤-업
- 롤링-백(공처럼 구르기)
- 원 레그 스트레치
- 더블 레그 스트레치

주의 집중 기능장애 (Attentional Dysfunction)

이들 아동을 위한 항상성 균형(내적 평형 상태)의 달성은 전반적인 신체적 건강과 정서적 건강에 있어 매우 중요하다. 필라테스와 같은 운동은 몸-뇌를 항상성 상태(뇌의 화학물질, 호르몬 및 모든 신체 계통의 기능이 균형되는)로 만드는데 도움이 된다. 부가적으로, 최근의 연구에 따르면, 운동이 스트레스, 걱정 및 우울증을 가진 아동에게 많은 유익함을 제공한다고 한다. 또한 운동은 부정적 효과, 나쁜 충격 조절 및 충동 행동과 같은 ADHD(주의결핍/과도 행동 장애)의 증상을 좋게 만드는 것으로 나타냈다. 끝으로, 운동에 대한 연구는 향상된 수행 능력과 작업에 대한 기억, 그리고 ADHD 아동의 도우미와 가족들이 갖는 스트레스 수준의 감소와 연결되어 이루어지고 있다(Archer와 Kostrzewa, 2012).

앞에서 설명되었듯이, 필라테스는 뇌세포와 신경연결을 강화시킴으로써 바닥핵(기저핵), 소뇌 및 뇌들보(뇌량)과 같은, 뇌의 주요 부위에서 향상된 기능을 촉진시킨다(Lin, 2012).

이들 부위는 ADHD와 관련된 몇몇 증상의 감소에 직접적으로 효과를 주는 부위으로서 연구에서 확인되었다. 운동 동안 집중, 초점과 운동 정교성의 필라테스 원리가 정신과 신체의 통합과 조화를 촉진시킨다. 운동 동안에 일어나는 정신과 신체의 통합은 ADHD 아동에게 과제의 효율성과 정신적 집중을 향상시킨다.

집중 과제 이전에 이루어지는 신체 활동은 이마엽을 자극하여, 기억력, 창조성 및 학술적 성취를 향상시키는 것으로 밝혀졌다(Caterino와 Polak, 1999).

감각통합의 문제 (Sensory Integration Challenges)

감각통합 문제를 가진 많은 아동들은 환경으로부터의 입력을 처리하고 통합하는데 어려움을 갖는다. 필라테스와 같은 신체 운동은 그들의 자가인지력을 향상시킬 수 있다. 필라테스 프로그램과 이미지나 형상화의 결합은 감각통합 문제 아동의 전반적인 기능을 향상시킬 수 있고, 마음-몸의 자각을 증가시킬 수 있다. 그리고 이것은 자가 관리와 자가 경영의 기술로 전이된다.

필라테스 운동은 안뜰기관(균형), 소뇌(균형과 근육 협응) 및 그물체(집중력) 등의 통합을 강화시킨다. 이런 통합은 신체적으로 그리고 인지적으로 집중과 협응을 향상시키는 중요한 역할을 한다. 감각통합 문제 아동들은 환경에 대한 방향을 찾기 위해 근운동감각을 이용하는 경향이 있다. 운동이 근운동감각성 학습을 선호하는 학생들에게 도움이 되기 때문에(Hannaford, 1995), 감각통합 문제를 가진 아동들이 필라테스 운동을 좋아한다. 위에서 언급된 모든 이유 때문에, 장애 아동에게 필라테스를 가르친다는 것은 놀라운 일이다. 장애 아동에 대한 필라테스 프로그램의 성공적인 이행은 모든 기능 수준의 아동에게 필라테스를 가르칠 수 있음을 의미한다.

참고문헌 (References)

Archer, T., Kostrzewa, R. M., 2012. Physical exercise alleviates ADHD symptoms: regional deficits and development trajectory. *Neurotoxicity Research*, 21(2):195-209

Caterino, M. C., Polak, E. D., 1999. Effects of two types of activity on the performance of second-, third-, and fourth-grade students on a test of concentration. *Perceptual and Motor Skills*, 89(1):245-248

Dodd K. J. et al., 2002. A systematic review of the effectiveness of strength-training programs for people with cerebral palsy. *Archives of Physical Medicine and Rehabilitation*, 83(8):1157-1164

Hannaford, C., 1995. *Smart moves: Why learning is not all in your head.* Salt Lake City, Great River Books

Lin, T.W et al., 2012. Different types of exercise induce differential effects on neuronal adaptations and memory performance. *Neurobiology of Learning and Memory*, 97(1):140-7

O'Shea, R., 2009. *Pediatrics for the physical therapist assistant.* Edinburgh, W.B. Saunders

Van Praag, H., 2009. Exercise and the brain: something to chew on. *Trends in Neuroscience*, 32(5):283-290

부록 3 (Appendix 3)

필라테스의 철학과 원리 (Pilates Philosophy and Principles)

Return To Life through Contrology의 책(1945)에서 언급했듯이, Joseph Pilates의 철학은 그의 운동에 전후 문맥을 제공하는 건강과 웰빙의 비전이다. 가이드 원리는 피스의 목적을 달성하기 위해 필라테스 강사가 알아야 하는 필수 사항이다.

3가지 필라테스 원리 (The Three Guiding Pilates Principles)

- 전인적 건강
- 전인적 위탁
- 호흡

전인적 건강 (Whole Body Health)

> *"신체 피트니스는 건강한 정신으로 신체의 발달을 달성하고 경영하는 것이며, 자발적인 열정과 즐거움으로 우리의 많고 다양한 일상 업무를 자연스럽고 쉽게 그리고 만족스럽게 수행할 수 있게 만든다(Pilates, 1945)."*

"전인적 건강"은 신체, 정신 및 영혼이 서로 완벽하게 협응하면서 빌달하는 것을 의미한다. Pilates는 운동, 적절한 다이어트, 좋은 위생과 수면 습관, 신선한 공기와 충분한 햇빛, 균형잡힌 직장 생활, 여가활동 및 이완 등에 의해 "전인적 건강"이 달성될 수 있다고 적었다.

전인적 행위 (Whole Body Commitment)

> *"우리의 능력 범위 내에서 삶에 대한 최상의 성취를 이루려면, 우리는 강하고 건강한 신체를 만들기 위해 지속적으로 노력해야 하고, 또 우리 능력의 한계범위까지 우리의 정신을 발달시키기 위해 끊임없이 노력해야 한다(Pilates, 1945)."*

> *"3개월 동안 1주일에 4번씩만 조절학 운동을 충실히 수행하면, 여러분은 여러분의 신체가 이상적으로 발달하고 있음을 알게 될 것이고, 또 활기차고 영적인 강화가 새롭게 발생함을 알게 될 것이다(Pilates, 1945)."*

"전인적 행위"는 "전인적 건강"을 달성하는데 필요한 생활스타일과 자기 자신에 대한 태도, 직업의 윤리, 정신적 및 신체적 규율 등이다.

호흡(Breath)

호흡은 전반적인 신체 기능을 통합하는 것으로써, 폐용량, 산소공급 및 다른 생리적 변화 등을 증가시킨다. 지속적인 완전한 들숨과 날숨은 모든 조직에 산소가 풍부한 혈액과 영양분을 공급하고, 또 불순물과 대사 노폐물을 제거하는 순환계를 돕는다. 필라테스는 이런 청소 기전을 "내적 샤워"라고 말하고, 정신적 그리고 신체적 활력과 회춘을 발생시킨다.

필라테스 운동 원리 (The Pilates Movement Principles)

운동 원리는 모든 필라테스 운동의 성공적인 수행에 있는 구성 요소이다.

- 전신 운동
- 호흡
- 균형잡힌 근육 발달
- 집중
- 조절(통제)
- 중심화
- 정교성
- 리듬

신체는 중심화(centering) 쪽으로 조직된다. 균형잡힌 근육 발달은 효율적인 움직임과 적절한 관절 역학을 허용한다. 일정한 정신 집중은 신체를 발달시키는데 필수적이다. 정교성(precision)은 정확하고, 한정되고, 특별하고, 의도적인 움직임이며, 올바른 형태를 이루는데 필수적이다.

각 운동의 반복은 적은 횟수가 적절한데, 그 이유는 오직 필요한 근육과 노력만을 이용한 조절(통제)로서 각 반복이 수행할 수 있기 때문이다. 호흡은 자연스런 움직임과 리듬을 촉진하고, 근육이 큰 활동을 하도록 자극한다. 필라테스 운동의 수행은 전신을 이용하는 것과 항상 구분된다.

목표와 장점 (Goals and Benefits)

> *"조절학의 주요 결과 중의 하나는 완벽하게 신체를 통제할 수 있는 정신 능력 얻는 것이다 (Pilates, 1945)."*

가이드 원리와 움직임 원리는 장기 목표 달성을 촉진한다. 이점은 다음과 같다:

- 협응
- 근력
- 가동성
- 효율적인 움직임
- 좋은 움직임
- 적절한 자세
- 정신과 영혼의 회춘
- 자가인지
- 자기만족감
- 자연스런 동물 움직임의 회복
- 마음, 몸 및 영혼의 통합
- 웰빙 감각
- 강화된 삶의 질

참고문헌 (Reference)

Pilates JH, Miller WR., 2005. *Return To Life Through Contrology*, Miami: Pilates Method Alliance, Inc. Reprinted with permission from *The PMA Pilates Certification Exam Study Guide*, 2014. Miami: Pilates Method Alliance, Inc. Available from the PMA: www.pilatesmethodalliance.org

부록 4 (Appendix 4)

PMA의 윤리 규정 (PMA Code of Ethics)

PMA 구성원과 자격을 갖춘 PMA의 필라테스 강사는 이들 가이드라인을 준수해야 한다:

1. 유해하지 않아야 한다.

2. "실습 범위" 내에서 가르친다.

3. 전문성 경계를 유지한다:
   a. 부적절한 신체 접촉을 하지 않는다.
   b. 금융 착취를 하지 않는다.
   c. 성적 착취를 하지 않는다.

4. 클라이언트 비밀을 유지한다.

5. 필요하다면, 의사에게 진료를 받도록 클라이언트에게 지시한다.

6. 차별하지 않는다.

7. 다른 필라테스 전문가의 클라이언트를 고의로 유인하지 않는다.

8. 클라이언트와 동료를 존경, 진실, 공정 및 진실로 대접한다.

9. 모든 사업, 고용 및 지적 재산의 법률을 따른다.

10. 전문성 있는 품행을 유지한다.

11. 스킬, 훈련, 전문 자격증, 정체성과 서비스를 제대로 대변한다.

12. 클라이언트에게 최고의 질적 서비스를 제공하기 위해, 스킬과 지식을 강화하는 교육을 계속한다.

부록 5 (Appendix 5)

PMA의 역할 (PMA Scope of Practice)

PMA의 구성원과 자격을 갖춘 PMA의 필라테스 강사는 아래에 기술된 필라테스 강사의 역할을 해야 한다:

다음은 필라테스 강사가 해야 할 일이다.

1. 개인의 요구에 따라 필라테스 운동 프로그램을 설계한다.
2. 필라테스 운동 프로그램에 클라이언트를 안전하게 참가할 수 없도록 만드는 조건을 인지한다.
3. 일반적인 정보를 제공하고, 필요하다면 의사의 진료를 받도록 클라이언트에게 지시한다.
4. 클라이언트의 안전성을 보장하기 위해, 필요하다면 의사의 운동 가이드라인을 받아들인다.
5. 클라이언트의 진전을 기록하고, 의학 전문가와 협응한다.
6. 전반적인 건강을 향상시키는 운동을 장려한다.
7. 클라이언트를 터치할 수 있는 승인을 요청하고, 법의 범위 내에서 운동 수행을 준수한다.
8. 움직임을 촉진하고, 손상이나 외상을 예방하기 위해 적절한 터치를 이용한다.

다음은 필라테스 강사의 역할을 벗어난 경우이다.

1. 운동 프로그램을 처방한다.
2. 의학적, 정신적, 신체적으로 클라이언트를 진단한다.
3. 적절한 의학적 검사 없이 여러분의 지식을 넘어서서, 질병을 가진 클라이언트를 계속 훈련시킨다.
4. 다이어트를 처방하거나 보충제를 권장한다.
5. 손상이나 질병을 치료하거나 재활해야 한다고 주장한다.
6. 물리치료사나 의사에 의해 의뢰된 클라이언트의 의학적 진전을 모니터링(도구를 이용한)한다.
7. 카운슬링을 제공한다.
8. 여러분의 자격 범위를 넘어서서, 전문 교육을 제공해야 한다고 주장한다.
9. 부적절한 신체 접촉 한다.
10. 아래의 증상을 나타내는 클라이언트를 계속 훈련시킨다: 가슴 통증, 장기간의 어지러움, 빠른 심장 박동, 짧은 호흡, 협응 감소, 의식 상실, 실신, 구토, 복시, 장기간의 통증이나 통증이 증가되는 경우 등.

찾아보기 (Index)